CB049803

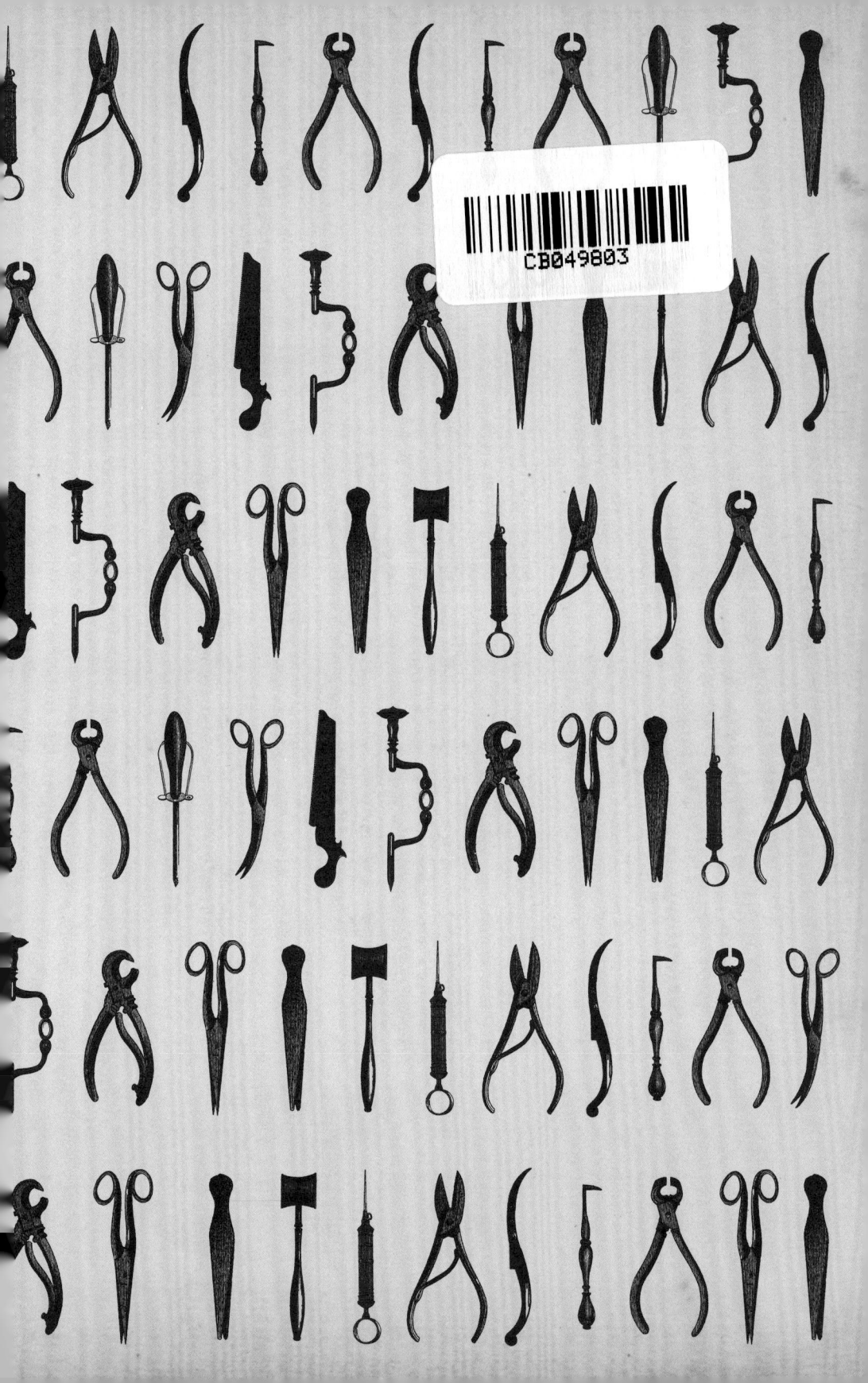

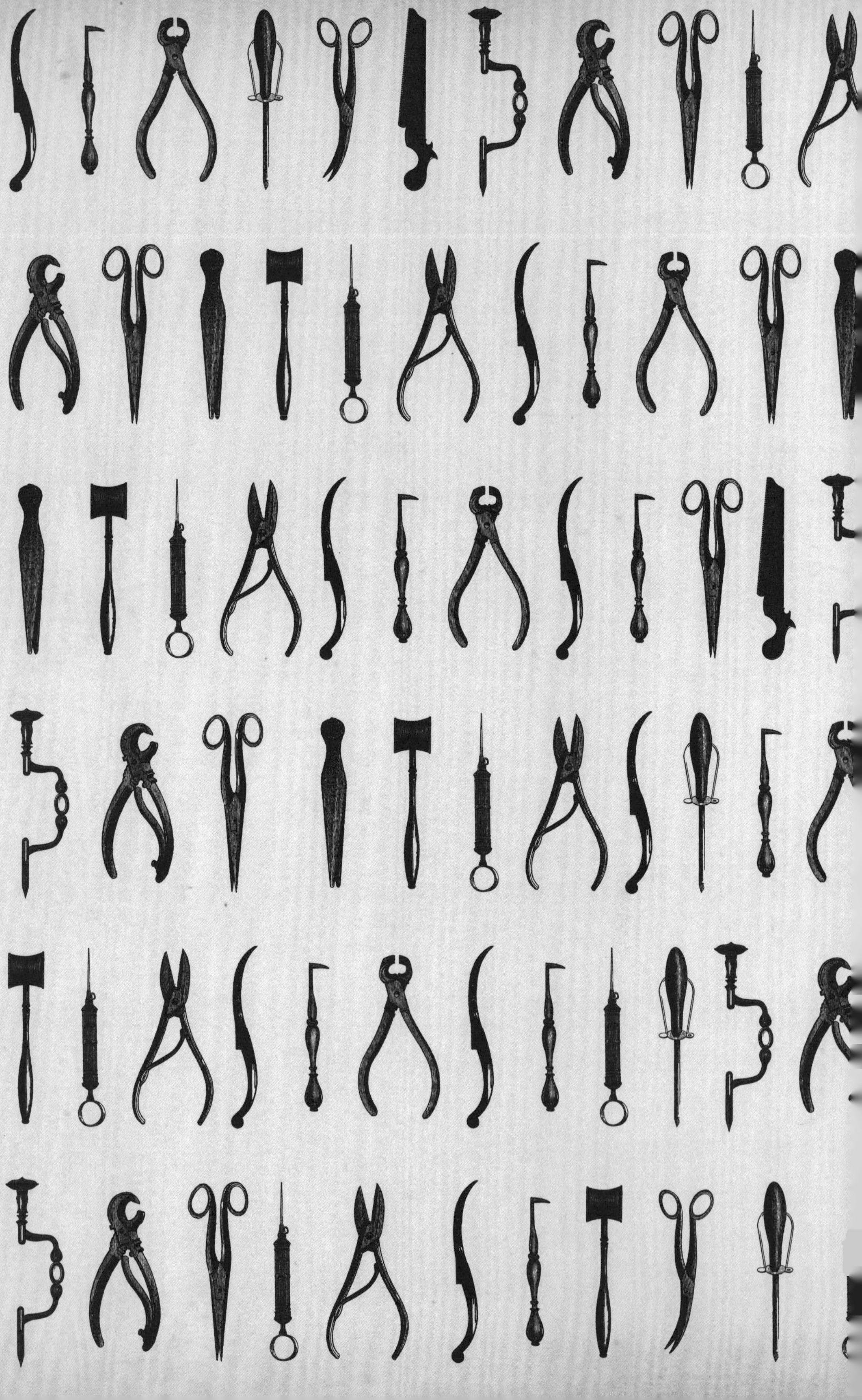

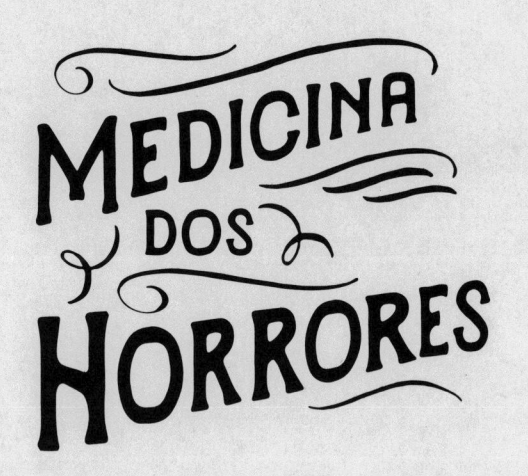

MEDICINA DOS HORRORES

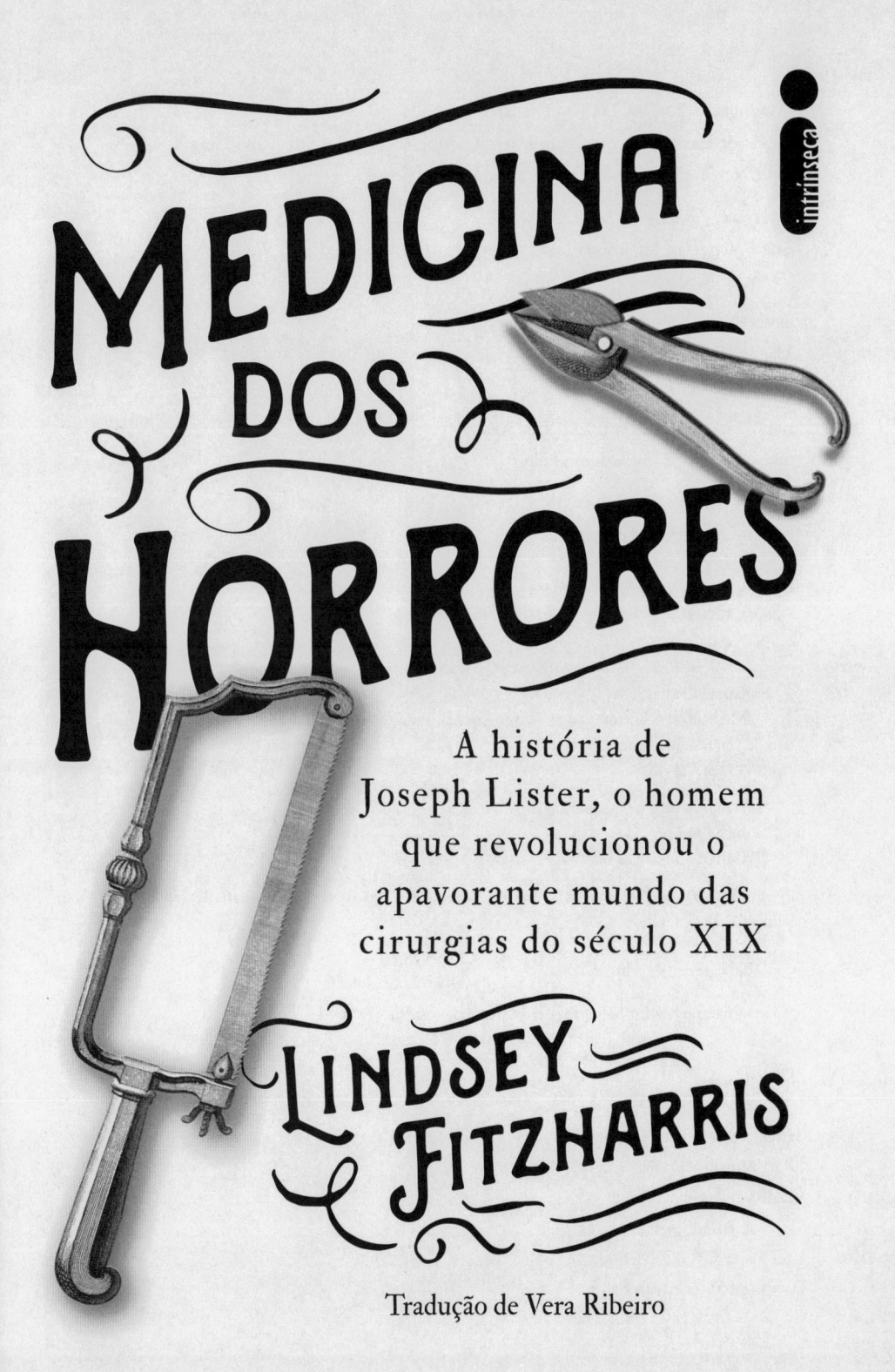

MEDICINA DOS HORRORES

A história de Joseph Lister, o homem que revolucionou o apavorante mundo das cirurgias do século XIX

LINDSEY FITZHARRIS

intrínseca

Tradução de Vera Ribeiro

Copyright © 2017 by Lindsey Fitzharris
Publicado mediante acordo com Scientific American/Farrar, Straus and Giroux, LLC, New York. Todos os direitos reservados.

TÍTULO ORIGINAL
The Butchering Art: Joseph Lister's Quest to Transform the Grisly World of Victorian Medicine

REVISÃO
Mariana Bard
Carolina Rodrigues

DIAGRAMAÇÃO E ADAPTAÇÃO DE CAPA
Julio Moreira | Equatorium Design

DESIGN DE CAPA
Rothfos & Gabler, Hamburg

CIP-BRASIL. CATALOGAÇÃO NA PUBLICAÇÃO
SINDICATO NACIONAL DOS EDITORES DE LIVROS, RJ

F581m

    Fitzharris, Lindsey
        Medicina dos horrores / Lindsey Fitzharris ; tradução de Vera Ribeiro. - 1. ed. - Rio de Janeiro : Intrínseca, 2019.
        320 p. ; 23 cm.

        Tradução de: The butchering art
        Inclui índice
        ISBN 978-85-510-0522-4

        1. Lister, Joseph, Baron, 1827-1912. 2. Cirurgiões - Grã-Bretanha - Biografia. I. Ribeiro, Vera. II. Título.

19-56819   CDD: 926.1
                                 CDU: 929:616-089.8

Vanessa Mafra Xavier Salgado - Bibliotecária - CRB-7/6644

[2019]
Todos os direitos desta edição reservados à
EDITORA INTRÍNSECA LTDA.
Rua Marquês de São Vicente, 99, 6º andar
22451-041 Gávea
Rio de Janeiro – RJ
Tel./Fax: (21) 3206-7400
www.intrinseca.com.br

Para minha avó, Dorothy Sissors,
meu prêmio nesta vida

SUMÁRIO

	PRÓLOGO: A ERA DA AGONIA	9
1.	ATRAVÉS DAS LENTES	27
2.	CASAS DA MORTE	47
3.	O INTESTINO SUTURADO	69
4.	O ALTAR DA CIÊNCIA	85
5.	O NAPOLEÃO DA CIRURGIA	105
6.	AS PERNAS DA RÃ	127
7.	LIMPEZA E ÁGUA FRIA	149
8.	ESTÃO TODOS MORTOS	171
9.	A TEMPESTADE	193
10.	O VIVEIRO	209
11.	O ABSCESSO DA RAINHA	231
	EPÍLOGO: SOBE A CORTINA ESCURA	253
	Notas	263
	Agradecimentos	297
	Índice remissivo	303
	Nota sobre a autora	319

PRÓLOGO:
A ERA DA AGONIA

"Quando um cientista eminente mas idoso afirma que uma coisa é possível, é quase certo que tenha razão. Quando afirma que algo é impossível, é quase certo que esteja enganado."[1]
— ARTHUR C. CLARKE

NA TARDE DE 21 DE DEZEMBRO DE 1846, centenas de homens lotaram o anfiteatro cirúrgico do University College Hospital de Londres (UCL), onde o cirurgião mais famoso da cidade se preparava para fasciná-los com uma amputação na altura do meio da coxa. À medida que entravam, as pessoas não tinham a menor ideia de que estavam prestes a assistir a um dos momentos mais cruciais da história da medicina.

O anfiteatro estava abarrotado de estudantes de medicina e espectadores curiosos, muitos dos quais haviam arrastado consigo para o recinto a sujeira e a fuligem do dia a dia da Londres vitoriana. O cirurgião John Flint South comentou que a correria e os empurrões para conseguir um lugar num anfiteatro cirúrgico não diferiam dos observados na disputa por assentos na plateia ou na galeria dos teatros.[2] As pessoas se amontoavam como sardinha em lata, e as que ocupavam as últimas fileiras se acotovelavam constantemente para conseguir um ângulo melhor, gritando "Abaixem a cabeça!" toda vez que sua visão era bloqueada.[3] Em algumas ocasiões, a plateia desses anfiteatros ficava tão cheia que o cirurgião era impossibilitado de operar, e o espaço precisava ser parcialmente esvaziado. Embora fosse inverno, a atmosfera no anfiteatro era abafada, beirando o insuportável. Com as pessoas amontoadas, o lugar ficava num calor infernal.

A plateia era formada por um grupo eclético de homens, alguns dos quais não eram profissionais nem estudantes de medicina.[4] Tradicionalmente, as duas primeiras fileiras de um anfiteatro cirúrgico eram ocupadas por "assistentes hospitalares", termo que se referia àqueles que acompanhavam os cirurgiões em suas rotinas, carregando caixas com os suprimentos necessários para fazer curativos. Atrás dos assistentes ficavam os alunos, empurrando-se e cochichando uns com os outros, inquietos, além de convidados de honra e outros membros do público.

O voyeurismo médico nada tinha de novo. Surgira nos anfiteatros de anatomia mal iluminados do Renascimento, onde, diante de espectadores fascinados, os corpos de criminosos executados eram submetidos à dissecação, como um castigo adicional por seus crimes. Os presentes, munidos de ingressos, observavam os anatomistas cortarem o ventre distendido de cadáveres em decomposição, de cujos órgãos jorravam não apenas sangue, mas também o pus fétido.[5] Às vezes, as notas cadenciadas mas incongruentes de uma flauta acompanhavam a macabra demonstração. As dissecações públicas eram apresentações *teatrais*, uma forma de entretenimento tão popular quanto as rinhas de galo ou o açulamento de cães contra ursos aprisionados. Nem todos, porém, tinham estômago para elas. O filósofo francês Jean-Jacques Rousseau, por exemplo, disse o seguinte sobre essa experiência: "Que visão terrível é um anfiteatro de anatomia! Cadáveres fétidos, a carne lívida e purulenta, sangue, intestinos repulsivos, esqueletos medonhos, vapores pestilentos! Acreditem, não é um lugar em que eu vá para procurar diversão."[6]

O anfiteatro cirúrgico do University College Hospital era mais ou menos igual aos outros da cidade. Consistia num palco parcialmente cercado por uma arquibancada semicircular, cujos degraus subiam em direção a uma grande claraboia que iluminava a área abaixo. Nos dias em que nuvens carregadas bloqueavam a luz solar, o palco era iluminado por velas grossas. No centro do aposento ficava uma mesa de madeira, manchada por sinais reveladores de carnificinas anteriores. Embaixo dela, o piso era coberto de serragem, para absorver o sangue que logo brotaria do membro amputado. Na maioria dos dias, os gritos dos que se debatiam sob a faca se misturavam numa sinfonia dissonante com os sons corriqueiros que vinham da rua: crianças rindo, gente conversando, charretes ribombando ao passar.

Na década de 1840, a cirurgia era um trabalho imundo, repleto de perigos ocultos, que deveria ser evitada a todo custo. Em função dos riscos, muitos cirurgiões se recusavam categoricamente a operar, optando, em vez disso, por restringir sua alçada ao tratamento de problemas externos, como doenças de pele e ferimentos superficiais. Os procedimentos invasivos eram muito raros, uma das razões por que tantos espectadores compareciam aos anfiteatros cirúrgicos em dias de procedimento. Em 1840, por exemplo, apenas 120 operações foram realizadas na Royal Infirmary de Glasgow.[7] A cirurgia era sempre o último recurso, realizada apenas em casos de vida ou morte.

O médico Thomas Percival recomendava aos cirurgiões que trocassem de avental e limpassem a mesa e os instrumentos entre as cirurgias, não por medida de higiene, mas para evitar "tudo que possa incitar pavor".[8] Poucos, no entanto, seguiam o conselho. O cirurgião, usando um avental imundo de sangue, raras vezes lavava as mãos ou os instrumentos, e empestava o anfiteatro com o cheiro inconfundível de carne em putrefação, que os profissionais da área chamavam animadamente de "a boa e velha fedentina hospitalar".

Numa época em que os cirurgiões achavam que o pus era parte natural do processo curativo, e não um sinal sinistro de sépsis, a maioria das mortes decorria de infecções pós-operatórias. Ou seja, os anfiteatros cirúrgicos eram portais para a morte. Era mais seguro fazer uma operação em casa do que num hospital, onde os índices de mortalidade eram de três a cinco vezes mais altos do que no ambiente doméstico. Ainda em 1863, Florence Nightingale declarou: "A mortalidade real nos hospitais, sobretudo naqueles em cidades grandes e populosas, é muito maior do que nos levaria a imaginar qualquer cálculo baseado na mortalidade dos mesmos tipos de doenças entre pacientes tratados fora do hospital."[9] Ser tratado em casa, entretanto, era dispendioso.

As infecções e a imundície não eram os únicos problemas; a cirurgia era muito dolorosa. Durante séculos, as pessoas buscaram maneiras de diminuir o sofrimento nesses procedimentos. Embora o óxido nitroso tivesse sido reconhecido como um analgésico eficiente desde que o químico Joseph Priestley o havia sintetizado pela primeira vez, em 1772, o "gás hilariante" não era normalmente usado nas cirurgias, porque seus resultados não eram confiáveis. O mesmerismo — baseado no médico alemão Franz Anton Mesmer, que inventou essa técnica hipnótica na década de 1770 — também não fora aceito na prática da corrente dominante da medicina no século XVIII. Mesmer e seus seguidores achavam que, ao moverem as mãos diante dos pacientes, gerava-se um tipo de influência física sobre eles. Essa influência provocava mudanças fisiológicas positivas, que ajudavam os pacientes a sarar, e também podia imbuir as pessoas de poderes psíquicos. A maioria dos médicos não se convencia de sua eficácia.

O mesmerismo gozou de um breve ressurgimento na Grã-Bretanha dos anos 1830, quando o médico John Elliotson começou a realizar demonstrações públicas no University College Hospital nas quais duas de suas pacientes, Elizabeth e Jane O'Key, conseguiram prever o destino de outros pacientes do hospital. Sob a influência hipnótica de Elliotson, elas afirmaram ver o "Big Jacky" (a morte) pairando sobre os leitos dos que viriam a falecer. No entanto, qualquer interesse sério despertado pelos métodos de Elliotson teve curta duração. Em 1838, ao induzir as irmãs O'Key a confessarem sua fraude, o editor da revista *The Lancet* — o maior periódico médico do mundo — denunciou Elliotson como charlatão.

O gosto amargo desse escândalo ainda estava fresco na memória dos que compareceram ao University College Hospital na tarde de 21 de dezembro, quando o renomado cirurgião Robert Liston anunciou que testaria a eficácia do éter em seu paciente. "Senhores, hoje vamos experimentar um truque ianque para deixar os homens insensíveis!", declarou, enquanto se dirigia ao centro do palco.[10] O silêncio desceu sobre o anfiteatro quando ele começou a falar. Tal como o mesmerismo, o uso do éter era visto como uma técnica estrangeira suspeita, usada para colocar as pessoas num estado de consciência suavizado. Era chamado de "truque ianque" por ter sido usado como anestésico geral, pela primeira vez, nos Estados Unidos. Oficialmente, porém, fora descoberto em 1275, embora seus efeitos entorpecentes só tivessem sido sintetizados em 1540, quando o botânico e químico alemão Valerius Cordus criou uma fórmula revolucionária, que envolveu o acréscimo de ácido sulfúrico ao álcool etílico. Seu contemporâneo Paracelso fez experiências com éter em galinhas e notou que, quando bebiam esse líquido, as aves caíam num sono prolongado e despertavam ilesas. Ele concluiu que a substância "acalma todo o sofrimento, sem nenhum prejuízo, e alivia todas as dores, aplaca todas as febres e previne complicações em todas as enfermidades".[11] Mesmo assim, o éter só seria testado em humanos centenas de anos depois.

Esse momento veio em 1842, quando Crawford Williamson Long se tornou o pioneiro no uso de éter como anestésico geral ao retirar um tumor do pescoço de um paciente na cidade de Jefferson, estado da Geórgia. Infelizmente, Long só publicou os resultados de seus experimentos em 1848. Na ocasião, o dentista bostoniano William T.G. Morton já tinha ganhado fama, em setembro de 1846, ao usá-lo numa extração dentária num paciente. Uma descrição desse procedimento bem-sucedido e indolor tinha sido publicada num jornal, o que levara um cirurgião eminente a pedir que Morton o auxiliasse numa operação para retirada de um grande tumor no maxilar inferior de um paciente, no Massachusetts General Hospital.

Em 18 de novembro de 1846, o dr. Henry Jacob Bigelow escreveu sobre esse momento inovador no *Boston Medical and Surgical Journal*: "Faz muito tempo que um problema importante da ciência médica é conceber um método para atenuar a dor das cirurgias. Descobriu-se, finalmente, um agente eficaz para esse propósito."[12] Bigelow descreveu, então, como Morton havia administrado o que chamava de "Letheon" ao paciente antes de iniciar a cirurgia. Tratava-se de um gás cujo nome era inspirado no rio Lete. Segundo a mitologia clássica, as águas do Lete faziam as almas dos mortos esquecerem sua vida terrestre. Morton, que havia patenteado a composição do gás logo depois da operação, manteve em segredo seus componentes, ocultando-os inclusive dos cirurgiões. Bigelow, no entanto, revelou ter detectado no produto o cheiro enjoativo e doce do éter. A notícia sobre essa substância milagrosa, capaz de deixar os pacientes inconscientes durante a cirurgia, espalhou-se rapidamente pelo mundo, à medida que os cirurgiões se apressavam para testar os efeitos do éter em seus pacientes.

Em Londres, o médico norte-americano Francis Boott recebeu uma carta de Bigelow com um relato completo dos importantes acontecimentos de Boston. Intrigado, Boott convenceu o cirurgião-dentista James Robinson a administrar éter numa de suas muitas extrações dentárias. O experimento foi um sucesso tão grande que Boott voltou às pressas para o University College Hospital, a fim de falar com Robert Liston no mesmo dia.

Liston se mostrou cético, mas não o bastante para abrir mão da oportunidade de tentar algo novo no anfiteatro cirúrgico. No mínimo, isso daria um bom espetáculo, algo pelo qual ele era conhecido em todo o país. O cirurgião concordou em usar o produto em sua operação seguinte, marcada para dois dias depois.

Liston chegou ao cenário londrino numa época em que os "médicos-cavalheiros" detinham poder e influência consideráveis na classe médica. Faziam parte da elite dominante e formavam o topo da pirâmide da medicina. Nessas condições, agiam como guardiães da profissão, admitindo nela apenas homens que lhes pareciam ser de boa estirpe e elevado valor moral. Pessoalmente, tratava-se de tipos livrescos, com pouquíssima formação prática, que usavam a mente, e não as mãos, para tratar os pacientes. Sua instrução enraizava-se nos clássicos. Não era incomum, nesse período, os médicos receitarem tratamentos sem executar primeiro um exame clínico. Na verdade, alguns forneciam orientação médica apenas por meio de cartas, sem jamais verem os pacientes.

Em contraste, os cirurgiões vinham de uma longa tradição de treinamento como aprendizes, treinamento cujo valor dependia, e muito, das aptidões do mestre. Seu ofício era prático, ensinado pelos preceitos e pelo exemplo. Muitos cirurgiões das primeiras décadas do século XIX não cursavam a universidade. Alguns eram até analfabetos. Logo abaixo deles vinham os boticários, que se encarregavam de ministrar medicamentos. Em tese, havia uma demarcação clara entre o cirurgião e o boticário. Na prática, porém, o homem que tivesse sido aprendiz de um cirurgião também podia exercer o ofício de boticário, e vice-versa. Isso deu origem a uma quarta categoria não oficial, a do "cirurgião-boticário", que se assemelhava ao clínico geral de hoje em dia. O cirurgião-boticário era um médico de atendimento primário para a população pobre, especialmente fora de Londres.

A partir de 1815, começou a surgir no mundo da medicina uma forma de educação sistemática, em parte impulsionada por uma demanda nacional mais ampla de uniformidade num sistema fragmentado. Para os estudantes de cirurgia em Londres, a reforma trouxe a exigência de que eles assistissem a aulas e fizessem a ronda das enfermarias hospitalares durante pelo menos seis meses para obterem uma licença do órgão dirigente da profissão: o Royal College of Surgeons. Começaram a aparecer hospitais-escola por toda a capital, o primeiro deles em Charing Cross, em 1821, seguido pelo University College Hospital e pelo Hospital do King's College, em 1834 e 1839, respectivamente. Caso pretendesse dar um passo adiante e se tornar membro do Royal College of Surgeons, o estudante tinha que passar pelo menos seis anos em estudos profissionais, que incluíam três anos num hospital; submeter por escrito relatórios de pelo menos seis casos clínicos; e fazer uma prova extenuante de dois dias, que às vezes exigia dissecações e operações em cadáveres.

Assim, o cirurgião iniciou sua evolução de técnico mal preparado para moderno especialista cirúrgico nas primeiras décadas do século XIX. Como professor de um dos hospitais-escola recém-construídos em Londres, Robert Liston foi parte integrante dessa transformação contínua.

Com quase 1,90 metro, Liston era vinte centímetros mais alto que a média dos homens britânicos.[13] Havia construído sua reputação com base na força bruta e na velocidade, numa época em que as duas habilidades eram cruciais para a sobrevivência dos pacientes. Quem ia assistir a uma operação podia perder o momento da ação se desviasse os olhos por um momento que fosse. Os colegas de Liston diziam que, quando ele fazia uma amputação, "o brilho do seu bisturi era seguido tão instantaneamente pelo som da serra nos ossos que as duas ações pareciam ser quase simultâneas".[14] Diziam que seu braço esquerdo era tão forte que ele podia usá-lo como torniquete enquanto brandia a faca com a mão direita. Era um feito que exigia força e destreza imensas, visto que era comum o paciente se debater com o medo e a agonia do ataque do cirurgião. Liston era capaz de amputar uma perna em menos de trinta segundos, e, para manter as duas mãos livres, era comum segurar a faca ensanguentada entre os dentes enquanto trabalhava.

Sua velocidade era tanto uma dádiva quanto uma maldição. Certa vez, ele decepou acidentalmente o testículo de um paciente, junto com a perna que estava amputando. Seu contratempo mais famoso (e, possivelmente, apócrifo) ocorreu numa operação durante a qual ele trabalhou tão depressa que decepou três dedos de seu assistente e, ao trocar de lâminas, cortou o casaco de um espectador. O assistente e o paciente morreram de gangrena, pouco tempo depois, e o pobre espectador faleceu no local, em razão do susto. Dizem que foi a única cirurgia na história a ter uma taxa de mortalidade de 300%.

De fato, antes do alvorecer dos anestésicos, os perigos do choque e da dor limitavam os tratamentos cirúrgicos. Um texto do século XVIII que versava sobre cirurgia declarou: "Os métodos dolorosos são sempre os últimos remédios nas mãos do homem que tem verdadeira competência em sua profissão; e são o primeiro, ou melhor, o único recurso daquele cujo conhecimento se restringe à arte de operar."[15] Aqueles que estavam suficientemente desesperados para entrar na faca eram submetidos a uma agonia inimaginável.

Os traumas do anfiteatro cirúrgico também podiam cobrar seu preço aos alunos na plateia. O obstetra escocês James Y. Simpson fugiu de uma amputação de mama quando estudava na Universidade de Edimburgo. A visão dos tecidos moles sendo levantados por um instrumento parecido com um gancho e do cirurgião se preparando para fazer dois cortes extensos no seio foi demais para Simpson. Ele forçou a passagem pela multidão, foi embora do anfiteatro, atravessou correndo os portões do hospital e foi até a Praça do Parlamento, onde declarou, esbaforido, que queria cursar a faculdade de direito. Felizmente para a posteridade, Simpson — que viria a descobrir o clorofórmio — foi dissuadido de levar adiante a mudança de carreira.[16]

Apesar de ter plena consciência do que esperava seus pacientes na mesa de operações, Liston frequentemente minimizava os horrores, para não aumentar o nervosismo deles. Poucos meses antes de seu experimento com o éter, ele amputou a perna de um menino de doze anos chamado Henry Pace, que sofria de um edema tubercular no joelho direito. O menino perguntou ao cirurgião se a operação ia doer, e Liston respondeu: "Não mais do que arrancar um dente."[17] Chegado o momento de ter a perna amputada, Pace foi levado ao anfiteatro com uma venda nos olhos e mantido firmemente deitado na mesa pelos assistentes de Liston. O garoto contou seis passagens da serra até sua perna cair. Sessenta anos depois, Pace narrou essa história a estudantes de medicina do University College de Londres — sem dúvida, com o horror daquela experiência reavivado na memória, ao se sentar no mesmo hospital em que havia perdido a perna.[18]

Como muitos cirurgiões que operavam na era pré-anestesia, Liston havia aprendido a lidar com firmeza diante de gritos e protestos dos que eram amarrados à mesa de operações salpicada de sangue. Certa vez, seu paciente, que havia chegado para retirar um cálculo da bexiga, saiu correndo da sala, apavorado, e se trancou no banheiro logo antes do início do procedimento. Seguindo-o de perto, Liston derrubou a porta e o arrastou aos gritos para a sala de operação. Ali, amarrou bem o homem e introduziu um tubo de metal curvo em seu pênis, até chegar à bexiga. Em seguida, inseriu um dedo no reto do paciente, a fim de apalpar a pedra. Quando o cirurgião a localizou, seu assistente retirou o tubo de metal e o substituiu por um bastão de madeira que funcionaria como guia, para que o cirurgião não causasse uma ruptura fatal no reto ou no intestino do paciente ao fazer um corte profundo na bexiga. Com o bastão no lugar, Liston fez uma incisão diagonal no músculo fibroso do escroto, até chegar ao objeto de madeira. Em seguida, usou a sonda para alargar a abertura e, nesse processo, abriu a glândula prostática. Nesse momento, o bastão foi retirado, e o fórceps foi usado para extrair o cálculo da bexiga.

Liston — considerado o bisturi mais rápido do West End — fez tudo isso em pouco menos de sessenta segundos.

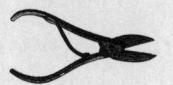

EM 1846, DIANTE DAS PESSOAS REUNIDAS no novo anfiteatro cirúrgico do University College de Londres, dias antes do Natal, o veterano cirurgião tinha nas mãos o vidro de éter líquido transparente que poderia eliminar a necessidade da rapidez na cirurgia. Se o produto estivesse à altura das afirmações norte-americanas, talvez a natureza da cirurgia mudasse para sempre. Ainda assim, Liston não pôde deixar de se perguntar se o éter seria apenas mais um produto da charlatanice, com pouca ou nenhuma aplicação útil na cirurgia.

Era grande a tensão. Apenas quinze minutos antes de Liston entrar no anfiteatro, seu colega William Squire havia se dirigido à plateia abarrotada de espectadores e pedido um voluntário que servisse de cobaia. Um murmúrio nervoso enchera o recinto. Na mão de Squire estava um aparelho parecido com um narguilé árabe, feito de vidro, um tubo de borracha e uma máscara em formato de sino. O aparelho fora criado pelo tio de Squire, Peter, que era farmacêutico em Londres, e usado pelo cirurgião-dentista James Robinson para extrair um dente apenas dois dias antes. Mas aquilo parecia estranho aos membros da plateia, e ninguém se atreveu a ser voluntário para testá-lo.

Exasperado, Squire ordenou que Shelldrake, o porteiro do anfiteatro, se submetesse ao teste. Não foi uma boa escolha, porque o homem era "gordo, pletórico e com um fígado que, sem dúvida, estava bem habituado a bebidas fortes".[19] Com delicadeza, Squire pôs o aparelho sobre o rosto gorducho do homem. Depois de respirar fundo algumas vezes, inspirando o éter, dizem que o porteiro deu um salto da mesa e saiu correndo da sala, xingando em alto e bom som o cirurgião e a plateia.

Não haveria outros testes. O momento inevitável tinha chegado.

Às 14h25, Frederick Churchill, um mordomo de 36 anos da rua Harley, foi levado numa maca. O homem sofria de osteomielite crônica na tíbia, uma infecção bacteriana dos ossos que fizera seu joelho direito inchar e se entortar violentamente. Sua primeira cirurgia ocorrera três anos antes, quando a área inflamada tinha sido aberta e "vários corpos laminados de formato irregular", que variavam do tamanho de uma ervilha ao de um grão de feijão, tinham sido retirados. Em 25 de novembro de 1846, Churchill voltara ao hospital. Dessa vez, Liston tinha feito uma incisão e introduzido uma sonda no joelho. Usando suas mãos não lavadas, apalpara o osso, para garantir que não estava solto. Ordenara, então, que lavassem a abertura com água quente, fizessem um curativo e deixassem o paciente descansar. Nos dias seguintes, porém, o estado de Churchill havia deteriorado. Ele não tardara a sentir uma dor aguda, que irradiava do quadril até os dedos dos pés. Isso voltou a ocorrer três semanas depois, o que levou Liston a decidir que a perna deveria ser amputada.[20]

Churchill foi carregado para o anfiteatro cirúrgico numa maca e deitado em cima da mesa de madeira. Dois assistentes ficaram por perto, para o caso de o éter não surtir efeito e eles terem de recorrer à contenção do paciente apavorado, enquanto Liston amputava o membro. A um sinal do cirurgião, Squire se aproximou e segurou a máscara sobre a boca de Churchill. Em poucos minutos, o paciente ficou inconsciente. Squire, então, depositou um lenço embebido em éter sobre o rosto de Churchill, para garantir que ele não acordasse durante a cirurgia. Fez um aceno para Liston com a cabeça, dizendo: "Acho que ele está pronto, senhor."

Liston abriu um estojo comprido e retirou dali uma faca reta de amputação que ele mesmo havia criado. Um espectador na plateia, nessa tarde, observou que o instrumento devia ser um dos favoritos do cirurgião, porque o cabo tinha pequenos entalhes que mostravam o número de vezes que já fora utilizado.[21] Liston roçou a unha do polegar na lâmina para testar se estava afiada. Convencido de que ela funcionaria bem, instruiu seu assistente, William Cadge, a "cuidar da artéria", e então se virou para a plateia. "Agora, senhores, marquem o tempo!", gritou. Ouviu-se uma onda de cliques, à medida que relógios de bolso eram tirados dos coletes e abertos.

Liston se virou outra vez e, com a mão esquerda, prendeu a coxa do paciente. Num movimento rápido, fez uma incisão profunda acima do joelho direito. Um de seus assistentes atou imediatamente um torniquete na perna, para conter o fluxo de sangue, enquanto Liston empurrava os dedos por baixo da aba de pele e a puxava para trás. Ele fez outra série de manobras rápidas com a faca, expondo o fêmur. Fez, então, uma pausa.

Muitos cirurgiões, uma vez confrontados com o osso exposto, sentiam-se intimidados pela tarefa de serrá-lo. Anos antes naquele século,

Charles Bell alertava os estudantes a serrarem devagar e com gestos firmes.[22] Até aqueles que eram hábeis em fazer incisões podiam perder a coragem quando se tratava de amputar um membro. Em 1823, Thomas Alcock proclamou que a humanidade "estremece ao pensar que homens sem habilidade com qualquer outra ferramenta, a não ser com garfo e faca no cotidiano, têm a pretensão, com suas mãos profanas, de operar seus semelhantes sofredores".[23] Ele recordou uma história de dar calafrios sobre um cirurgião cuja serra entalou a tal ponto no osso que não se mexia mais. Um contemporâneo de Alcock, William Gibson, recomendava que os novatos praticassem com um pedaço de madeira, para evitar semelhantes pesadelos.[24]

Liston passou a faca para um dos assistentes cirúrgicos, que, por sua vez, lhe entregou um serrote. Esse mesmo assistente repuxou os músculos, que depois seriam usados para formar um coto adequado para o amputado. O grande cirurgião serrou meia dúzia de vezes, até que a perna caiu nas mãos de um segundo assistente, que a jogou prontamente numa caixa cheia de serragem bem ao lado da mesa de operações.

Enquanto isso, o primeiro assistente soltou por um instante o torniquete, revelando quais artérias e veias cortadas precisariam ser atadas. Numa amputação no meio da coxa, é comum haver onze a serem presas por ligaduras. Liston amarrou a artéria principal com um nó quadrado e voltou a atenção para os vasos sanguíneos menores, os quais foi puxando um a um, usando um gancho afiado chamado de tenáculo. Seu assistente afrouxou mais uma vez o torniquete, enquanto Liston fazia as suturas restantes na carne.

Ao todo, Liston levou 28 segundos para amputar a perna direita de Churchill, durante os quais o paciente não se mexeu nem gritou. Quando acordou, alguns minutos depois, teria perguntado quando ia começar a cirurgia e recebido como resposta a visão do coto elevado, para grande diversão dos espectadores, pasmos com o que tinham acabado de testemunhar. Com o rosto iluminado pela empolgação do momento, Liston anunciou: "Senhores, esse truque ianque põe o mesmerismo no chinelo!"

A era da agonia estava chegando ao fim.

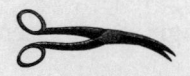

DOIS DIAS DEPOIS, O CIRURGIÃO James Miller leu uma carta redigida às pressas por Liston para seus alunos de medicina em Edimburgo, "anunciando, em termos entusiásticos, que uma nova luz havia irrompido na cirurgia".[25] Durante os primeiros meses de 1847, cirurgiões e celebridades curiosas visitaram anfiteatros cirúrgicos para assistir ao milagre do éter. Todos, desde Sir Charles Napier, governador colonial do que é hoje uma província do Paquistão, até o príncipe Jérôme Bonaparte, irmão caçula de Napoleão I, foram ver com os próprios olhos os efeitos do éter.

Cunhou-se o termo "eterização", e seu uso na cirurgia foi celebrado em jornais do país inteiro. A notícia do seu poder se alastrou. "A história da medicina não apresentou qualquer paralelo ao perfeito sucesso que o uso do éter alcançou", proclamou o *Exeter Flying Post*.[26] O sucesso de Liston também foi alardeado no *People's Journal*, de Londres: "Ah, que deleite, para todos os corações sensíveis [...] o anúncio dessa nobre descoberta do poder de mitigar a sensação de dor e de vedar aos olhos e à memória todos os horrores de uma operação [...] DOMINAMOS A DOR!"[27]

Igualmente crucial para o triunfo de Liston com o éter foi a presença, naquele dia, de um rapaz chamado Joseph Lister, que se sentara em silêncio numa das últimas fileiras do anfiteatro cirúrgico. Deslumbrado e encantado com a apresentação dramática que acabara de testemunhar, esse esperançoso estudante de medicina reconheceu, ao sair do anfiteatro na rua Gower, que a natureza de sua futura profissão se modificara para sempre. Ele e seus colegas de turma não teriam mais que assistir a uma cena "tão horrenda e aflitiva" quanto a observada por William Wilde, um jovem cirurgião que, com relutância, estivera presente na excisão do globo ocular de um paciente, sem anestesia.[28] Tampouco sentiriam necessidade de fugir, como fizera John Flint South, todas as vezes que os gritos daqueles submetidos à carnificina por um cirurgião se tornassem intoleráveis.[29]

No entanto, ao caminhar pelas aglomerações de homens que trocavam apertos de mão e se parabenizavam por sua escolha de profissão e por essa vitória admirável, Lister tinha aguda consciência de que a dor era apenas um dos empecilhos das cirurgias bem-sucedidas. Ele sabia que, por milhares de anos, a ameaça de infecção, sempre à espreita, restringia a dimensão do alcance dos cirurgiões. Entrar no abdômen, por exemplo, tinha se revelado quase sempre fatal, por causa dos processos infecciosos. O peito também continuava proibido. Na maioria dos casos, enquanto os médicos tratavam de moléstias internas — origem da expressão "medicina interna", que persiste até hoje —, os cirurgiões lidavam com problemas periféricos: lacerações, fraturas, úlceras cutâneas, queimaduras. Somente nas amputações é que a lâmina do cirurgião penetrava a fundo no corpo. Sobreviver à cirurgia era uma coisa. Alcançar a recuperação completa era outra.

Como se verificou, as duas décadas seguintes à popularização da anestesia assistiram a uma piora dos resultados cirúrgicos. Com confiança renovada nas operações que não infligiam dor, os cirurgiões se tornaram cada vez mais propensos a usar o bisturi, o que aumentou a incidência de infecções e choques pós-operatórios. Os anfiteatros cirúrgicos ficaram mais imundos que nunca com o aumento do número de operações. Cirurgiões ainda sem compreensão das causas da infecção operavam diversos pacientes, sucessivamente, usando em todas as ocasiões os mesmos instrumentos não lavados. Quanto mais lotado o anfiteatro cirúrgico, menor era a probabilidade de que se tomassem até mesmo as mais básicas precauções sanitárias. Dentre os que entravam na faca, muitos morriam ou nunca se recuperavam por completo, passando o resto da vida como inválidos. Tratava-se de um problema universal. Pacientes do mundo inteiro começaram a ter ainda mais pavor da palavra "hospital", enquanto os cirurgiões mais qualificados desconfiavam da própria habilidade.[30]

Com o triunfo de Robert Liston com o éter, Lister havia assistido apenas à eliminação do primeiro dos dois grandes obstáculos ao sucesso das cirurgias: agora elas poderiam ser realizadas sem infligir dor. Inspirando-se no que vira na tarde de 21 de dezembro, Joseph Lister, homem profundamente perceptivo, logo optaria por dedicar toda a sua vida a elucidar as causas e a natureza das infecções pós-operatórias e a encontrar uma solução para elas. À sombra de um dos últimos grandes carniceiros da profissão, outra revolução cirúrgica estava prestes a começar.

1
ATRAVÉS DAS LENTES

"Não deixemos passar despercebido o outro grande fato de que a ciência não apenas constitui a base da escultura, da pintura, da música e da poesia, mas de que ela própria é poética [...]
É frequente aqueles que se dedicam a pesquisas científicas nos mostrarem que percebem não menos vividamente, mas de maneira mais vívida que outros, a poesia de seus temas."[1]

— HERBERT SPENCER

O PEQUENO JOSEPH LISTER ficou na ponta dos pés e pôs o olho na lente do mais recente microscópio composto do pai. Ao contrário das versões dobráveis que os turistas carregavam no bolso e levavam consigo nas viagens ao litoral, o instrumento diante dele era algo absolutamente mais grandioso. Era elegante, bonito, poderoso: um símbolo do progresso científico.

Na primeira vez que olhou pelo canhão de um microscópio, Lister se maravilhou com o intrincado mundo que estivera oculto de sua visão até aquele momento. Encantou-se com o fato de os objetos que observava sob a lente de aumento serem aparentemente infinitos. Certa vez, ele pegou um camarão no mar e observou, assombrado, "o coração batendo muito depressa" e "a aorta pulsando".[2] Notou que o sangue circulava lentamente pela superfície dos membros e na parte posterior do coração, enquanto a criatura se contorcia sob seu olhar.

Lister nasceu em 5 de abril de 1827, sem causar nenhum alvoroço. Seis meses depois, no entanto, sua mãe se derramou para o marido numa carta: "Hoje o bebê estava extraordinariamente lindo."[3] Ele foi o quarto rebento e o segundo filho varão dos pais, da prole de sete que nasceria do casal Joseph Jackson Lister e Isabella, dois quacres devotos.

Lister cresceu com uma profusão de oportunidades de explorar mundos em miniatura com o microscópio. A simplicidade era o estilo de vida dos quacres, e Lister não tinha permissão para caçar, praticar esportes nem ir ao teatro. A vida era uma dádiva a ser empregada para honrar a Deus e ajudar o próximo, e não na busca de frivolidades. Por causa disso, muitos quacres se voltavam para questões científicas, um dos poucos passatempos autorizados por sua religião. Mesmo entre os de situação mais humilde, não era incomum encontrar intelectuais com grandes realizações científicas.

O pai de Lister era um exemplo disso. Aos quatorze anos, tinha abandonado a escola e se tornado aprendiz de seu pai, um comerciante de vinhos. Embora muitos quacres se abstivessem do consumo de álcool no período vitoriano, sua religião não o proibia de maneira explícita. A família Lister tocava esse negócio havia séculos, tendo sido iniciado numa época em que a abstemia ainda não ganhara popularidade entre os quacres. Joseph Jackson se tornara sócio do pai no negócio dos vinhos, mas foram suas descobertas na óptica que lhe granjeariam renome mundial durante a infância de Lister. Ele havia se interessado pelo assunto pela primeira vez quando garoto, ao descobrir que uma bolha aprisionada na vidraça da janela do estúdio do pai funcionava como uma lente simples de aumento.

No início do século XIX, quase todos os microscópios eram vendidos como brinquedos para cavalheiros. Eram acondicionados em estojos caros, forrados de veludo macio. Alguns eram montados sobre bases quadradas de madeira que continham gavetas com acessórios, onde havia lentes adicionais, hastes e complementos que não raro ficavam sem uso. A maioria dos fabricantes fornecia a seus ricos clientes um conjunto de lâminas previamente preparadas de cortes de ossos de animais, escamas de peixes e flores delicadas. Das pessoas que compravam microscópios nessa época, pouquíssimas o faziam para fins científicos sérios.

Joseph Jackson Lister era uma exceção. Entre 1824 e 1843, ele se tornou um grande devoto do microscópio e tratou de corrigir muitos dos defeitos do instrumento. A maioria das lentes causava distorções, porque a luz de diferentes comprimentos de onda era difratada em ângulos diferentes através do vidro. Isso produzia uma auréola roxa em torno do objeto observado, efeito que levava muitos a desconfiarem das revelações do microscópio. Joseph Jackson trabalhou duro para corrigir essa falha e, em 1830, exibiu sua lente acromática, que eliminava a incômoda auréola. Enquanto se ocupava de sua empresa, de algum modo ele encontrou tempo para polir lentes e fornecer os cálculos matemáticos necessários à fabricação delas a algumas das principais empresas londrinas de microscópios. Seu trabalho lhe rendeu o lugar de membro da Royal Society em 1832.

No térreo da casa da infância de Lister ficava o "museu", um salão com centenas de fósseis e outros espécimes que vários membros da família haviam colecionado no decorrer dos anos.[4] Seu pai insistia para que cada um dos filhos lesse para ele de manhã enquanto ele se vestia. Sua biblioteca consistia numa coleção de volumes religiosos e científicos. Um dos primeiros presentes de Joseph Jackson para o filho foi um livro em quatro volumes, intitulado *Evenings at Home; or, The Juvenile Budget Opened* [Noites em casa, ou Abertura da coleção juvenil], que continha fábulas, contos de fadas e história natural.

Lister escapou de muitos dos perigosos tratamentos médicos experimentados por alguns de seus contemporâneos na infância, porque seu pai acreditava na *vis medicatrix naturae*, ou "poder curativo da natureza". Como muitos quacres, Joseph Jackson era um niilista terapêutico que aderia à ideia de que a Divina Providência desempenhava o papel mais importante no processo de cura. De acordo com sua crença, administrar substâncias externas ao corpo era desnecessário e, às vezes, totalmente perigoso. Numa época em que a maioria das infusões medicinais continha drogas altamente tóxicas, como heroína, cocaína e ópio, é possível que as ideias de Joseph Jackson não estivessem muito longe da verdade.

Devido a esses princípios, tão caros à família, foi uma surpresa para todos os parentes quando o jovem Lister anunciou que queria ser cirurgião — um trabalho que envolvia a intervenção física na obra de Deus. Nenhum de seus familiares, exceto um primo distante, era médico. E a cirurgia, em particular, carregava certo estigma social, mesmo fora da comunidade dos quacres. O cirurgião era comumente visto como um trabalhador braçal, que usava as mãos para ganhar a vida, tal qual um chaveiro ou um bombeiro hidráulico hoje em dia. Nada demonstrava melhor a inferioridade dos cirurgiões do que sua relativa pobreza. Antes de 1848, nenhum hospital de grande porte contava com esse tipo de profissional assalariado na equipe, e a maioria dos cirurgiões (com exceção de um ou outro notável) ganhava muito pouco na clínica particular.[5]

Mas o impacto que uma carreira médica poderia ter em sua posição social e financeira, em fases posteriores da vida, estava longe do pensamento de Lister quando menino. No verão de 1841, aos quatorze anos, ele assim escreveu ao pai, que estava fora, cuidando da empresa de vinhos: "Quando a mamãe saiu, fiquei sozinho, sem nada para fazer a não ser desenhar esqueletos." Lister pediu um pincel de zibelina para poder "sombrear outro homem e mostrar o resto dos músculos".[6] Desenhou e nomeou todos os ossos do crânio, bem como os das mãos, vistos pela frente e por trás. Tal como o pai, o jovem Lister era um desenhista proficiente — habilidade que o ajudaria, tempos depois, a documentar com assombrosos detalhes suas observações feitas durante a carreira na medicina.

Lister também estava preocupado com uma cabeça de ovelha, naquele verão de 1841, e declarou, na mesma carta: "Tirei quase toda a carne e acho que o cérebro inteiro [antes de] colocar na tina de maceração" — o que fez para amolecer o tecido remanescente no crânio.[7] Mais tarde, conseguiu articular o esqueleto de uma rã que havia dissecado, depois de roubar um pedaço de madeira do armário de uma das irmãs, no qual havia ancorado o bicho. Com alegria, escreveu ao pai: "Parecia que [a rã] ia sair pulando", e acrescentou, com ar conspiratório: "Não conte para a Mary que eu arranquei o pedaço de madeira."[8]

Quaisquer que fossem as reservas de Joseph Jackson Lister a respeito da carreira médica, estava claro que seu filho não tardaria a se juntar às fileiras da profissão.

AOS DEZESSETE ANOS, ao iniciar os estudos no University College de Londres, Lister se viu muito longe da vida que conhecera quando criança. Upton, seu vilarejo, tinha meros 12.738 habitantes.[9] Apesar de localizado a apenas 15 quilômetros da cidade, só se podia chegar lá de cabriolé, avançando devagar pelas trilhas lamacentas que faziam as vezes de estradas na época. Uma ponte oriental cruzava um riacho que fluía pelo jardim dos Lister, onde havia uma profusão de macieiras, faias, olmos e castanheiras. Seu pai escreveu sobre as "janelas sanfonadas abertas para o jardim, e [sobre] o calor ameno e a calma, o chilrear dos pássaros e o zumbir dos insetos, o gramado radiante e os aloés, a aglomeração mais escura dos cedros e, no alto, o céu salpicado de nuvens".[10]

Em contraste com as cores vívidas dos jardins exuberantes que cercavam a Upton House, Londres era encoberta por uma paleta de tons cinzentos. O crítico de arte John Ruskin a chamou de "amontoado macabro de tijolos em fermentação, exsudando veneno por todos os poros".[11] O lixo costumava se empilhar do lado de fora das casas, algumas das quais não tinham portas, porque era frequente os pobres as usarem como combustível em suas lareiras nos meses de inverno. As ruas e vielas eram sujas do estrume dos milhares de cavalos de montaria e dos que puxavam carroças, bondes e fiacres que chacoalhavam todos os dias pela cidade. Tudo, desde as construções até as pessoas, era coberto por uma camada de fuligem.

No intervalo de cem anos, a população londrina saltou de um milhão para pouco mais de seis milhões de habitantes no século XIX. Os ricos foram embora da cidade, em busca de melhores condições, deixando para trás suas residências grandiosas, que logo foram dilapidadas, à medida que as massas se apropriaram delas. Cada quarto podia abrigar mais de trinta pessoas de todas as idades, vestidas de trapos imundos e se agachando, dormindo e defecando em cômodos cheios de palha. Os extremamente pobres eram forçados a morar em "casas de porão", permanentemente isolados da luz solar. Os ratos roíam o rosto e os dedos de bebês desnutridos, muitos dos quais morriam nesses ambientes escuros, fétidos e tomados pela umidade.

A morte era uma visitante assídua dos habitantes de Londres, e dar um destino final aos mortos era um problema crescente. Os cemitérios estavam abarrotados de restos humanos, gerando enormes ameaças à saúde pública. Não era incomum ver ossos que se projetavam do solo recém-revolvido. Os corpos eram empilhados nas sepulturas, a maioria das quais não passava de covas abertas, com fileiras e mais fileiras de caixões.[12] Conta-se que, no início do século, dois homens morreram asfixiados pelos gases que emanavam dos cadáveres em decomposição, ao despencarem numa vala de sepultamento seis metros abaixo.[13]

Para quem morava perto dessas valas, o cheiro era insuportável. As casas da travessa Clement, na Zona Leste de Londres, tinham fundos fronteiriços com o cemitério da igreja local, de onde vazava um limo pútrido, e o mau cheiro era tão esmagador que os ocupantes mantinham as janelas fechadas o ano inteiro.[14] As crianças que frequentavam a escola dominical na capela Enon não escapavam desse desprazer: assistiam às aulas enquanto as moscas zumbiam ao redor, sem dúvida provenientes do interior da cripta da igreja, abarrotada com doze mil cadáveres em decomposição.

As providências para o descarte dos restos mortais humanos eram igualmente rudimentares antes da aprovação da Lei de Saúde Pública de 1848, que criou um órgão centralizado, a Diretoria Geral de Saúde, e iniciou uma revolução sanitária. Antes disso, muitas ruas londrinas eram, de fato, esgotos abertos, liberando volumes enormes (e amiúde mortíferos) de metano. Nos piores conjuntos habitacionais, domicílios enfileirados, conhecidos como "fundos com fundos", eram separados apenas por passagens estreitas, com 1,2 a 1,5 metro de largura. No meio delas corriam valas transbordantes de urina. Nem mesmo o aumento do número de banheiros, entre 1824 e 1844, contribuiu muito para solucionar o problema. A construção dos banheiros obrigou os senhorios a contratarem homens para retirar a "imundície noturna" e impedir que ela transbordasse das fossas dos prédios da cidade. Desenvolveu-se todo um exército subterrâneo de "fervedores de ossos", "catadores de esgoto" e "reviradores de lama" para explorar a maré de dejetos humanos nas entranhas da cidade. Esses catadores — que o escritor Steven Johnson considera as primeiras pessoas da história a fazerem reciclagem de lixo — vasculhavam toneladas de detritos, fezes e cadáveres de animais, depois levavam carroças dessas provisões repulsivas ao mercado, onde elas podiam ser reutilizadas por curtumeiros, lavradores e outros negociantes.[15]

As atividades realizadas em outros locais não eram mais salutares. Fervedores de banha, derretedores de cola, peleteiros, bucheiros e esfoladores de cães, todos cuidavam de suas tarefas malcheirosas em algumas das áreas mais densamente povoadas da cidade. Em Smithfield, por exemplo — a apenas alguns minutos a pé da Catedral de São Paulo —, havia um matadouro. Suas paredes eram cobertas de sangue e gordura putrefeitos. As ovelhas eram atiradas em suas profundezas, quebrando as pernas antes de serem abatidas à faca, esfoladas e talhadas pelos homens lá embaixo.[16] Após um dia cansativo de trabalho, esses mesmos homens levavam na roupa a imundície de seu ofício pavoroso para os cortiços onde moravam.

Era um mundo repleto de perigos ocultos. Até a tinta verde dos papéis de parede com estampas florais, nas casas das pessoas abastadas, e a das folhas artificiais que adornavam os chapéus das senhoras continham o mortífero arsênico. Tudo era contaminado por substâncias tóxicas, desde os alimentos consumidos no dia a dia até a própria água que as pessoas bebiam. Na época em que Lister partiu para o UCL, Londres se afogava na própria sujeira.

Em meio a todo esse lixo e imundície, os cidadãos londrinos estavam tentando empregar melhorias na capital. Bloomsbury, a área em torno da universidade em que Lister passaria seus tempos de estudante, por exemplo, tinha a aura agradável de um bebê recém-saído do banho.

Vivia em constante estado de transição, crescendo num ritmo tão acelerado que quem se mudara para lá em 1800 mal reconhecia o bairro poucas décadas depois. Quando o jovem médico Peter Mark Roget — que mais tarde se tornou o autor do dicionário de sinônimos da língua inglesa que hoje leva seu nome — se mudou para o nº 46 da rua Great Russell, na virada do século XIX, referiu-se ao ar "puro" e aos amplos jardins que circundavam sua casa.[17] Na década de 1820, o arquiteto Robert Smirke iniciou a construção do novo Museu Britânico na rua de Roget, uma imponente estrutura neoclássica que levaria vinte anos para ser concluída. Durante esse período, uma cacofonia de martelos, serras e talhadeiras ressoaram em todo o Bloomsbury, destroçando a antiga atmosfera tranquila do bairro que Roget tanto apreciava.

A universidade fez parte desse crescimento urbano. Numa noite amena de junho de 1825, o futuro lorde chanceler da Grã-Bretanha Henry Brougham, acompanhado por vários membros reformistas do Parlamento, sentou-se na taberna Crown and Anchor, na rua Strand. Ali eles conceberam o projeto que viria a se transformar no UCL.[18] Nessa nova instituição, não haveria estipulações religiosas. Ela se tornaria a primeira universidade do país a não exigir que os estudantes comparecessem diariamente a ofícios da Igreja Anglicana — fato que, para Lister, viria muito bem a calhar. Tempos depois, os rivais que estudavam no King's College rotulariam os alunos do UCL de "escória ímpia da rua Gower", numa referência à via em que se localizava a universidade.

Os fundadores decidiram que o currículo do UCL seria tão radical quanto os alicerces seculares sobre os quais se ergueria. A universidade deveria ter disciplinas tradicionais, como as ensinadas em Oxford e Cambridge, e também novas cadeiras, como geografia, arquitetura e história moderna. A faculdade de medicina, em particular, levaria vantagem em relação às outras duas universidades, graças a sua proximidade do Northern London Hospital (posteriormente conhecido como University College Hospital), construído seis anos após a fundação do UCL.

Foram muitos os que hesitaram ante a ideia de fundar uma universidade em Londres. O jornal satírico *John Bull* questionou a adequação dessa cidade barulhenta como local para educar as jovens mentes britânicas. Com o sarcasmo que era sua marca registrada, o jornal gracejou: "A moral de Londres, sua quietude e sua salubridade parecem se conjugar para tornar a capital o lugar mais conveniente para a educação dos jovens."[19] O artigo continuou, imaginando que a nova universidade seria construída nos famigerados bairros miseráveis perto da Abadia de Westminster, chamados de Tothill Fields: "Para enfrentar qualquer objeção que os chefes de família possam fazer à perigosa exposição de seus filhos a acidentes provenientes das ruas abarrotadas, um grande corpo de simples e respeitáveis senhoras de meia-idade será contratado para levar e buscar os estudantes na faculdade todos os dias, de manhã e à tardinha." Em meio a protestos e apreensões, contudo, o edifício do UCL foi construído, e a escola começou a receber alunos em outubro de 1828.

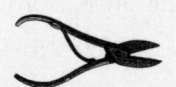

A UNIVERSIDADE AINDA ESTAVA nos primeiros anos, com apenas três faculdades — artes, medicina e direito —, quando Joseph Lister iniciou suas aulas, em 1844. Em consonância com os desejos do pai, Lister concluiu primeiro o bacharelado em artes e humanidades, que se assemelhava ao de uma formação moderna em ciências humanas e consistia numa variedade de cadeiras de história, literatura, matemática e ciências. Era um percurso pouco convencional para a cirurgia, porque, na década de 1840, a maioria dos estudantes deixava essa etapa totalmente de lado e pulava direto para o diploma de medicina. Tempos depois, Lister atribuiria sua formação ampla a sua capacidade de ligar teorias científicas à prática da medicina.

Com seu 1,78 metro, Lister era mais alto do que a maioria dos colegas de turma.[20] Quem o conhecia tecia comentários frequentes sobre sua estatura marcante e a graça em seus movimentos. Nessa idade, ele era de uma beleza clássica, com o nariz afilado, lábios cheios e o cabelo castanho ondulado. Tinha uma energia nervosa que se tornava mais pronunciada na companhia de outras pessoas. Hector Charles Cameron — um dos biógrafos de Lister e que viria a ser seu amigo — recordou a primeira vez que encontrou o futuro cirurgião: "Quando fui introduzido na sala de visitas, Lister estava de pé, de costas para a lareira, com a xícara de chá na mão. Pelo que me lembro, ele ficava quase sempre de pé [...] Quando se sentava por alguns minutos, um novo rumo tomado pela conversa parecia forçá-lo inevitavelmente a se levantar."[21]

A mente de Lister vivia num constante turbilhão de atividades. Quando ele ficava agitado ou constrangido, o canto da boca tremia e a gagueira que o havia atormentado na infância voltava. Apesar dessa perturbação interna, porém, ele foi descrito por John Stewart, de Halifax, como alguém que tinha um "indescritível ar de gentileza, que beirava a timidez".[22] Tempos depois, um amigo escreveria a seu respeito: "Ele vivia no mundo de seus pensamentos, modesto, sem autoritarismo, despretensioso."[23]

Lister era uma figura sóbria, o que se acentuava ainda mais por sua formação. Os ensinamentos religiosos de sua comunidade estipulavam que as pessoas de seu credo deviam usar cores escuras em todas as ocasiões e se dirigir aos outros usando pronomes antiquados, como "tu" e "vós". Quando criança, Lister vivia cercado por um mar de casacos pretos e chapéus de aba larga, que os homens da família nunca tiravam, nem mesmo durante os serviços religiosos. As mulheres vestiam roupas lisas, com lenços dobrados em volta do pescoço e xales também sem estampa nos ombros. Usavam coifas de musselina branca, conhecidas como toucas no estilo "balde para carvão". Ao partir para a universidade, Lister vestiu cores discretas, por deferência a sua fé, o que, entre os alunos mais elegantes de sua classe, sem dúvida lhe deu tanto destaque quanto sua altura.

Pouco depois de chegar ao UCL, Lister passou a residir no nº 28 da rua London, perto da universidade, morando com um colega quacre chamado Edward Palmer, oito anos mais velho. Na verdade, Palmer era um dos assistentes de Robert Liston e foi descrito por conhecidos como um "homem em dificuldades financeiras, mas com verdadeiro entusiasmo pela carreira de cirurgião".[24] Os dois logo se tornaram amigos. Em parte, foi graças à influência de Palmer que Lister pôde assistir ao histórico experimento de Liston com o éter, em 21 de dezembro de 1846. O próprio fato de ele ter estado presente sugere que aquela não era a primeira vez que assistia a uma aula de medicina; é improvável que o grande Liston o houvesse admitido naquela tarde se já não o conhecesse. Na verdade, Lister iniciou seus estudos de anatomia meses antes de concluir o bacharelado em artes. Em seus cadernos de registros contábeis do último trimestre daquele ano, ele anotou um gasto com a compra de "fórceps e afiação de bisturis", bem como o pagamento de 11 xelins a um misterioso "U.L." pela parte de um corpo que ele dissecou.[25] Sua ânsia de iniciar os estudos de medicina era evidente para todos que o conheceram nesses primeiros anos.

Havia na personalidade de Edward Palmer um lado mais sombrio que não beneficiava Lister. Em 1847, os dois se mudaram para o nº 2 de Bedford Place, na praça Ampthill, e a eles se juntou John Hodgkin — sobrinho do famoso dr. Thomas Hodgkin, o primeiro a descrever a forma raríssima de linfoma que hoje leva seu nome. Fazia muito tempo que os Hodgkin e os Lister eram amigos, ligados por seu credo comum. Os dois meninos haviam frequentado juntos a Grove House, um colégio interno em Tottenham que oferecia um currículo bastante avançado para a época, focando não apenas os clássicos, mas também matemática, ciência natural e línguas modernas. Hodgkin, que era cinco anos mais novo que Lister, chamou de "lúgubres" as suas instalações na praça Ampthill e achou seus dois colegas de residência "maduros e sérios demais", o que fazia da "vida uma experiência de depressão e nenhuma alegria".[26] Ao chegar ao UCL, ele não se encantou tanto com Edward Palmer quanto parecia ter feito o seu amigo de infância. Hodgkin referiu-se a Palmer como "um ser curioso [...] peculiar [...] sem dúvida um homem estranho". Embora Palmer fosse extremamente devoto, Hodgkin não achou que sua esquisitice tivesse necessariamente uma ligação com a religião. Para Hodgkin, o mais inquietante era o fato de Lister estar se tornando mais retraído conforme vivia sob a supervisão de Palmer. Afora assistir às aulas, ele parecia interessar-se cada vez menos pelas atividades extracurriculares, preferindo "trabalhar com bastante afinco em ambientes muitos deprimentes". E Palmer, que posteriormente ficaria desequilibrado e terminaria a vida numa instituição de saúde mental, estava longe de ser uma influência animada na vida do aspirante a cirurgião. Hodgkin avisou que não achava Palmer "uma companhia muito adequada nem mesmo para Lister".[27]

Lister e Palmer contrastavam com muitos de seus pares. Numa preleção feita aos calouros de medicina, um dos professores de cirurgia do UCL alertou para as "armadilhas que, notoriamente, espreitam o jovem viajante que deixou a casa dos pais e perambula pelas estradas e atalhos — pelas ruas largas e vielas estreitas — de uma cidade grande e superpopulosa".[28] Esbravejou contra os "hábitos nocivos", jogar, ir a teatros e beber, declarando que eram "mais contagiosos do que a lepra de outrora e distorciam mais a mente do que essa peste oriental jamais distorceu o corpo". Exortou a nova turma a resistir a esses vícios e, em vez deles, procurar desvendar verdades científicas, por meio do estudo diligente de anatomia, fisiologia e química.

Seus avisos não eram descabidos.

Na época, a expressão "estudante de medicina" tinha se tornado um "sinônimo de desordem e devassidão vulgares", segundo o médico William Augustus Guy.[29] Tratava-se de um sentimento universal. Um jornalista norte-americano observou que os estudantes de medicina de Nova York eram "propensos a ser indisciplinados, extravagantes e viciados em atividades noturnas".[30] Costumavam formar grupos de aspecto bruto, que se congregavam em alojamentos e hospedarias baratos ao redor dos grandes hospitais-escola.[31] Usavam roupas elegantes — quase espalhafatosas —, exceto pelas camisas visivelmente sujas. Era comum andarem com um charuto pendurado na boca: um luxo, mas que se revelava uma necessidade, para mascarar o cheiro de putrefação que permeava sua roupa depois da permanência por algum tempo na sala de dissecação. Eram briguentos, beberrões e arruaceiros, a julgar pelo número de advertências por mau comportamento que os professores faziam a seus alunos nessa época.

É claro que nem todos no UCL eram jovens libertinos. Alguns, como Lister, eram esforçados e diligentes. Levavam uma vida frugal, penhorando relógios — em lojas especializadas que tomavam as ruas estreitas ao redor da universidade — para custear o equipamento médico. Outros visitavam cuteleiros como J.H. Savigny, cuja loja, fundada em 1800 na Strand, foi a primeira de Londres a se dedicar a instrumentos cirúrgicos. Lugares como este tinham a pretensão de vender escalpelos, bisturis e serras que, segundo um jornal britânico, eram "forjados com tamanho grau de precisão que reduzem enormemente a dor dos pacientes, além de eliminarem por completo qualquer preocupação com o desapontamento no cirurgião".[32]

Mais do que tudo, o que separava os estudantes de cirurgia do restante do corpo discente eram os instrumentos que eles carregavam. Na época, a cirurgia ainda era um ofício manual. Era uma questão de técnica, não de tecnologia. A caixa de instrumentos de um cirurgião recém-formado continha bisturis, serras para ossos, fórceps, sondas, ganchos, agulhas, fios para ligaduras e lancetas, sendo estas últimas de especial importância, dada a popularidade persistente das sangrias no período vitoriano. Muitos cirurgiões também levavam estojos de bolso com instrumentos, que usavam em pequenos procedimentos, geralmente em atendimentos domiciliares.

A faca de amputação assumia um lugar quase mítico no estojo dos cirurgiões. Foi um dos poucos instrumentos a passar por mudanças significativas de formato na primeira metade do século XIX. Em parte, isso se deveu à natureza instável das amputações. Os cirurgiões mais velhos preferiam o método circular: fazer uma grande incisão em volta da circunferência do membro, afastando-se a pele e os músculos, e então serrar o osso.[33] Isso exigia uma faca pesada, com uma lâmina curva e larga. As gerações seguintes, entretanto, preferiam o que chamavam de método da aba, que Liston usou em 1846 com Churchill, o paciente anestesiado com éter. Na década de 1820, a faca de amputação já se tornara mais estreita e mais leve, com uma lâmina reta que refletia a popularidade crescente dessa técnica. Esta envolvia a "transfixação", que, em resumo, exigia que o cirurgião esfaqueasse o paciente, cravando a faca de cima para baixo no membro e a puxando de novo para cima, num ângulo enviesado, pela parte inferior da incisão.

Alguns cirurgiões adaptavam as facas de acordo com suas técnicas preferidas. Robert Liston — que, segundo diziam, guardava seus bisturis na manga do paletó, para mantê-los aquecidos — desenhou a própria faca de amputação, que era consideravelmente maior do que a norma, com uma lâmina de 36 centímetros de comprimento e 3,2 centímetros de largura.[34] A ponta da lâmina, cujos últimos cinco centímetros eram afiadíssimos, foi feita para cortar de um só golpe a pele, os músculos grossos, os tendões e os tecidos da coxa. Não admira que, para Jack, o

Estripador, a "faca de Liston" tenha sido a arma preferida para estripar as vítimas durante sua matança em 1888.

Instrumentos como a faca de amputação dos tempos do estudante Lister eram paraísos para as bactérias. Era frequente a moda superar a função: muitas tinham entalhes decorativos e eram guardadas em estojos de veludo, com manchas de sangue de operações anteriores. O cirurgião William Fergusson recomendava que os cabos dos instrumentos cirúrgicos fossem de ébano, porque seria mais fácil segurá-los ao cortar feixes escorregadios de veias e artérias. Materiais tradicionais, como madeira, marfim e casco de tartaruga, também continuaram a ser usados no século XIX, mesmo depois de um grande aumento na produção de instrumentos de metal. Ainda em 1897, um catálogo dizia: "Cremos que ainda está longe o dia em que instrumentos com cabo de metal substituirão os de ébano e marfim."[35]

A primeira caixa de instrumentos de Lister tinha tudo de que um cirurgião novato precisaria no começo de sua formação: serras para decepar membros; fórceps para separar tecidos; sondas para extirpar balas de armas de fogo e corpos estranhos. Mas havia um instrumento que Lister levara para o UCL e que pouquíssimos alunos de sua turma tinham: seu microscópio. Sob a orientação do pai, ele se transformara num microscopista muito competente e aprendera a confiar nos poderes do instrumento.

Muitos professores de Lister achavam que o microscópio não só era supérfluo para o estudo da cirurgia, mas também uma ameaça para a própria classe médica. Mesmo com aperfeiçoamentos como a lente acromática de Joseph Jackson, o aparelho continuava a ser visto com suspeita pelos integrantes da comunidade médica, muitos dos quais sequer tinham a habilidade ou o treinamento para utilizá-lo direito. Que revelações fornecia o microscópio? Com certeza, todos os sinais e sintomas eram observáveis a olho nu. E podia alguma dessas descobertas microscópicas levar realmente ao tratamento eficaz dos pacientes? A menos que o instrumento oferecesse benefícios claros que pudessem ser aplicados à prática da medicina e da cirurgia, a maioria dos profissionais concluía que não havia razão para perder tempo com ele.

Apesar disso, era difícil os médicos britânicos negarem os importantes avanços obtidos na patologia no continente europeu, na primeira metade do século XIX, graças ao microscópio. Os franceses, em especial, faziam descobertas num ritmo extraordinário com a ajuda dele, graças em parte à ascensão de grandes hospitais em Paris durante a Revolução Francesa. Em 1788, havia 20.341 pacientes internados em 48 hospitais na cidade[36] — um número sem precedentes, que não tinha equiparação em nenhum outro lugar do mundo. Uma grande percentagem dessas pessoas não resistia às enfermidades. Por serem elas quase sempre pobres, seus corpos não eram reivindicados e caíam nas mãos de anatomistas como Marie François Xavier Bichat, que, segundo diziam, havia dissecado nada menos que seiscentos cadáveres no inverno de 1801 para 1802.[37]

As pesquisas de Bichat o levaram a concluir que o ponto de ação das doenças estava no interior do corpo e que os tecidos eram entidades distintas que podiam ficar comprometidas. Tratava-se de um desvio das convicções vigentes de que a doença atacava órgãos inteiros ou o corpo todo. De um modo extraordinário, Bichat conseguiu descrever e denominar 21 membranas no corpo humano, inclusive os tecidos conjuntivo, muscular e nervoso, antes de morrer acidentalmente em 1802, após cair da escada em seu hospital.

Nas primeiras décadas do século XIX, os médicos franceses começaram a usar cada vez mais o microscópio. O médico Pierre Rayer, por exemplo, fez análises microscópicas e químicas da urina pela primeira vez na história. O fisiologista e farmacologista François Magendie passou a usar o instrumento como ferramenta de ensino em suas aulas de fisiologia, e os médicos Gabriel Andral e Jules Gavarret começaram a analisar o sangue sob a lente. Na época em que Lister entrou na faculdade de medicina, alguns médicos parisienses vinham usando microscópios até para diagnosticar doenças da pele, do sangue, dos rins e do aparelho urogenital.[38]

Na Inglaterra, continuava a correr solto o debate sobre as vantagens da anatomia patológica microscópica. Mas Lister tinha puxado ao pai. No UCL, demonstrou maior compreensão do complexo funcionamento do instrumento do que a maioria de seus professores. Ao escrever para o pai sobre uma aula a que havia assistido, a respeito de instrumentos ópticos, comentou que o professor "falou dos aperfeiçoamentos introduzidos por ti, e sem dúvida te deu pleno crédito por toda a revolução na excelência e na observação microscópica, dizendo ainda que tais melhorias eram o exemplo mais feliz da aplicação dos experimentos e da observação à construção do microscópio; afirmou também que teus experimentos tinham sido executados com extrema habilidade".[39]

Ainda assim, Lister não ficara inteiramente satisfeito com a aula. Para sua desolação, o professor havia concluído, numa condenação severa, que os alunos deveriam continuar céticos quanto à utilidade do microscópio na medicina, porque os resultados de qualquer experimento feito com ele tenderiam a ser falhos enquanto outros aperfeiçoamentos ainda fossem necessários. Mal-humorado, Lister se queixou com o pai de que a aula tinha sido "uma decepção para mim, e imagino que para outros também".

Mas Lister não se deixaria dissuadir com facilidade. O jovem voltou sua atenção para a estrutura microscópica dos músculos, após obter uma nova peça de íris humana com o professor Wharton Jones, do UCL. Notou grânulos pigmentados na lente, bem como na íris. Depois, observou o tecido muscular dos folículos pilosos e criou um novo método de cortes verticais, finos o suficiente para serem observados sob o microscópio de maneira satisfatória."Comprimindo uma porção [do couro cabeludo] entre duas placas finas de pinho e, com uma lâmina afiada, cortando lascas da madeira e do couro cabeludo juntos, é possível obter secções moderadamente finas."[40] A partir desses experimentos, Lister acabou publicando dois artigos no *Quarterly Journal of Microscopical Science*. Essas foram as primeiras de muitas investigações que ele viria a conduzir com o microscópio durante sua carreira no campo da cirurgia.

Anos depois, o supervisor de Lister pouco teve a dizer sobre seu subalterno, comentando que ele era "tímido e reservado demais para ser algo além de um conhecido", quando os dois trabalharam juntos no University College Hospital, em 1851.[41] Em seguida, Thompson recordou algo que distinguia Lister dos outros estudantes: "Ele tem um microscópio melhor do que o de qualquer homem na faculdade." Esse mesmo instrumento é que acabaria por ajudá-lo a desvendar o mistério da medicina que atormentava sua profissão havia séculos.

2
CASAS DA MORTE

> "Que tarefa encantadora sentar-se em silêncio no apartamento e desmontar essa obra-prima do artesanato; chamar cada peça por seu nome apropriado; saber seu lugar e função próprios; indagar sobre a multidão de órgãos comprimidos, tão variados em sua operação, mas cada qual executando a tarefa que lhe foi designada na grande confederação."[1]
>
> — D. HAYES AGNEW

UM CÍRCULO DE LUZ DE UMA LÂMPADA a gás cobria o cadáver sobre a mesa no fundo do aposento. O corpo já fora mutilado a ponto de se tornar irreconhecível, com o abdômen rasgado pelos bisturis de estudantes ansiosos, que depois, com displicência, jogavam de volta os órgãos em decomposição na cavidade ensanguentada. O topo do crânio do cadáver fora retirado e se achava agora em cima de um banco, ao lado de seu falecido proprietário. O cérebro havia começado a se decompor numa pasta cinzenta dias antes.

No início de seus estudos de medicina, Lister ficou cara a cara com uma cena parecida na sala de dissecação do UCL. Uma passarela central dividia ao meio o salão imundo, com cinco mesas de madeira de cada lado. Os cadáveres eram deixados com a cabeça, cheia de incisões, pendurada na borda da mesa, o que fazia o sangue se acumular em poças coaguladas no chão.[2] Uma grossa camada de serragem cobria o piso, tornando a "casa dos mortos" desconcertantemente silenciosa para quem entrava. "Não se ouvia um único som, nem mesmo dos meus pés [...] Havia apenas aquele ruído surdo e contínuo de trânsito que é peculiar nas ruas de Londres, e que entrava de modo desolador pelos ventiladores do teto", observou um colega estudante.[3]

Embora o UCL e seu hospital ainda fossem relativamente novos em 1847, sua sala de dissecação era tão sinistra quanto as encontradas nas instituições mais antigas. Abrigava toda sorte de visões, sons e cheiros medonhos. Quando Lister cortava o abdômen de um cadáver — de entranhas inchadas por uma pasta grossa de alimentos não digeridos e matéria fecal —, ele liberava uma mistura potente de odores fétidos, que aderia ao interior das narinas por um tempo considerável, mesmo depois que o indivíduo deixava aquele local. Para piorar, era comum estar acesa uma lareira no fundo do salão, o que tornava o espaço insuportavelmente abafado durante os meses de inverno, quando se iniciavam as aulas de anatomia.

Ao contrário do que acontece hoje em dia, os alunos não podiam fugir dos mortos durante os estudos, e era comum viverem lado a lado com os corpos que dissecavam. Mesmo aqueles que não moravam em locais adjacentes a uma escola de anatomia portavam sinais de suas atividades grotescas, porque ninguém usava luvas nem outras formas de proteção no interior da sala de dissecação. Na verdade, não era incomum ver um estudante de medicina com pedaços de carne, vísceras ou cérebro grudados na roupa após o fim das aulas.

O cadáver colocava à prova a coragem e a compostura de quem se atrevia a pôr os pés na casa dos mortos. Até os dissecadores mais experientes podiam se encontrar, vez por outra, em situações que faziam o coração acelerar. James Marion Sims, um ilustre cirurgião-ginecologista, relembrou um incidente pavoroso de seus tempos de estudante. Certa noite, seu professor estava fazendo uma dissecação à luz de vela quando soltou sem querer uma corrente que estava enrolada em torno do cadáver e presa no teto, acima da extremidade superior da mesa. O cadáver, puxado pelo peso dos membros inferiores, "pulou para o chão na postura ereta", com os "braços jogados à força sobre" os ombros do dissector. Nesse momento, a vela, que estava apoiada no peito do morto, apagou-se e deixou a sala na mais completa escuridão. Sims ficou pasmo ao ver seu professor segurar calmamente o cadáver por baixo dos braços e recolocá-lo na mesa, antes de comentar que, se dependesse de sua vontade, deixaria o morto entregue "à força da gravidade".[4]

Para os não iniciados, a sala de dissecação era como um pesadelo. O compositor francês Hector Berlioz, que foi aluno de medicina, pulou pela janela e saiu correndo para casa, depois recordando que foi "como se a própria Morte e todo o seu bando macabro estivessem atrás de mim", na primeira vez que entrou numa dessas salas.[5] Descreveu uma sensação avassaladora de repugnância ao ver "os membros espalhados, as cabeças dando risinhos zombeteiros, os crânios abertos, a fossa sangrenta que era o chão" e "o fedor repulsivo do local". Uma das piores visões, segundo ele, foi a dos ratos roendo vértebras ensanguentadas e a dos bandos de pardais bicando as sobras de tecido pulmonar esponjoso. Não era uma profissão para qualquer um.

Mas, para quem queria continuar a levar adiante os estudos, não havia como evitar a sala de dissecação. Longe de a considerarem repulsiva, quase todos os alunos aproveitavam a oportunidade de retalhar os mortos quando chegava a hora de iniciarem suas aulas de anatomia, e

Lister não era exceção. Datava de séculos a batalha deles entre a razão e a superstição: uma chance de lançar luz onde ainda havia trevas científicas. Na classe médica, o anatomista era comumente saudado como um explorador corajoso a desbravar regiões totalmente desconhecidas apenas meio século antes.[6] Naquela época, um contemporâneo escreveu que, por meio da dissecação, o anatomista "forçava o cadáver humano a revelar seus segredos para o bem dos vivos".[7] Era um rito de passagem pelo qual se conquistava um lugar de membro na confraria médica.[8]

Aos poucos, os estudantes começavam a ver os corpos expostos diante de si não como pessoas, mas objetos. Essa capacidade de se isolar emocionalmente passou a caracterizar a mentalidade da comunidade médica. Em *As aventuras do Sr. Pickwick*, Charles Dickens descreve uma conversa fictícia, mas perfeitamente crível, entre dois estudantes de medicina numa gelada manhã de Natal. "Você já acabou com essa perna?", pergunta Benjamin Allen. "Quase", responde seu colega Bob Sawyer. "É muito musculosa para uma perna de criança [...] Nada como uma dissecação para abrir o apetite."[9]

Hoje em dia, de forma depreciativa, chamamos essa aparente frieza de distanciamento clínico, mas, na época de Lister, ela era descrita como uma desumanidade necessária.[10] O anatomista francês Joseph-Guichard Duverney comentou que, ao "vermos e praticarmos" com cadáveres, "perdemos a ternura tola, para podermos ouvi-los chorar sem qualquer perturbação".[11] Isso não era um simples subproduto do ensino médico. Era sua meta.

Conforme se insensibilizavam, os alunos de medicina também se tornavam irreverentes — para grande horror do público. Era tão comum pregar peças na casa dos mortos que, quando Lister ingressou na faculdade de medicina, as brincadeiras haviam se tornado uma marca da profissão. A *Harper's New Monthly Magazine* condenou o humor macabro e a indiferença em relação aos mortos na sala de dissecação.[12] Alguns alunos ultrapassavam completamente os limites da decência e usavam como armas partes em putrefação dos cadáveres que lhes eram destinados, travando brigas de brincadeira com pernas e braços amputados. Outros tiravam entranhas da sala e as escondiam para assustar e horrorizar os não iniciados. Um cirurgião se lembrou de espectadores curiosos que iam à sala de dissecação na época em que ele era estudante. Esses visitantes usavam jaquetão, e era frequente receberem nos bolsos traseiros doações gratuitas de apêndices disponíveis.

Nem tudo era frivolidade. Cortar cadáveres também oferecia muitos riscos, alguns deles fatais. William Tennant Gairdner, professor da Universidade de Glasgow, dirigiu-se a uma turma iniciante com a terrível mensagem: "Desde que fui nomeado para meu cargo junto a vocês, não houve um único período letivo que não tenha pagado seu tributo de vida à Grande Ceifadora, cuja colheita está sempre pronta e cuja foice nunca se cansa."[13]

Jacob Bigelow, professor de cirurgia da Universidade Harvard e pai de Henry Jacob Bigelow, que depois assistiria à operação de Morton com o éter, também alertou os futuros estudantes de medicina sobre os efeitos deletérios de um leve ferimento ou de um arranhão cutâneo sofrido com a faca de dissecação. Essas "espetadinhas" eram um caminho rápido para a sepultura precoce entre os anatomistas do século XIX. Os perigos estavam sempre presentes, até para os profissionais mais tarimbados. Muitas vezes, a morte era inescapável aos que mais se esforçavam para preveni-la.

Os vivos, sob a forma de pacientes enfermos, também cobravam um preço aos que estavam na linha de frente da medicina. Eram altas as taxas da mortalidade entre alunos de medicina e jovens médicos.[14] Entre 1843 e 1859, 41 rapazes morreram ao contraírem infecções fatais no St. Bartholomew's Hospital, antes mesmo de se formarem.[15] Os que assim sucumbiam eram comumente enaltecidos, considerados mártires que tinham feito o supremo sacrifício para elevar o conhecimento da anatomia. Não raro, até os sobreviventes sofriam algum tipo de doença durante seu período de residência hospitalar. Na verdade, os desafios para os que ingressavam na profissão eram tão grandes que o cirurgião John Abernethy frequentemente encerrava suas aulas com um comentário desalentado: "Deus os ajude a todos. O que será de vocês?"[16]

Lister não tardou a experimentar diretamente os perigos físicos de sua ocupação. Estava absorto em seus estudos quando notou pequeninas pústulas brancas no dorso das mãos. Só podia ser uma coisa: varíola.

Ele estava mais que familiarizado com os sinais reveladores dessa doença terrível, porque seu irmão John a havia contraído alguns anos antes. A moléstia matava cerca de um terço dos que a pegavam, e não raro os sobreviventes ficavam desfigurados pelas cicatrizes. Um contemporâneo escreveu que "os vestígios hediondos do poder [da doença]" perseguiam suas vítimas, "transformando o bebê num mutante diante do qual a mãe estremecia, e transformando os olhos e as faces da donzela núbil em objetos de horror para seu amado".[17] Por essa razão, a varíola era uma das doenças mais temidas do século XIX.

John sobreviveu, mas logo depois desenvolveu um tumor cerebral não relacionado com a moléstia. Sofreu durante vários anos — primeiro perdendo a visão, depois o movimento das pernas —, até finalmente morrer em 1846, aos 23 anos. A morte foi especialmente dura para o pai de Lister, Joseph Jackson, que, em decorrência disso, perdeu todo o entusiasmo por seu trabalho com o microscópio e nunca mais retornaria ao aparelho. Quanto a Lister, essa foi a primeira vez que ele testemunhou as verdadeiras limitações de sua carreira, pois não havia um único médico no mundo capaz de operar com sucesso o tumor cerebral de John naquela época.

Apesar do absoluto pavor que acompanhou os primeiros passos da varíola, o caso de Lister veio a se revelar brando, como o do irmão. Ele se recuperou rapidamente e não teve de suportar nenhuma cicatriz no rosto ou nas mãos. Mas esse breve contato com a morte o assustou, deixando dezenas de perguntas que rodavam em sua cabeça a respeito de seu destino. Ele se voltou com mais fervor para a religião. Tempos depois, seu amigo e colega de residência John Hodgkin escreveu que a alma de Lister estava num conflito religioso após sua recuperação da varíola.[18] Sua atenção começou a se afastar dos estudos na universidade e ele passou a se perguntar se sua verdadeira vocação estaria não na cirurgia, mas no ministério quacre. Como pastor, ele poderia de fato fazer uma diferença. A medicina, por outro lado, nada fizera para salvar a vida de seu irmão. Talvez os quacres estivessem certos ao depositar mais confiança no poder curativo da natureza do que na classe médica.

A crise de consciência de Lister atingiu o ponto culminante numa noite de quarta-feira, em 1847, quando ele e Hodgkin compareceram a um encontro de quacres na Friends Meeting House, localizada na rua Gracechurch, não muito longe do *campus*. Atônito, Hodgkin viu seu amigo se levantar no silencioso encontro de oração e enunciar: "Estarei convosco e vos protegerei: não temais."[19] Os únicos quacres que tinham permissão de falar nos encontros eram os ministros. Ao citar uma passagem da Bíblia, Lister indicava aos membros de sua comunidade (inclusive Hodgkin) achar que seu destino não estava no anfiteatro cirúrgico, cercado por sangue e vísceras, mas no púlpito. Joseph Jackson intercedeu imediatamente, sem acreditar que o louvável desejo do filho de fazer o trabalho do Senhor encontrasse a melhor realização possível dentro dos limites do ministério quacre. Ele exortou Lister a dar continuidade a seus estudos de medicina e a agradar a Deus ajudando os doentes.

Contudo, Lister mergulhou cada vez mais fundo na depressão. Impossibilitado de seguir em frente, deixou de maneira abrupta o UCL em março de 1848. Seu colapso mental foi uma manifestação da depressão que o atormentaria por toda a vida. Tempos depois, um de seus contemporâneos disse que uma "nuvem de seriedade" sempre pairava sobre Lister e "influenciava tudo que ele fazia".[20] O rapaz portava um "manto de tristeza que raras vezes parecia desfazer-se", trazido por seu esmagador "senso de responsabilidade, que pesava como um fardo sobre sua alma".

Embora possa parecer anacrônico, a expressão "colapso nervoso" foi depois usada por Rickman John Godlee, sobrinho e biógrafo de Lister, para descrever esse período da vida do tio. Durante todo o reinado de Vitória, a maioria dos médicos em atividade tratava os distúrbios nervosos mediante a administração de infusões que continham ingredientes perigosos, entre os quais morfina, estricnina, quinino, codeína, atropina, mercúrio e até arsênico, que foi acrescentado à *Pharmacopoeia* de Londres em 1809.[21] O uso desses tônicos para os nervos, como eram chamados, era defendido pelos adeptos da ortodoxia médica preponderante na época, conhecida como alopatia, o que significava "diferente da doença". Em suma, dizia a teoria que a melhor maneira de tratar uma enfermidade era produzir o estado somático oposto ao estado patológico em questão. Numa febre, por exemplo, era preciso esfriar o corpo. Nos distúrbios mentais, era preciso restabelecer a força e a firmeza dos nervos em frangalhos do paciente.

A "naturopatia" — tratamento da doença por meio da promoção dos poderes curativos do próprio corpo — também desempenhou um papel expressivo na medicina vitoriana. Os médicos da época depositavam grande confiança na mudança de ares e de panorama para combater o que consideravam a fonte dos nervos abalados: o estresse, o excesso de trabalho e a angústia mental. Era importante os pacientes se retirarem do ambiente em que haviam sofrido a crise.

Foi esse o caminho escolhido por Lister depois do colapso nervoso. No fim de abril, ele partiu com Hodgkin para a ilha de Wight, no litoral sul da Inglaterra, onde os dois fizeram uma visita ao antigo farol das Agulhas, empoleirado num penhasco a 144 metros acima da baía de Scratchell. Em junho, ele havia chegado a Ilfracombe, um belo vilarejo em Somerset, na linha costeira do canal de Bristol. De lá, aceitou o convite de um próspero comerciante, Thomas Pim, para visitar a Irlanda. A família Pim era formada por quacres ilustres em Monkstown, perto de Dublin, que era uma espécie de fortaleza da Society of Friends naquela parte da Irlanda. Joseph Jackson escreveu ao filho sobre sua esperança de que essas excursões o estivessem ajudando a recuperar a saúde mental: "As coisas que às vezes te afligem são, na realidade, apenas o resultado da doença, decorrente de estudos muito rigorosos [...] agora, teu papel apropriado é acalentar um espírito devoto e animado, receptivo a ver e apreciar as dádivas e as belezas espalhadas a nossa volta, e não ceder a voltar teus pensamentos contra ti, nem tampouco, neste momento, refletir demais sobre coisas sérias."[22]

Lister passou um ano viajando pela Grã-Bretanha e pela Europa continental até finalmente regressar a Londres. Em 1849, venceu seus demônios interiores e tornou a se matricular no UCL, onde sentiu renascer a paixão pela cirurgia. Começou a fazer seus estudos de anatomia fora da sala de dissecação, nas horas vagas, adquirindo várias peças do corpo humano de colecionadores de ossos e fornecedores médicos, a fim de aprofundar sua compreensão da anatomia humana. Entre as peças estavam incluídos uma bexiga, um tórax e uma cabeça com parte da medula espinhal, os quais ele comprou por 12 xelins e 6 *pence*.[23] Em dezembro do mesmo ano, comprou de seu ex-colega de quarto, Edward Palmer, um esqueleto humano completo por 5 libras, valor pago ao longo dos dois anos seguintes.

Após o primeiro ano da faculdade de medicina, Lister iniciou sua residência no University College Hospital em outubro de 1850.[24] Alguns meses depois, a comissão médica lhe ofereceu o cargo de auxiliar cirúrgico de John Eric Erichsen, o cirurgião sênior do hospital. Lister aceitou, apesar de já ter recusado esse cargo antes, por causa da saúde precária.

O melhor que se pode dizer dos hospitais daquela época é que eles eram *ligeiramente* melhores que seus predecessores georgianos. Isso está longe de ser um endosso retumbante, se considerarmos que o "catador-chefe de insetos" do hospital — cujo trabalho era livrar os colchões de piolhos — ganhava mais do que os cirurgiões.[25]

Cabe reconhecer que vários hospitais londrinos, na primeira metade do século XIX, foram reconstruídos ou ampliados de acordo com as exigências impostas pela população crescente da cidade. Por exemplo, o St. Thomas' Hospital recebeu um novo anfiteatro e museu de anatomia em 1813, e o St. Bartholomew's Hospital passou por várias reformas estruturais entre 1822 e 1854, o que aumentou o número de leitos. Três hospitais-escola também foram construídos nessa época, inclusive o University College Hospital, em 1834.

Apesar das mudanças — ou pelo fato de essas ampliações, de repente, terem colocado centenas de pacientes em estreito contato uns com os outros —, os hospitais eram conhecidos como "Casas da Morte". Alguns só admitiam pacientes que já levassem dinheiro para cobrir as despesas de seu enterro quase inevitável.[26] Outros, como o St. Thomas', cobravam em dobro quando a pessoa em questão era considerada "estragada" pelo encarregado das internações. O cirurgião James Y. Simpson observou, ainda em 1869, que "um soldado lutando em Waterloo tem mais probabilidade de sobreviver do que um homem indo ao hospital".[27]

Apesar de alguns esforços simbólicos para manter os hospitais mais limpos, a maioria continuou superlotada, imunda e mal administrada.

Eles eram criadouros de infecções e ofereciam apenas as mais primitivas instalações para os doentes e moribundos, muitos dos quais ficavam abrigados em enfermarias com pouca ventilação ou pouco acesso à água potável. As incisões cirúrgicas feitas nos grandes hospitais urbanos eram tão vulneráveis a infecções que tais procedimentos se restringiam apenas aos casos mais urgentes. Era comum os enfermos passarem longos períodos na imundície até receberem atendimento médico, porque a maioria dos hospitais tinha uma desastrosa falta de pessoal.[28] (Em 1825, visitantes do St. George's Hospital descobriram fungos e larvas crescendo nos lençóis úmidos e sujos de um paciente com uma fratura exposta. O homem aflito, acreditando ser essa a norma, não havia reclamado das condições, e tampouco seus companheiros de enfermaria tinham achado essa imundície especialmente digna de nota.[29])

O pior de tudo era o fato de os hospitais terem um fedor constante de urina, fezes e vômito. Um odor nauseante permeava todas as alas cirúrgicas. O cheiro era tão repugnante que, às vezes, os médicos andavam com um lenço tapando o nariz.[30] Essa afronta aos sentidos era o que mais punha à prova os alunos de cirurgia em seu primeiro dia no hospital.

Berkeley Moynihan — um dos primeiros cirurgiões da Inglaterra a usar luvas de borracha — relembrou que ele e seus colegas costumavam tirar o paletó ao entrarem no anfiteatro cirúrgico e vestir um antigo jaleco, frequentemente endurecido por sangue seco e pus. Esse traje havia pertencido a um membro aposentado da equipe e era usado como um distintivo honorífico por seus orgulhosos sucessores, bem como muitas peças do vestuário cirúrgico.

As grávidas que sofriam cortes vaginais durante o parto corriam um risco especial nesses ambientes perigosos, porque esses ferimentos proporcionavam excelentes portas de entrada para as bactérias que os médicos e cirurgiões carregavam consigo para onde fossem. Na Inglaterra e no País de Gales, na década de 1840, cerca de três mil mães morreram por ano em decorrência de febres causadas por infecções bacterianas, como a febre puerperal (também conhecida como febre pós-parto).[31] Isso correspondia a cerca de uma morte para cada 210 partos. Muitas mulheres também morriam de abscessos pélvicos, hemorragias ou peritonite — uma doença terrível, na qual as bactérias viajam pela corrente sanguínea e inflamam o peritônio, a membrana que reveste as paredes do abdômen.

Como o sofrimento era uma presença diária, pouquíssimos cirurgiões sentiam qualquer necessidade de abordar um problema que consideravam inevitável e corriqueiro. A maioria se interessava pelo corpo individual de seus pacientes, não por populações e estatísticas hospitalares. Em geral, eles não se preocupavam com as causas das doenças, optando, em vez disso, por se concentrar no diagnóstico, no prognóstico e no tratamento. Lister, no entanto, logo formaria uma opinião pessoal sobre o estado alarmante das enfermarias hospitalares e sobre o que se poderia fazer para tratar do que ele via como uma crise humanitária crescente.

Muitos cirurgiões com quem Lister entrou em contato, nesses primeiros anos como estudante de medicina, adotavam uma postura fatalista a respeito de sua capacidade de ajudar os pacientes e melhorar os hospitais. John Eric Erichsen — o cirurgião-chefe do University College Hospital — era um desses médicos.

Erichsen era um homem magro, de cabelo preto e suíças proeminentes, que eram a marca registrada da época. Tinha olhos límpidos e inquisitivos num rosto bondoso, de testa inclinada, nariz comprido e uma curvatura levemente irônica nos lábios. Ao contrário de seus antecessores, não era um cirurgião muito habilidoso. Em vez disso, construiu sua reputação por seus escritos e seu ensino. Seu livro de maior sucesso,

The Science and Art of Surgery [A ciência e a arte da cirurgia], teve nove edições e foi o principal livro didático sobre o assunto durante várias décadas. Foi traduzido para o alemão, o italiano e o espanhol, e era tido em tão alta conta nos Estados Unidos que um exemplar foi dado a cada oficial médico do Exército federal durante a Guerra Civil.[32]

Mas Erichsen tinha uma impressão míope quanto ao futuro da cirurgia, a qual ele acreditava estar se aproximando rapidamente dos limites de sua capacidade, em meados do século XIX. A história se lembrará do cirurgião de suíças por sua previsão equivocada: "Nem sempre pode haver novos campos de conquista pela faca; tem que haver partes do organismo humano que permanecerão eternamente sagradas, vedadas às intromissões dela, pelo menos no que depender das mãos do cirurgião. Que já chegamos a esses limites finais, ainda que não inteiramente, é algo que não deixa dúvida. O abdômen, o peito e o cérebro estarão para sempre vedados à invasão do cirurgião sábio e humano."

À parte as profecias mal orientadas, Erichsen reconhecia a importantíssima transformação pela qual os cirurgiões estavam passando, como resultado das recentes reformas educacionais. Enquanto, em épocas anteriores, o cirurgião tinha sido um açougueiro glorificado e de mãos firmes, naquela época passara a ser um operador habilidoso, guiado por um conhecimento mais elevado. Erichsen observou: "Passou-se muito tempo desde a época em que *a mão* era tudo de que dependia [o cirurgião]; agora é pela *cabeça*, tanto quanto pela mão, ou até mais, que ele exerce sua vocação."[33]

Erichsen havia chegado a sua posição por meio do tipo de infortúnio que exemplificava bem os perigos da carreira. Quatro anos antes, seu predecessor, John Phillips Potter, tinha entrado na sala de dissecação para anatomizar o corpo de Harvey Leach, um artista de circo e anão muito conhecido em Londres como o "Gnomo Voador" — dada a sua propensão a rodopiar pelo picadeiro como um inseto alado.

Leach, que era comumente anunciado como "o homem mais baixo do mundo", tinha feito fama como uma anomalia artística. Além da pequena estatura, uma de suas pernas tinha 46 centímetros de comprimento, enquanto a outra media 61, e, quando ele andava, seus braços roçavam o chão como os de um macaco. Segundo um de seus contemporâneos, Leach "parecia uma cabeça com um tronco que se movia sobre rodinhas".[34]

A estranha aparência de Leach acabara por despertar a atenção do empresário do ramo do entretenimento e ilusionista norte-americano P.T. Barnum, fundador do Barnum & Bailey Circus. Barnum vestiu o anão com a pele de um animal selvagem e cobriu os muros de Londres com cartazes que diziam: "O que é isso?" Sem que o empresário soubesse, Leach era tão reconhecível, àquela altura de sua carreira, que as pessoas adivinharam a verdadeira identidade da misteriosa "fera" em poucos dias.[35] A despeito dessa mancada, Barnum manteve Leach sob contrato como artista até a morte do anão, aos 46 anos, de uma lesão infeccionada na bacia.[36] Curiosamente, numa época em que as pessoas faziam enormes esforços para garantir que o corpo permanecesse intacto após a morte, Leach teria estipulado que o seu fosse entregue a quem tivesse mais probabilidade de dissecá-lo. De acordo com um jornal australiano, Leach pediu que seu cadáver "[fosse] oferecido ao dr. Liston, o eminente cirurgião, não para ser sepultado, mas para ser embalsamado e mantido numa caixa de vidro, já que o médico tinha sido grande amigo dele".[37] Outro jornal, este da Grã-Bretanha, afirmou que Leach havia "legado seu corpo a seu amigo e companheiro mais íntimo, o sr. Potter",[38] o que parece mais provável, dado que foi Potter quem acabou fazendo a dissecação. Quaisquer que tenham sido as circunstâncias em que o corpo de Leach foi obtido, e fossem lá quais fossem seus verdadeiros desejos, sua dissecação ocorreu em 22 de abril de 1847.

Potter, que se revelara um professor empolgado, brilhante e excelente, acabara de ser nomeado, naquela semana, cirurgião assistente do University College Hospital.[39] Dizem que sua bondade e sua dedicação em seu papel anterior de demonstrador de anatomia o tinham tornado popular no corpo docente e no corpo discente, e Lister figurava entre seus admiradores. Ao cortar o corpo rígido de Leach, Potter observou: "É como se os fêmures e os músculos tivessem desaparecido, e as articulações dos joelhos tivessem sido elevadas até os quadris." Segundo Potter, em vez de uma estrutura normal, Leach parecia ter "um osso fortíssimo, de formato triangular, com a base voltada para cima [...] preso ao quadril por ligamentos muito fortes".[40] Ele calculou que devia ser por isso que o famoso artista circense era capaz de dar saltos de três metros de altura.

Com cuidado, Potter foi fazendo incisões mais profundas no cadáver, parando para tomar notas meticulosas ao longo do processo. De repente, sua lanceta escorregou e fez um furo no nó do seu dedo indicador. Sem consciência da situação precária em que ficara a partir desse momento, ele deu continuidade à dissecação. Dias depois, o jovem cirurgião começou a desenvolver uma piemia, uma forma de septicemia que resulta no desenvolvimento de abscessos por todo o corpo — sem dúvida, uma doença causada por sua exposição ao cadáver de Leach, repleto de bactérias. A infecção subiu por seu braço e acabou se alastrando pelo corpo inteiro. Nas três semanas seguintes, cinco médicos, incluindo Robert Liston, estiveram à cabeceira de Potter e, supostamente, drenaram três quartilhos — 1,7 litro — de pus de sua região sacral e mais dois de seu peito, antes que o jovem cirurgião finalmente falecesse. O laudo oficial concluiu que, se tivesse tomado o café da manhã antes de correr para a sala de dissecação, Potter poderia ter sobrevivido, porque o estômago cheio teria ajudado na absorção das substâncias tóxicas que haviam penetrado em seu corpo durante a dissecação de Leach. Numa era em que nada se sabia sobre microrganismos, essa explicação parecia inteiramente plausível.

Duzentas pessoas acompanharam o caixão de Potter pela ampla extensão do cemitério londrino de Kensal Green, durante seu funeral, para prestar homenagem ao homem que se havia mostrado tão promissor em sua breve carreira. A revista *The Lancet* comentaria depois que esse foi um "caso muitíssimo melancólico e desanimador de um talento brilhante e promissor que foi flagelado no sangue".[41] O azar de Potter, entretanto, foi a sorte de Erichsen. Mal se assentara a terra jogada na sepultura do pobre Potter, esse cirurgião, nascido na Dinamarca, assumiu o cargo do colega falecido.

Pelo que se viu, 1847 foi um ano ruim para muitos cirurgiões do hospital. No dia 7 de dezembro — quase um ano depois de sua histórica cirurgia com uso do éter —, o grande cirurgião Robert Liston morreu de repente, de um aneurisma da aorta, aos 53 anos. Sua morte foi profundamente lamentada pela equipe médica do University College Hospital, e muitos membros pediram demissão para sair em busca de outros gigantes da cirurgia a quem acompanhar.[42] A perda de professores tão queridos, como Potter e Liston, também diminuiu o número de alunos que queriam estudar lá, o que, por sua vez, levou a uma redução substancial da receita da instituição. No fim da década de 1840, o hospital tinha uma dívida de 3 mil libras esterlinas, e foi obrigado a reduzir o número de leitos de 130 para cem.[43] Apenas metade deles era destinada a pacientes de cirurgia.

Erichsen teve promoções rápidas. Sua nomeação para a cátedra de cirurgia, em 1850, aos 32 anos, ofendeu a tal ponto seu colega sênior Richard Quain que este passou quinze anos sem falar com o jovem recém-promovido. Tal é a atemporalidade da política hospitalar. Erichsen contava com três profissionais designados para auxiliá-lo quando Lister entrou no grupo e se tornou o quarto. Os auxiliares eram solicitados a fazer o histórico de cada paciente, preparar as tabelas da dieta e fazer a assistência em exames *post mortem*. Lister e seus três colegas eram subordinados ao cirurgião residente de Erichsen, um jovem excêntrico chamado Henry Thompson, que mais tarde se tornou conhecido em Londres como anfitrião de "oitavas" — jantares com uma sequência de oito pratos, servidos para oito convivas às oito da noite. Thompson supervisionava os auxiliares e cuidava dos pacientes de Erichsen todas as manhãs. Como cirurgião plenamente habilitado, também ajudava Erichsen nas cirurgias, o que não acontecia com Lister e os outros auxiliares.

Todos os cinco moravam nos alojamentos residenciais do hospital. Foi uma mudança saudável em relação à vida sufocante que Lister levara como inquilino na casa de Edward Palmer nos tempos do bacharelado em artes e humanidades. Pela primeira vez na vida, ele entrou em contato com jovens de origem educacional e religiosa diferente, com muitas opiniões discordantes das suas.[44] Vicejou nesse novo ambiente e se tornou um membro atuante do corpo estudantil. Numa tentativa, em parte, de se livrar da gagueira que havia precedido seu colapso nervoso, inscreveu-se na Sociedade de Medicina, em que participou de debates animados com outros estudantes sobre os méritos do microscópio como instrumento de pesquisas médicas. Também liderou um ataque contundente à medicina homeopática, a qual afirmou ser "totalmente insustentável em termos científicos".[45] Tamanho foi o seu peso como orador que, no ano seguinte a seu ingresso, ele foi eleito presidente da sociedade.

No hospital, fazia pouco tempo que Lister trabalhava como auxiliar de Erichsen quando houve um surto de erisipela, uma infecção cutânea aguda às vezes chamada de "fogo de Santo Antônio" por deixar a pele com um tom vermelho-vivo brilhante. Ela é causada por estreptococos e pode se desenvolver rapidamente, no intervalo de algumas horas, provocando febre alta e tremores, podendo levar à morte. Na época, a maioria dos cirurgiões considerava a erisipela praticamente incurável. Seus efeitos terríveis se espalhavam por toda parte. Era tão contagiosa que instituições como o Blockley Almshouse, na cidade da Filadélfia (mais tarde, Philadelphia General Hospital), suspendiam as cirurgias no período de janeiro a março, que acreditavam ser o pico sazonal da doença.

Lister estava mais familiarizado com a moléstia do que a maioria de seus colegas de turma. Sua mãe, Isabella, tinha sofrido surtos recorrentes de erisipela desde que ele era pequeno.[46] Provavelmente, foi pelos contínuos problemas de saúde maternos que o próprio Lister se tornou meio hipocondríaco em fases posteriores da vida. A manifestação externa mais óbvia dessa sua neurose era uma fixação nos sapatos, que ele sempre se certificava de terem solas incomumente grossas. Um de seus amigos especulou que isso resultava do "pavor absurdo de ficar com os pés molhados", que a maioria das pessoas da geração de Lister acreditava ser a origem das doenças.[47]

A erisipela era uma das quatro grandes infecções que infernizavam os hospitais do século XIX. As outras três eram a gangrena hospitalar (úlceras que levavam à putrefação da pele, dos músculos e dos ossos), a septicemia (envenenamento do sangue) e a piemia (desenvolvimento de abscessos purulentos). Qualquer um desses males podia se revelar fatal, dependendo de uma ampla gama de fatores, dentre os quais a idade e o estado geral de saúde da pessoa afetada. O aumento das infecções e supurações acarretadas pelas "quatro grandes" veio, posteriormente, a ser conhecido como hospitalismo, pelo qual a comunidade médica responsabilizava cada vez mais a criação de grandes hospitais urbanos, nos quais os pacientes se viam em estreito contato uns com os outros. Embora a construção desses prédios atendesse às necessidades de uma população em rápido crescimento, muitos médicos acreditavam que os hospitais prejudicavam os avanços cirúrgicos, porque a maioria dos pacientes morria de infecções que, para início de conversa, não contrairia se não fosse internada nas instituições. De fato, um contemporâneo afirmou que a comunidade médica não poderia ter esperança de "progredir na prática pública da arte curativa enquanto nosso sistema de hospitalismo não for modificado e revolucionado em maior ou menor grau".[48]

O problema era que ninguém sabia exatamente como eram transmitidas as doenças infecciosas. Na década de 1840, a formulação de uma política eficaz de saúde pública era refém de um debate entre os chamados contagionistas e anticontagionistas. Os primeiros postulavam que as doenças eram transmitidas de pessoa para pessoa ou por meio de mercadorias provenientes de áreas pestilentas do mundo. Os contagionistas eram vagos quanto aos agentes transmissores das doenças. Alguns sugeriam se tratar de uma substância química ou até de pequenas "bolhas invisíveis". Outros achavam que as doenças eram transmitidas por um "animálculo", termo genérico para designar pequenos organismos. Os contagionistas sustentavam que a única maneira de prevenir e controlar doenças epidêmicas era por meio do uso de quarentenas e de restrições ao comércio. O contagionismo parecia plausível em doenças como a varíola, em que as pústulas podiam ser vistas facilmente como o modo de transmissão; entretanto, essa corrente não conseguia explicar muito bem doenças surgidas por meio de contato indireto, como cólera ou febre amarela.

Do outro lado ficavam os anticontagionistas, que acreditavam que as doenças eram geradas de maneira espontânea a partir da sujeira e da matéria em decomposição, num processo conhecido como pitogênese, e depois transmitidas pelo ar por meio de vapores venenosos, ou miasmas. (O fato de o nome de uma doença como a malária derivar das palavras italianas *malo(a)*, ou "mau", e *aria*, ou "ar", sugere que as pessoas acreditavam na origem miasmática das doenças.) O anticontagionismo era popular na elite da medicina, que se opunha às restrições draconianas ao livre comércio defendidas pelos contagionistas durante as epidemias. Os proponentes do anticontagionismo acreditavam que sua teoria se fundamentava em sólida observação. Bastava olhar para o estado de imundície de uma cidade superpovoada para reconhecer que, não raro, as áreas densamente povoadas eram o epicentro dos surtos. Em 1844, o médico Neil Arnott resumiu o anticontagionismo, ao afirmar que "a causa imediata e principal" de doenças nas áreas metropolitanas era "o veneno da impureza atmosférica decorrente do acúmulo, nas moradias [das pessoas] e em torno delas, dos restos em decomposição das substâncias usadas na alimentação e das impurezas expelidas por seus próprios corpos".[49] Os anticontagionistas defendiam um programa de prevenção e controle que enfatizava melhorias ambientais que erradicassem as condições que propiciassem o surgimento de doenças.

Embora muitos profissionais da medicina reconhecessem que nenhuma das duas teorias fornecia uma explicação abrangente de como se disseminavam as doenças infecciosas, a maioria dos cirurgiões hospitalares ficava ao lado dos anticontagionistas, apontando o ar contaminado das enfermarias superlotadas como a causa do hospitalismo.[50] Os franceses davam a esse fenômeno o nome de *intoxication nosocomiale* (intoxicação nosocomial). No University College Hospital, Erichsen concordava, afirmando que os pacientes eram infectados pelo miasma proveniente de ferimentos pútridos. O ar, segundo ele, ficava saturado de gases venenosos, os quais, por sua vez, eram inalados pelos pacientes. Esse miasma podia aparecer "em qualquer estação do ano e adquirir, em qualquer circunstância, uma virulência extrema, caso a acumulação de operados ou feridos em contato [...] fosse excessiva".[51] Erichsen calculou que mais de sete pacientes com um ferimento infeccionado, numa enfermaria com quatorze leitos, poderiam levar a um surto irreversível de qualquer uma das quatro principais doenças hospitalares. Dificilmente poderíamos censurá-lo por pensar assim.

Ao comparar as taxas de mortalidade em procedimentos realizados por cirurgiões do interior com as de quem operava nos grandes hospitais urbanos de Londres e Edimburgo naquele período, o obstetra James Y. Simpson descobriu algumas diferenças chocantes. De 23 amputações duplas realizadas em pacientes da zona rural num período de doze meses, apenas sete haviam levado à morte. Ainda que esse dado estatístico pareça elevado, era baixo quando comparado à taxa de mortalidade da Royal Infirmary de Edimburgo no mesmo período. Dos onze pacientes que sofreram amputações duplas nessa época, dez faleceram, um número absurdamente alto. Outra análise detalhada mostrou que as principais causas de morte nos amputados da zona rural, em meados do século XIX, eram o choque e a exaustão, ao passo que nos hospitais urbanos era a infecção pós-operatória. Muitos cirurgiões começaram a questionar o impacto que os grandes hospitais teriam na capacidade de recuperação de seus pacientes.[52]

O University College Hospital tinha uma política rápida de isolamento quando se tratava de lidar com o quarteto de doenças do hospitalismo.[53] A revista *The Lancet* informou que o hospital estava "extremamente saudável e livre de qualquer caso de erisipela surgido dentro de suas paredes" quando Lister foi trabalhar com Erichsen, em janeiro de 1851. No entanto, foi nesse mesmo mês que um paciente que apresentava necrose das pernas foi transferido do asilo de Islington para as enfermarias do hospital. Acontece que ele também estava infectado pela erisipela. Embora só houvesse ocupado o leito por duas horas até que Erichsen ordenasse seu isolamento, já era tarde demais, o estrago estava feito. Em algumas horas, a infecção se espalhou por toda a enfermaria, matando inúmeros pacientes.

O surto foi finalmente contido quando os pacientes infectados foram retirados da enfermaria e isolados numa área diferente do hospital.

Muitas dessas vítimas, sem dúvida, devem ter sido levadas para a sala de dissecação para serem necropsiadas, enfatizando para Lister e seus colegas a natureza aparentemente indestrutível do ciclo de doença e morte, cujo eixo era formado pela enfermaria hospitalar. O sucesso ou fracasso do tratamento numa "Casa da Morte" era uma loteria. De vez em quando, porém, surgiam oportunidades em que o cirurgião usava sua iniciativa para salvar vidas de maneiras inesperadas, como Lister não tardaria a descobrir.

3

O INTESTINO SUTURADO

"Devemos nos perguntar se, postos em situações
similares, optaríamos por nos submeter à dor e ao perigo que
estamos prestes a infligir."[1]

— SIR ASTLEY COOPER

A **CHAMA DA VELA DE LISTER** bruxuleava na janela do setor de pronto-socorro e ambulatório do University College Hospital à uma hora da manhã de 27 de junho de 1851. Outras enfermarias tinham acabado de instalar luminárias a gás penduradas no teto, mas essa área do hospital ainda dependia da luz de velas.[2] As velas sempre tinham sido um problema nos ambientes médicos. Forneciam uma iluminação irregular, e os cirurgiões eram obrigados a aproximá-las perigosamente dos pacientes, para examiná-los de maneira adequada. Fazia pouco tempo que um dos pacientes de Erichsen tinha se queixado porque uma gota de cera quente havia pingado em seu pescoço durante um exame.[3]

Lister aproveitava as horas silenciosas da noite para redigir anotações sobre casos e checar a condição dos pacientes. Nessa noite específica, entretanto, não haveria sossego. Uma comoção irrompeu subitamente na rua, do lado de fora do hospital. Lister pegou no parapeito a vela acesa, cuja luz foi recuando mais no interior do prédio, enquanto seus passos ecoavam nos assoalhos de madeira. A chama foi iluminando brevemente cada aposento conforme ele seguia a passos largos em direção à entrada principal. Nesse exato momento, as portas se abriram com violência. Lister ergueu a vela, iluminando o rosto de um policial aflito. Em seus braços havia uma mulher inconsciente. Tinha sido esfaqueada no abdômen e, embora o ferimento fosse pequeno, espirais escorregadias do intestino começavam a se protrair do corpo. Lister não era apenas o cirurgião mais antigo do plantão; era o único cirurgião de plantão.

Então pousou a vela e começou a trabalhar.[4]

A jovem senhora aos cuidados de Lister era Julia Sullivan, uma mãe de oito filhos vítima do temperamento do marido, cujos arroubos eram estimulados pelo álcool. A violência doméstica não era uma raridade na Inglaterra vitoriana. Bater na esposa era um passatempo nacional, e mulheres como Julia eram frequentemente tratadas como propriedade do marido.

Alguns homens chegavam a pôr a esposa e os filhos à venda quando se cansavam deles. O documento de uma dessas vendas declarava que um certo sr. Osborn "[concorda] em ceder [sua] mulher, Mary Osborn, e [seu] filho ao sr. William Sergeant pela soma de 1 libra, considerando nada mais ter a reclamar".[5] Num outro caso, um jornalista escreveu sobre um açougueiro que havia arrastado a mulher até a feira de

Smithfield "com um cabresto no pescoço e uma corda na cintura, para amarrá-la a uma grade".[6] O marido acabou por vendê-la a um "feliz comprador", que lhe pagou 3 guinéus e uma coroa pelo "fruto de sua costela". Entre 1800 e 1850, foram registrados mais de duzentos casos de venda de esposas na Inglaterra, mas não há dúvida de que houve mais casos não registrados.[7]

Em meados do século XIX, a mulher vitimada dispunha de pouca proteção jurídica. O editor do jornal *The Times* criticou as sentenças lenientes proferidas pelos juízes a maridos abusivos, opinando que "parece considerar-se que os laços conjugais conferem ao homem certo grau de impunidade na brutalidade contra a mulher".[8] Esses homens violentos viviam numa sociedade que fechava os olhos a seus maus-tratos. As massas em geral tinham se acostumado a tal ponto com a ideia de que os homens podiam bater em suas esposas e filhos que praticamente aprovavam esse comportamento. Em 31 de maio de 1850, um redator do jornal *The Morning Chronicle* comentou:

> Para qualquer um que se dê o trabalho de ler os indícios dos sentimentos das massas, fica evidente que está gravada neles a convicção de que [os homens] têm *direito* de infligir quase qualquer grau de violência corporal a *suas* esposas ou *seus* filhos. Alguém que queira interferir nesse suposto direito causa-lhes sincera surpresa. Ora, não se trata da esposa ou filho *deles*? Não têm eles o direito de fazer o que quiserem com o que lhes pertence? Essas frases, segundo a apreensão [dos homens], não são metafóricas. Os sapatos em seus pés, o porrete em sua mão, o cavalo ou burro que carrega seu fardo, sua mulher e filhos, tudo isto é "deles", e tudo no mesmo sentido.[9]

Era esse o mundo em que vivia Julia Sullivan quando seu marido de 59 anos, Jeremiah, partiu para cima dela com uma faca comprida, de lâmina estreita, que havia escondido na manga da camisa, apenas uma hora antes de ela ser levada às pressas para o University College Hospital.[10]

Fazia algum tempo que a tensão do casal infeliz crescia, antes da agressão. O alcoolismo de Jeremiah Sullivan e suas explosões violentas tinham levado sua esposa a sair de casa cinco semanas antes. A fuga era uma das poucas opções disponíveis para Julia em 1851, quando a abertura de um processo de divórcio pela mulher dependia de o marido ter cometido adultério *e* agressão (exigências não aplicadas para que o marido abrisse o processo). E, mesmo que fosse possível atender a esses critérios, a despesa do divórcio ultrapassava os recursos da maioria das mulheres da classe baixa, que, muitas vezes, não dispunham de meios para se sustentar e corriam o risco de ter o contato com os filhos vetado se obtivessem a separação legal. No caso de Julia, ser surrada com regularidade pelo marido alcoólatra não bastava, simplesmente, nos termos da legislação inglesa, para justificar um pedido de divórcio.

Julia tinha saído de casa havia pouco tempo e dividia um quarto com uma viúva idosa em Camden Town, uma área londrina com uma população diversa de trabalhadores de classe baixa. Três semanas antes da agressão, um grupo de pessoas da área tinha ouvido Sullivan gritar obscenidades e fazer ameaças à vida da mulher na nova rua em que ela morava. A conduta dele era paranoica e delirante, e ele achava que Julia estava tendo um caso. Um homem chamado Francis Poltock tinha confrontado Sullivan, mandando-o embora e dizendo que Julia não sairia para falar com ele. De acordo com os documentos do tribunal, Sullivan estava espumando de raiva ao rebater: "Se ela não me deixar entrar, eu acabo com ela."

Naquela noite, quando Julia estava chegando do trabalho, Sullivan a surpreendeu do lado de fora do apartamento. Segurou-a, exigindo que ela voltasse para casa com ele, e, com um ar ameaçador, deu um tapinha na manga da própria camisa. Julia, estranhando o gesto, perguntou o que ele havia escondido ali. O homem retrucou, com ar zombeteiro: "Ora, sua idiota, você acha que estou com alguma coisa na manga para tirar sua vida e mandar minha alma para o inferno?"

Os dois entraram numa briga acalorada, que fez Bridget Bryan, vizinha de Julia, ir até a porta reclamar do barulho. Sullivan implorou que a mulher o acompanhasse até um pub local. Ela se recusou, de modo que ele pôs a mão nas costas dela e a empurrou para a rua. Bridget insistiu para que Julia obedecesse ao desejo do marido, em nome da paz, e os três caminharam até o bar. Lá dentro, os cônjuges recomeçaram a briga quando Julia tornou a se recusar a ir embora com o marido. Por fim, as duas mulheres saíram sozinhas e voltaram a pé para casa. Justo quando ousaram cultivar a esperança de terem se livrado de Sullivan e de seus gritos embriagados, ele pulou em cima delas, saído das sombras. Achando que o marido ia bater nela, Julia levantou as mãos para cobrir o rosto. Foi nessa hora que ele cravou a faca na barriga da mulher, aos gritos: "Pronto, está aí o que eu faço com você!"

Quando Julia se dobrou de dor, Bridget, aflita, enfiou as mãos por baixo da roupa da amiga para apalpar o ferimento. "Sullivan!", gritou, "você matou sua mulher!" Ele ficou por ali, vendo a cena se desenrolar, e retrucou em tom sinistro: "Ah, não, ela ainda não morreu."

Thomas Gentle, um policial que estava de serviço naquela noite, lembrou-se posteriormente de ter visto Julia capengando pela rua, acompanhada por Sullivan e pela vizinha. Quando lhe perguntou o que estava acontecendo, ela gemeu: "Ah, seu guarda, minha vida está em suas mãos. Esse homem me esfaqueou." Em seguida, indicou o homem parado a seu lado. Instintivamente, ela pôs a mão na barriga. Foi nessa hora que fez uma descoberta terrível e exclamou, com a fala entrecortada: "Ah, minhas entranhas estão saindo!"

Gentle levou a mulher em pânico até a casa do cirurgião mais próximo, um certo sr. Mushat, mas constatou que ele não estava. Pediu ajuda a outros dois policiais, um dos quais levou Julia ao University College Hospital, na rua Gower, enquanto Gentle e o segundo policial levavam Sullivan preso. O criminoso bêbado foi vociferando, dizendo que só lamentava que o amante com quem imaginava que a esposa dormia também não estivesse presente, para que ele "cuidasse dos dois ao mesmo tempo".[11]

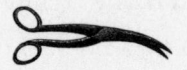

A MAIORIA DOS DOENTES e acidentados que chegava ao University College Hospital, inclusive Julia Sullivan, entrava pelo pronto-socorro e pelo setor de pacientes ambulatoriais. A pouquíssimos era concedida a internação nas enfermarias. Isso não era incomum. Em geral, a pessoa enferma tinha 25% de chance de ser admitida numa ala de um hospital da cidade.[12] Em 1845, o Hospital do King's College tratou todas as 17.093 pessoas que entraram por suas portas, com exceção de 1.160, como pacientes externos.[13] Quase todos os hospitais tinham um "dia de internação", reservado para aceitar novos pacientes nas enfermarias — isso podia acontecer apenas uma vez por semana. Em 1835, o jornal *The Times* relatou um incidente em que uma jovem que sofria de uma fístula, de uma inflamação no cérebro e de tuberculose teve sua admissão recusada no Guy's Hospital, em Londres, numa segunda-feira, porque o dia de internação era sexta. Ao voltar no dia certo, a mulher chegou com dez minutos de atraso, e a internação foi negada por causa da impontualidade. Arrasada e gravemente enferma, ela retornou para o interior, onde morreu alguns dias depois.[14]

No século XIX, quase todos os hospitais londrinos, exceto o Royal Free, controlavam a internação de pacientes por meio de um sistema de emissão de senhas de acesso. Podia-se obter uma senha com um dos "contribuintes" do hospital, pessoas que pagavam uma anuidade em troca do direito de recomendar pacientes à instituição e votar nas eleições da equipe médica. Obter uma senha exigia apelos incansáveis por parte dos pacientes em potencial, que podiam passar dias esperando e procurando os empregados dos contribuintes para implorar acesso ao hospital. Dava-se preferência aos casos agudos. Os "incuráveis" — pessoas com câncer ou tuberculose, por exemplo — eram rejeitados, assim como as pessoas com febres contagiosas e infecções venéreas.

Julia Sullivan teve sorte em pelo menos um aspecto naquela noite.[15] A natureza de sua lesão, que punha sua vida em risco, assegurou que ela recebesse atendimento imediato; e, apesar de Lister nunca haver operado sozinho e ser de uma inexperiência lamentável no tratamento de vítimas de trauma, foi uma sorte imensa, para Julia, ficar sob os cuidados dele. Quando ela foi introduzida às pressas pelas portas do hospital, numa maca, ele examinou imediatamente a parte inferior de seu abdômen. A roupa externa e a de baixo tinham sido rasgadas, e o corte vertical tinha cerca de 1,7 centímetro de comprimento e estava sangrando. Por baixo da roupa, quase vinte centímetros de intestino haviam escapado pelo ferimento.

Lister manteve a calma durante aquele momento aterrorizante. Depois de aplicar um anestésico, lavou as entranhas com água morna, para retirar a matéria fecal, e tentou com delicadeza devolver o intestino para o interior do abdômen. Mas o jovem cirurgião percebeu que a abertura era pequena demais para permitir isso e se deu conta de que teria de ampliá-la.

Lister pegou um bisturi e alargou cuidadosamente a lesão, para cima e para dentro, em aproximadamente 1,9 centímetro. Com delicadeza, empurrou a maior parte da protrusão para o interior da cavidade abdominal, até continuar para fora apenas a dobra intestinal que tinha sido atingida pela faca de Sullivan. Procedendo com extrema cautela, usou uma agulha fina e fio de seda para costurar a abertura da víscera. Fechou o corte, deu um nó no fio, cortou as pontas e devolveu a parte lesionada do intestino à cavidade, usando o talho na pele como uma válvula para prevenir novos sangramentos e sujeira. Depois que Lister cuidou da víscera, um líquido vermelho aguado escapou do abdômen traumatizado e inchado de Julia. O médico viu, com prazer, que "houve pouquíssima perda de sangue e a paciente estava perfeitamente lúcida, embora meio fraca".

Devolver o intestino a seu lugar em duas etapas deu tempo para Lister se concentrar em suturar o ferimento, usando apenas um fio de seda. Sua ousada decisão de suturar o intestino de Julia foi um procedimento extremamente controverso, que até os cirurgiões mais experientes dificilmente aceitavam fazer. Embora Lister tivesse obtido sucesso com esse método, muitos outros haviam falhado. O cirurgião Andrew Ellis observou, em 1846, que "os senhores encontrarão muitas opiniões discrepantes ao lerem os vários trabalhos que versam a respeito [de intestinos perfurados]". Alguns preferiam não fazer nada, apenas mantendo cuidadosa vigilância da situação, como no caso de um cirurgião de sobrenome muito apropriado, o sr. Cutler,* e seu paciente Thomas V., que levara uma facada no intestino ao lutar com um amigo. Quando Thomas chegou ao hospital, o cirurgião notou que ele não sofria de nenhum sangramento externo significativo e receitou vinte gotas de láudano para o pobre homem, que se contorcia de dor. No dia seguinte, os intestinos do paciente começaram a falhar e seu abdômen ficou dolorosamente distendido. Cutler mandou que lhe aplicassem um enema, para reduzir o desconforto, mas isso não surtiu efeito algum, de modo que o cirurgião lhe deu 114 mililitros de conhaque. No terceiro dia, o paciente continuou em estado agonizante. Ficou com a pele e as extremidades muito frias e com o pulso muito fraco. Tornou a receber um enema de sene com óleo de rícino, o que produziu uma pequena quantidade de fezes. Depois disso,

---

* O sobrenome se traduziria por "cuteleiro". (N. da T.)

ele se reanimou um pouco, apenas para entrar em colapso mais tarde e morrer no mesmo dia.

Embora o uso de suturas fosse muito difundido na época, era frequente os ferimentos ou incisões suturados infeccionarem. O risco era ainda maior quando se estava lidando com um intestino perfurado. A maioria dos cirurgiões preferia cauterizar a abertura com uma lâmina estreita de ferro, aquecida num braseiro até ficar incandescente. "Quanto mais devagar se queima [a carne], mais potente é o efeito", observou o cirurgião John Lizars. Quando a cauterização era profunda, a lesão podia permanecer aberta por semanas, ou até meses, cicatrizando de dentro para fora. A dor, é claro, era excruciante, e o procedimento não trazia garantia alguma de sobrevivência, sobretudo porque o paciente tinha que convalescer numa enfermaria mal arejada de um hospital vitoriano, repleto de bactérias e germes.

Era essa a realidade médica enfrentada pela maioria das pessoas que tinham a infelicidade de sofrer uma lesão abdominal em meados do século XIX. O sucesso de Lister com a operação de Julia Sullivan se deveu a uma combinação de habilidade e sorte. Com certeza, ele se orientou pelos casos de hérnia que envolviam a devolução de protrusões intestinais ao interior da cavidade abdominal. Logo no início da residência de Lister, Erichsen cuidou de um paciente que levara um chute no abdômen quando pequeno e, em consequência disso, sofria de uma hérnia persistente. Décadas depois, a hérnia ficou inchada e dolorida. Erichsen foi forçado a fazer uma incisão no intestino do homem para aliviar a pressão nas vísceras antes de devolver o intestino ao lugar certo. O homem pareceu se recuperar imediatamente após a cirurgia, mas morreu no dia seguinte.[16]

Além de sua observação de casos similares aos cuidados de Erichsen, é provável que Lister houvesse estudado o assunto pouco antes de Julia ser levada às pressas ao University College Hospital. Com efeito, as hérnias estranguladas que resultavam de ferimentos penetrantes eram um tema muito discutido, em função da alta incidência de casos de esfaqueamento e acidentes industriais tratados nos hospitais urbanos. George James Guthrie tinha escrito um livro sobre o assunto quatro anos antes, em 1847. O cirurgião Benjamin Travers também havia escrito longamente a respeito. Em 1826, descrevera no *Edinburgh Journal of Medical Science* um caso semelhante ao de Julia Sullivan.[17] A mulher em questão tinha sido levada ao St. Thomas' Hospital com um ferimento autoinfligido no abdômen, que ela fizera com uma navalha. A paciente estava muito fraca ao chegar. Travers costurou a parte seccionada do intestino com uma ligadura de seda, antes de ampliar a abertura para devolver a víscera protrusa à cavidade abdominal, e então fechou a ferida com uma sutura de colchoeiro. A paciente ficou sem receber alimentação nem líquidos por 24 horas. Continuou a se recuperar nas semanas seguintes, até sofrer uma súbita inflamação intestinal. Em consequência disso, o cirurgião lhe aplicou dezesseis sanguessugas sobre o abdômen e administrou um enema. A ferida acabou cicatrizando e a paciente recebeu alta do St. Thomas' dois meses depois da operação.

Como estudante de medicina, Lister estava familiarizado com a literatura sobre esses casos. E havia outra razão por que estaria incomumente bem preparado para operar o intestino perfurado de Julia naquela noite. Quatro meses antes, a revista *The Lancet* anunciara que o tema da Medalha de Ouro Fothergillian, disputa concedida a cada três anos pela Sociedade de Medicina de Londres, ia se concentrar nos ferimentos e lesões abdominais e em seu tratamento. Lister fora reconhecido em várias ocasiões por seu trabalho no UCL, e a medalha em questão era um dos prêmios de maior prestígio da época. Porventura estaria aprimorando sua compreensão dos ferimentos abdominais, na esperança de inscrever um trabalho na competição?

Embora a cirurgia tivesse sido um sucesso, a recuperação de Julia mal havia começado. Lister a manteve restrita a uma dieta líquida durante o restante da reabilitação, a fim de aliviar a pressão nos intestinos. Também ordenou que Julia recebesse uma dose regular de ópio, droga que havia se popularizado mais do que o álcool no século XIX, graças à contínua expansão do Império Britânico. Antes que a Lei de Farmácia de 1868 limitasse a venda de substâncias perigosas a boticários qualificados, podia-se comprar ópio praticamente com qualquer pessoa, desde barbeiros e confeiteiros até metalúrgicos, tabaqueiros e negociantes de vinho. Lister ministrava essa droga potente a pacientes de todas as idades, inclusive crianças.

Nas semanas seguintes, Erichsen se encarregou-se do caso no lugar de Lister, que, apesar de seus esforços heroicos no anfiteatro cirúrgico, ainda era um subalterno no hospital. Tal como a mulher do St. Thomas' Hospital, Julia começou a sofrer de peritonite logo depois da operação. O tratamento de Erichsen incluiu o uso de sanguessugas, cataplasmas e fomentações para aliviar os efeitos timpânicos da doença. Julia finalmente se recuperou. Mais tarde, em 1851, houve duas referências a seu caso na *The Lancet*. A revista frisou a importância da recuperação da paciente: "[A cirurgia] é de tamanha importância [...] que nos pareceu recomendável entrar em mais detalhes do que de costume."[18]

DOIS MESES DEPOIS da operação de Julia Sullivan, num dia úmido de agosto, Lister pegou um ônibus para atravessar a cidade e chegar ao Old Bailey, para depor contra o marido dela, que estava sendo julgado por tentativa de homicídio. Em meados do século XIX, não era incomum cirurgiões prestarem depoimento nos tribunais. Eles testemunhavam sobre uma ampla gama de assuntos, como a saúde mental dos réus, vários tipos de ferimentos e os sinais químicos ou fisiológicos de envenenamento criminoso, uma prática cada vez mais "na moda" para dar fim a um inimigo na era vitoriana. Lister era uma das seis pessoas que o tribunal tinha convocado para prestarem depoimento contra Sullivan.

O Old Bailey era o mais temido tribunal de justiça do país. Seu edifício, que lembrava uma fortaleza, era cercado por um muro semicircular de tijolos, concebido para impedir a comunicação entre seus prisioneiros e o público. Ficava imediatamente ao lado da famigerada prisão Newgate, que um dia mantivera em suas garras algumas personalidades famosas, como Daniel Defoe, o capitão Kidd e William Penn, fundador da Pensilvânia. Bem em frente aos dois prédios ficava uma praça ampla, onde eram realizadas as execuções públicas até 1868. Milhares de espectadores se reuniam nos dias de enforcamento, disputando um lugar próximo do patíbulo, de onde pudessem ver a vítima se debatendo contra o aperto mortífero do laço da corda. O período entre o veredicto e a morte do condenado podia ser de apenas dois dias.

Charles Dickens escreveu sobre o Old Bailey: "Nada é tão propenso a abalar a pessoa que entra [no tribunal] pela primeira vez quanto a calma indiferença com que são conduzidos os procedimentos; cada julgamento parece uma mera questão de negócios."[19] Advogados, membros do júri e espectadores do tribunal passavam o tempo em bancos de madeira, lendo os jornais matutinos e conversando aos sussurros. Alguns cochilavam ao esperar pela chamada do caso seguinte. O clima de descontração que permeava o tribunal podia ser profundamente inquietante para os não iniciados. Uma pessoa de fora podia ser perdoada se não percebesse que os veredictos proferidos no Old Bailey eram frequentemente executados na extremidade de uma corda.

Sullivan ficou no banco dos réus, bem em frente ao espaço reservado às testemunhas. Acima dele havia uma caixa de ressonância para amplificar sua voz. No século XVIII, era costume colocar um espelho acima do banco dos réus, para refletir a luz sobre o rosto do acusado. Na época de Lister, isso tinha sido substituído pela iluminação a gás. Essa medida permitia que o juiz e o júri examinassem as expressões faciais do réu para estimar a validade dos depoimentos — um método duvidoso, que levava muitos a receberem condenações injustas. À direita de Sullivan se sentavam os doze membros do júri. Esperava-se que, sem saírem do recinto, eles consultassem uns aos outros e chegassem a um veredicto, tudo na frente do réu cujo destino estava na balança. Atrás e acima deles ficavam as galerias dos espectadores, onde as pessoas iam assistir ao desenrolar dos procedimentos, do mesmo modo que faziam no anfiteatro cirúrgico. Tratava-se de uma época em que as questões de vida ou morte constituíam uma diversão popular.

O primeiro a depor foi Thomas Gentle, o policial que havia socorrido Julia após a facada. Ele disse ao tribunal que o prisioneiro estava bêbado quando foi detido. Em contraste, afirmou, a vítima estava sóbria ao identificar Jeremiah Sullivan como seu agressor, mantendo-se lúcida, antes, durante e depois do ataque. Seguiram-se outras duas testemunhas, que atestaram ter ouvido Sullivan ameaçar a mulher antes do ataque.

Depois disso, a própria Julia subiu ao banco das testemunhas. Plenamente recuperada e sem exibir qualquer sequela da perigosa lesão que havia sofrido, ela enfrentou sem medo seu agressor, a quem não via desde a noite em que levara a facada. Num longo depoimento, Julia rememorou os acontecimentos da noite de 26 de junho. A certa altura, Sullivan a acusou de estar vivendo com outro homem, na esperança de que isso mitigasse a acusação de tentativa de homicídio. O tribunal perguntou a Julia se algum dia ela fora infiel ao marido, ao que ela respondeu: "Nunca, em toda a minha vida; ele não é capaz de trazer ninguém que diga que eu o enganei — ele é um assassino para mim, sempre foi."

Por fim, chegou a vez de Lister testemunhar. Ele usava as cores discretas de sua seita quacre. A postura sombria lhe dava um ar de autoridade que era raro num homem de sua faixa etária. O jovem cirurgião relatou ao juiz e ao júri: "Encontrei uma espiral de intestino de uns vinte centímetros de largura, que talvez abrangesse noventa centímetros de intestino delgado, em protrusão na parede inferior do abdômen [...] tudo isso feito, sem dúvida, por um mesmo instrumento e de um só golpe." A faca ensanguentada, que tinha sido encontrada por Thomas Walsh, um mensageiro de treze anos que trabalhava na loja ao lado da casa do cirurgião sr. Mushat, foi submetida à inspeção do tribunal. Fez-se silêncio na sala, enquanto os espectadores da galeria popular se inclinavam para a frente, tentando captar um vislumbre da arma. O promotor acusou Sullivan de ter se desfeito da faca antes que Gentle e o outro policial o levassem sob custódia. Devia ter sido um momento perfeito para fazer isso, uma vez que a atenção de todos ainda se concentrava em providenciar para a mulher o atendimento médico urgente de que ela necessitava. A faca foi entregue a Lister, que a examinou com atenção e confirmou que seu formato era compatível com o tipo de lesão sofrido por Julia e que, por conseguinte, era muito provável que se tratasse da arma usada por Sullivan para esfaqueá-la.

O depoimento do cirurgião foi condenatório. Sullivan foi julgado culpado da tentativa de homicídio e sentenciado a vinte anos de degredo, o que significava o banimento para uma colônia penal na Austrália. Dada a pressão crescente sobre as prisões superlotadas de Londres, 162 mil condenados foram degredados para a Austrália entre 1787 e 1857. Sete em cada oito deles eram homens. Alguns tinham apenas nove anos, outros chegavam aos oitenta. O degredo não era uma alternativa fácil à prisão ou ao enforcamento. Primeiro, os condenados eram mandados para carcaças, ou prisões flutuantes no Tâmisa. As condições nesses caquéticos navios desativados eram medonhas, e nem mesmo os hospitais eram capazes de competir com eles como criadouros superlotados de doenças. Os prisioneiros eram trancados em celas nas cobertas, em condições aterradoras de insalubridade. Um guarda se lembrava de "ter visto as camisas dos detentos, quando penduradas no cordame, tão pretas de piolhos, percevejos e outros insetos que a roupa parecia ter sido borrifada com pimenta". Nos surtos de cólera, era comum o capelão se recusar a enterrar os mortos até que se julgasse haver uma quantidade suficiente de cadáveres inchados em decomposição para sepultar. Quando sobrevivia às carcaças, o prisioneiro embarcava para a Austrália. Um em cada três morria na estafante travessia marítima, que podia levar oito meses. Quando os detentos tinham bom comportamento, sua sentença podia ser reduzida por um *ticket of leave*,* que lhes permitia voltar para casa. A maioria, porém, nunca retornava à Grã-Bretanha, preferindo passar o resto de sua vida miserável no exílio a suportar a travessia marítima traiçoeira de volta a um porto inglês.

Por mais terrível que fosse o degredo, ainda era melhor que a morte. Se Julia não houvesse sobrevivido, Jeremiah Sullivan certamente se veria pendurado na ponta de um laço, do lado de fora da prisão Newgate, em questão de dias após sua inevitável condenação por homicídio. Nesse sentido, os dois deveram a vida ao jovem cirurgião que, confrontado com a perspectiva assustadora de fazer sua primeira grande cirurgia totalmente sozinho, agiu com rapidez e de forma resoluta. Foi o primeiro de muitos triunfos cirúrgicos que ele ainda chamaria de seus.

---

* Denominação histórica da concessão de liberdade condicional na Inglaterra. (N. da T.)

4
O ALTAR DA CIÊNCIA

> "Podem os homens erguer-se sobre as pedras de seu eu morto
> para se alçarem a pontos mais altos."[1]
> — LORDE ALFRED TENNYSON

TODA QUARTA-FEIRA, os cirurgiões e sua equipe se reuniam no pequeno anfiteatro cirúrgico do University College Hospital. Operavam com base na antiguidade, e raramente eram expedidas ordens para que a mesa empapada de sangue fosse limpa entre os procedimentos. Como cirurgião residente de Erichsen, Lister comparecia a essas operações, observando, tomando notas e assistindo. Foi naquela sala modesta, com seu pequeno armário de instrumentos e sua pia solitária, que ele começou a entender como a cirurgia era uma loteria na década de 1850.

Houve alguns casos de incrível sorte nessas fatídicas quartas-feiras, como o da moça que foi conduzida às pressas ao hospital, sofrendo de uma doença aguda da laringe. No dia em que ela chegou, Lister ficou à espreita enquanto Erichsen fazia uma incisão na carne tenra do pescoço da mulher. O sangue escuro e pegajoso jorrou do corte. Erichsen começou a cortar freneticamente a cartilagem cricoide, a fim de liberar uma abertura para as passagens de ar, mas de nada adiantou. A paciente começou a se asfixiar com a grande quantidade de líquido presa em seu peito. O pulso ficou mais lento e, por um instante, tudo que se ouvia era o sibilar alto do ar que os pulmões tentavam puxar para a traqueia. Nesse momento, Erichsen fez uma improvisação extraordinária: colou a boca na ferida aberta no pescoço da paciente e começou a sugar o sangue e o muco que bloqueavam a passagem aérea. Depois que ele encheu a boca três vezes, o pulso da jovem se acelerou e a cor voltou a sua face. Ela sobreviveu, contrariando todas as probabilidades, e retornou às enfermarias.[2] Mas Lister sabia que novos perigos a esperavam por lá. Sobreviver à faca era apenas metade da batalha.

As lesões e aflições com que os cirurgiões lidavam eram tão variadas quanto a própria população londrina. A cidade estava em incessante expansão na época em que Lister trabalhou com Erichsen. Milhares de trabalhadores migravam todo ano para a cidade. Não só essas pessoas viviam na imundície, em decorrência da escassez de moradias acarretada pela urbanização acelerada, como seus empregos eram fisicamente exigentes e perigosos. Todas essas privações tinham consequências para a saúde. As enfermarias hospitalares ficavam abarrotadas de gente que tinha ficado cega ou fora mutilada, sufocada e aleijada pelas realidades arriscadas do mundo em modernização.

Entre 1834 e 1850, o Hospital de Charing Cross atendeu 66 mil emergências, incluindo 16.552 quedas de andaimes ou construções; 1.308 acidentes envolvendo motores a vapor, guindastes ou dentes de engrenagens de moinhos; 5.090 acidentes de trânsito; e 2.088 queimaduras ou escaldaduras.[3] Numa reportagem, a revista *The Spectator* declarou que quase um terço dessas lesões foi causado por "vidro ou porcelana quebrados, quedas casuais [...] levantamento de pesos e uso descuidado de travas de roda, ganchos, facas e outros utensílios domésticos".[4] Era comum esses acidentes envolverem crianças, como uma menina de treze anos, Martha Appleton, que trabalhava numa fiação como "catadora", função que consistia em recolher o material solto que ficava embaixo das máquinas. Sobrecarregada e subnutrida, um dia a pequena Martha desmaiou e sua mão esquerda ficou presa numa máquina sem supervisão. Ela perdeu os cinco dedos, bem como o emprego. Infelizmente, a história dela era bem familiar.[5]

Nos dias úteis, Lister se deparava com muitos casos de lesões e doenças ocasionadas pelas condições precárias de vida e de trabalho. Via também um bom número de problemas de saúde que só recentemente haviam se tornado corriqueiros. Um pintor de 56 anos, por exemplo, chamado sr. Larecy, que trabalhava de dez a quinze horas por dia desde menino, chegou às enfermarias sofrendo uma crise aguda do que era conhecido como "cólica dos pintores": uma doença intestinal crônica causada pela exposição excessiva ao chumbo presente nas tintas. Tratava-se de um problema crescente para uma nação em processo de industrialização, com um número cada vez maior de pessoas ingressando em locais de trabalho que as expunham a metais e substâncias químicas perigosos.[6] Mesmo quando não havia substâncias nocivas, como arsênico ou chumbo, a simples quantidade de pó encontrada na produção e na industrialização de aço, pedra, argila e outros materiais era capaz de matar um trabalhador. Muitas vezes, levava anos para os prejuízos se manifestarem — quando, não raro, já era tarde demais. John Thomas Arlidge — um médico vitoriano com profundo interesse pela medicina do trabalho — observou que "o pó não mata de repente, mas vai se acumulando nos pulmões com mais firmeza, ano após ano, até que por fim se forma um revestimento de gesso. A respiração se torna mais e mais difícil e superficial, e finalmente cessa".[7] A bronquite, a pneumonia e diversas outras doenças respiratórias levavam muita gente da classe trabalhadora à morte prematura.

Lister também observou os efeitos da dieta na saúde dos trabalhadores da cidade. Além de consumirem diariamente um grande volume de cerveja, quase todos os seus pacientes ingeriam uma enorme quantidade de carne de segunda, mas pouquíssimos legumes, verduras ou frutas. Num verão, duas pessoas apareceram nas enfermarias de Lister com os olhos encovados, uma palidez fantasmagórica e perda dos dentes — sinais clássicos de escorbuto. Os médicos ainda não sabiam que a doença era causada pela falta de vitamina C, que o corpo humano é incapaz de sintetizar sozinho. Na verdade, muitos clínicos acreditavam que a doença era causada pela falta de um sal mineral no organismo. Em consonância com essa linha de pensamento, Lister tratou os dois pacientes com nitrato de potássio, mineral que muitos da comunidade médica julgavam, erroneamente, ser capaz de curar o escorbuto.[8]

Se a baixa qualidade da alimentação da população pobre era um evidente problema no dia a dia, as repercussões a longo prazo de outro imperativo humano eram ligeiramente mais traiçoeiras. Com o tempo, Lister desenvolveu o olho clínico para os diversos sinais das doenças sexualmente transmissíveis. Muitos pacientes tratados por ele sofriam de sífilis, uma doença incurável e, em última instância, fatal antes da descoberta da penicilina. Os que padeciam dessa condição recorriam com frequência aos cirurgiões, porque a maior parte do trabalho desses profissionais, na época, não lidava com operações cirúrgicas, mas com moléstias externas. Os sintomas da sífilis se agravavam com o tempo: além das úlceras cutâneas de aspecto desagradável, que marcavam o corpo nos estágios avançados da doença, muitas vítimas sofriam de paralisias, cegueira, demência e "nariz em sela", uma grotesca deformidade que ocorre quando a ponte nasal afunda no rosto. A sífilis era tão comum que surgiram em toda Londres os "clubes dos sem nariz". Um jornal relatou que "um cavalheiro excêntrico, que gostava de ver grandes grupos de gente sem nariz, convidava todas as pessoas afetadas por essa condição que encontrava na rua para, numa data marcada, jantarem numa taverna, formando com elas uma confraria".[9] O homem, que adotou o cognome de sr. Crampton nessas festas clandestinas, recebeu seus amigos sem nariz todos os meses, durante um ano, até a morte, em cuja ocasião o grupo "se desfez, desolado".

Muitos tratamentos da sífilis contavam com o uso de mercúrio, que podia ser administrado sob a forma de unguento, em banhos de vapor ou em comprimidos. Infelizmente, os efeitos colaterais podiam ser tão dolorosos e apavorantes quanto a própria doença. A maioria dos pacientes que se submetia a tratamentos prolongados sofria perdas múltiplas de dentes, ulcerações e danos neurológicos. Com frequência, as pessoas morriam de envenenamento por mercúrio antes de morrerem da doença em si.

No University College Hospital, um trabalhador irlandês de 56 anos, chamado Matthew Kelly, tinha sido internado depois de sofrer três quedas graves, as quais temia terem sido causadas pela "doença dos tombos", ou epilepsia.[10] Lister, no entanto, desconfiou das manchas doloridas nas coxas do paciente e se perguntou se elas seriam outra causa de seus ataques. Dado o histórico do homem e sua "forte inclinação a perseguir recompensas sexuais", o médico suspeitou de que, na verdade, Kelly estivesse sofrendo de uma cerebrite incipiente, um dos estágios finais da sífilis, que pode incluir convulsões de natureza aparentemente epiléptica. A doença era tão pouco compreendida àquela altura da história que não havia muito que Lister pudesse fazer por Kelly, que acabou liberado do hospital, com seu caso considerado incurável.

Essa não foi a única ocasião em que Lister teve que dar alta a pessoas enfermas, às vezes pondo em risco a saúde de quem entrasse em contato com elas. Outro caso envolveu um sapateiro de 21 anos, chamado James Chappell, que foi internado no hospital no verão de 1851. Ele havia contraído sífilis e gonorreia anos antes e, desde então, estivera entrando e saindo de hospitais.[11] Lister reparou que, apesar de solteiro, o rapaz praticava atividades sexuais desde os quinze anos. O médico anotou em seu arquivo que Chappell "estabelecia relação com uma mulher e, às vezes, nessa idade precoce, mantinha o intercurso sexual três ou quatro vezes por dia". A preocupação mais urgente do rapaz, contudo, não eram as consequências de sua libido irrefreável. O que tinha levado Chappell à enfermaria de Lister fora uma tosse seca recorrente, acompanhada por uma secreção branca, manchada de sangue. O diagnóstico foi claro: tísica no estágio um, ou tuberculose pulmonar — doença respiratória para a qual não havia cura na década de 1850. A política hospitalar ordenava que os incuráveis não fossem internados, de modo que Lister liberou Chappell para voltar ao contato com a população. A comunidade médica ainda não sabia que a tuberculose era uma doença altamente contagiosa. O fato de Chappell ter sido obrigado a dormir no mesmo quarto com cinco ou seis colegas de trabalho nos leva a perguntar quantas outras pessoas ele terá infectado. Tal era a vida do típico trabalhador vitoriano que frequentava as enfermarias dos hospitais londrinos.

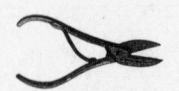

ENQUANTO A URBANIZAÇÃO cobrava um tributo da saúde de sua classe trabalhadora, a Grã-Bretanha comemorava com entusiasmo seu status aparentemente incontestável de dínamo mercantil global. No verão de 1851, Londres fervilhou com os milhões de visitantes que chegaram para ver a Grande Exposição do Hyde Park, que anunciou à nação que a tecnologia era a chave para um futuro melhor.

Reluzindo em meio às árvores ficava o Palácio de Cristal, construído pelo paisagista Joseph Paxton como vitrine das maravilhas da indústria do mundo inteiro. O prédio imenso tinha por modelo as estufas envidraçadas de Paxton. Feito com quase 93 mil metros quadrados de vidro, o Palácio de Cristal tinha 1.851 pés [564 metros] de comprimento — número escolhido de propósito para refletir o ano da exposição — e ostentava uma área seis vezes maior do que a da Catedral de São Paulo. Durante a construção, os empreiteiros testaram a integridade estrutural do prédio, ordenando que trezentos operários obedientes dessem pulos no piso e fazendo tropas de soldados marcharem em volta de seus estandes.

Quando a exposição abriu as portas para o público, havia em exibição aproximadamente cem mil objetos de mais de quinze mil colaboradores, entre os quais uma impressora capaz de rodar cinco mil exemplares do *Illustrated London News* em uma hora; "tinta palpável", que produzia caracteres em relevo sobre o papel, para os cegos; e um punhado de triciclos, predecessores da bicicleta moderna, com pedais e manivelas no eixo dianteiro. O maior objeto exibido era, sem dúvida, uma gigantesca prensa hidráulica, que podia ser operada por apenas um homem, embora cada tubo de metal pesasse 1.144 toneladas. Havia também a primeira grande instalação mundial de banheiros públicos com descarga, projetados pelo engenheiro sanitarista vitoriano George Jennings. Mais de 827 mil pessoas pagaram 1 pêni para usar as instalações durante a exposição, o que deu origem ao eufemismo popular "gastar 1 pêni", que significa "ir ao toalete". Mas esse luxo levaria muitos anos para reduzir a imundície em que viviam as famílias mais pobres da Grã-Bretanha.

Havia também novidades científicas e médicas, e as de caráter mais prático acabavam parando nos hospitais britânicos. Uma sanguessuga artificial, que parecia uma bomba de bicicleta em miniatura, destinava-se a expelir "matérias e humores do organismo" e infundir "substâncias estimulantes pela pele".[12] Havia próteses de mãos, braços e pernas que prometiam restabelecer nos amputados a capacidade de segurar objetos, montar a cavalo ou dançar. Um expositor de Paris exibiu um modelo completo do corpo humano, feito com 1.700 peças, que incluíam réplicas de ossos, músculos, veias e nervos da espinha dorsal. O boneco, de 1,75 metro, tinha até lentes cristalinas nos olhos, que podiam ser retirados para revelar as membranas e os nervos ópticos por baixo.[13]

Curiosos do mundo inteiro estiveram presentes para se deslumbrar com engenhocas que prometiam tornar a vida cotidiana mais fácil, mais veloz e mais conveniente. Uma mulher caminhou 395 quilômetros desde Penzance, no extremo sudoeste da Inglaterra, para ver a exposição. Numa carta ao pai, a célebre romancista Charlotte Brontë assim escreveu sobre a Grande Exposição: "É um lugar maravilhoso — vasto, estranho, novo e impossível de descrever. Sua grandeza não consiste em uma coisa, mas na montagem singular de todas as coisas. Tudo que a indústria humana criou pode ser encontrado aqui."[14] Os vitorianos tinham ido oficiar seu culto no altar da ciência e não se decepcionaram. Quando se encerrou a Grande Exposição, no dia 11 de outubro, mais de seis milhões de pessoas tinham visitado o parque, inclusive Joseph Lister e o pai, Joseph Jackson, cujo sobrinho havia exposto um microscópio homenageado com um prêmio pelos organizadores do evento.

O verdadeiro valor do microscópio continuou a ser debatido e questionado na comunidade médica durante a década de 1850. Apesar disso, Lister persistiu em suas pesquisas. Encerrada a exposição, o cirurgião passou um tempo descomunal se debruçando sobre as lâminas microscópicas que havia preparado, e tudo em que conseguia pôr as mãos acabava sob suas lentes. Numa tarde de fim de outono, ele observou uma massa amorfa de tecido ensanguentado dançar em seu campo visual. Semicerrou os olhos na lente ocular do microscópio, girou o disquinho de latão do instrumento e ajustou o foco. De repente, o tumor que ele e Erichsen haviam extirpado de um paciente na manhã daquele dia saltou aos olhos, com todas as células delineadas com perfeita clareza. Lister examinou a imagem por alguns minutos e começou a desenhar o tumor num bloco de papel. Produziu dezenas de figuras como essa, algumas com um grau de detalhe tão surpreendente que, décadas depois, pôde usá-las como recursos auxiliares de ensino.

Mesmo quando ele viajava de férias pelo país, sua mente ficava constantemente voltada para o mundo natural ao redor. Lister desenhou os tecidos musculares da perna de uma aranha e as células corneanas do olho de uma lagosta cozida. Abriu estrelas-do-mar que havia capturado numa viagem a Torquay — uma cidade litorânea no canal da Mancha — e se deleitou ao observar suas curiosas formas geométricas ampliadas sob a lente. Numa carta ao pai, gabou-se: "Vi até [...] uma válvula no meio da parte superior do coração, alternando-se entre aberta e fechada a cada batimento."[15] Após pescar uma lampreia no Tâmisa, ele abriu o corpo prateado do animal e lhe extraiu o cérebro no quarto, tarde da noite. Usando uma câmara lúcida — um aparelho óptico inventado por Joseph Jackson que permitia ao desenhista traçar imagens projetadas em folhas de papel —, Lister fez um esboço, com detalhes precisos, das células medulares do animal.[16]

Lister encontrou um aliado para suas pesquisas microscópicas em seu professor de fisiologia. William Sharpey, então com cinquenta e poucos anos, dava a impressão de estar sempre estreitando os olhos, o que parecia apropriado, considerando-se o tempo que o homem passava olhando pela lente de seu microscópio. O cabelo no alto da cabeça do escocês era bastante ralo quando Lister passou a ficar sob sua tutela, em 1851, embora o fisiologista tentasse compensar essa perda mantendo as laterais visivelmente frondosas. Sharpey foi o primeiro a lecionar um curso completo de fisiologia, assunto que fora tradicionalmente tratado como um apêndice da anatomia. Tempos depois, isso lhe rendeu o título de "Pai da Fisiologia Moderna". Era um gigante intelectual e físico: ao demonstrar perante sua turma como usar um espirômetro — instrumento criado para medir a capacidade inspiratória e expiratória dos pulmões —, ele encheu cada célula do aparelho com tão pouco esforço que depois comentou: "Esse instrumento parece ter sido concebido para pessoas de desenvolvimento comum."[17]

Lister imediatamente se afeiçoou a Sharpey. Viu nele um homem parecido com seu pai. O professor de fisiologia valorizava mais a experimentação e a observação do que a autoridade, característica inusitada na época. Mais tarde, Lister rememorou:

> Quando estudante no University College, senti-me enormemente atraído pelas aulas do dr. Sharpey, que me inspiraram um amor à fisiologia que nunca mais me deixou. Meu pai, cujos esforços [...] haviam feito o microscópio composto ser elevado de pouco mais que um brinquedo científico ao poderoso motor da investigação que já era na época, tinha me equipado com um instrumento dessa natureza, de altíssima qualidade, e eu o empreguei com profundo interesse na verificação dos detalhes da histologia expostos diante de nós por nosso grande mestre.[18]

Instigado pelo entusiasmo de Sharpey, Lister começou a observar sob o microscópio todos os tecidos humanos que conseguia adquirir. Seus esboços revelaram detalhes intrincados de tudo, de pele humana até as células de uma língua com câncer que fora extraída de um paciente. Lister também criou imagens clínicas coloridas de pacientes que encontrava no hospital. Esse era o único método para registrar visualmente os casos, antes do advento da fotografia a cores. Num desses quadros, Lister retratou um homem reclinado, com o braço apoiado numa cadeira. Sua manga está dobrada e a pele é cheia de marcas de úlceras inflamadas, provavelmente de natureza venérea.

Lister não se contentava em ser apenas um observador. Também conduzia seus próprios experimentos, baseando-se no trabalho do sacerdote e fisiologista italiano Lazzaro Spallanzani, que foi o primeiro a descrever corretamente como o processo da reprodução dos mamíferos dependia da união do espermatozoide com o óvulo. Em 1784, Spallanzani tinha desenvolvido uma técnica para fazer inseminação artificial em cães, assim como em rãs e até em peixes. Seguindo a deixa de Spallanzani, Lister tirou esperma de um frango e tentou fertilizar artificialmente um ovo de galinha fora do corpo da ave — sem sucesso, como se verificou. Seriam necessários mais cem anos para que um médico repetisse com êxito esse experimento num ser humano. Em 1884, o médico norte-americano William Pancoast injetou esperma do seu aluno "mais bonito" numa mulher anestesiada — sem o conhecimento dela — cujo marido fora considerado infértil. Nove meses depois, a mulher deu à luz um bebê saudável.[19] Pancoast acabou contando ao marido o que tinha feito, mas os dois resolveram poupar a mulher da verdade. O experimento de Pancoast foi guardado em segredo por 25 anos. Após sua morte, em 1909, o doador — um homem ironicamente chamado de dr. Addison Davis Hard* — confessou o feito clandestino numa carta endereçada à revista *Medical World*.

Em 1852, Lister fez sua primeira grande contribuição à ciência pelo uso do microscópio, ao voltar sua atenção para o olho humano, depois de obter uma porção de "íris azul fresca" de Wharton Jones, professor de

---

* O sobrenome poderia ser traduzido como "duro" ou "ereto". (N. da T.)

oftalmologia da universidade.[20] Lister estava interessado no debate concernente à natureza dos músculos constritor e dilatador da íris. O fisiologista suíço Albert von Kölliker revelara havia pouco tempo que o tecido desses músculos era feito de células musculares lisas, do tipo encontrado no estômago, nos vasos sanguíneos ou na bexiga. As ações desse tipo de musculatura são involuntárias. A descoberta de Kölliker se opunha à opinião defendida por um dos oftalmologistas mais eminentes da Inglaterra, William Bowman, que acreditava que esse tecido era estriado, o que dá aos movimentos do músculo um caráter voluntário.

Cuidadosamente, Lister retirou porções do tecido da íris, que fora extraída do paciente apenas quatro horas antes.[21] Colocou a amostra sob o microscópio e a estudou por cinco horas e meia, fazendo um esboço de cada célula individual com o uso da câmara lúcida. No decorrer de suas pesquisas sobre o assunto, examinou exemplares de íris extraídas de outros cinco pacientes cirúrgicos do University College Hospital, bem como íris de um cavalo, um gato, um coelho e um porquinho-da-índia. O que ele descobriu confirmou a teoria de Kölliker de que a íris realmente se compunha de fibras de musculatura lisa dispostas como constritores e dilatadores, e que suas ações eram de fato involuntárias. Lister publicou suas conclusões no *Quarterly Journal of Microscopical Science*. Suas pesquisas o diferenciaram de inúmeros colegas de profissão que continuavam a ver o microscópio como supérfluo para a prática da medicina.

Não há dúvida de que os experimentos de Lister eram considerados esotéricos por muitos alunos e professores, porque tinham pouco a oferecer para o avanço da cirurgia na década de 1850. Ainda assim, ele persistiu. O progresso sob a forma da urbanização e da industrialização se dava à custa de vidas humanas, mas o progresso sob a forma da ciência poderia fornecer respostas para problemas crescentes nos hospitais. Talvez o microscópio fosse capaz de desvendar segredos do corpo humano que um dia levassem a modificações na terapêutica.

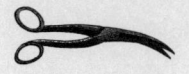

MESES DEPOIS, outro paciente das enfermarias de Erichsen contraiu uma doença infecciosa. Dessa vez, a culpada foi a mortal gangrena hospitalar, a mais virulenta das "quatro grandes" que compunham o hospitalismo. Alguns médicos chamavam a doença de úlcera maligna ou "fagedênica", termo derivado do grego que significa algo que "corrói" os tecidos. O cirurgião escocês John Bell escreveu sobre o horror da gangrena hospitalar, depois de tratar numerosos pacientes que morreram em consequência dela. Na fase inicial, "a ferida incha, a pele se retrai [...] a membrana celular se desfaz num muco fétido e a fáscia fica exposta".[22] À medida que a doença progride, o ferimento se alarga e a pele é devorada, expondo a camada profunda de músculos e ossos. O paciente entra em choque e começa a sofrer de náusea e diarreia intensas, conforme o organismo tenta expelir o veneno. A dor é excruciante e, infelizmente, delírios são raros. O paciente permanece consciente durante todo esse calvário deplorável. Bell escreveu: "Os gritos dos doentes são iguais, dia e noite; eles ficam exaustos e morrem em uma semana, ou, quando sobrevivem e as úlceras continuam a devorar e desarticular os músculos, os grandes vasos acabam ficando expostos e sofrendo erosão, e os pacientes sangram até a morte."

As primeiras descrições inglesas dessa desgraça vêm de cirurgiões navais do fim do século XVIII, que testemunharam surtos da doença nos alojamentos úmidos e abarrotados da frota real.[23] Isolados em alto mar, os marinheiros nada podiam fazer para conter sua disseminação, quando ela aparecia, e o cheiro adocicado e enjoativo da carne em putrefação logo permeava o ar já repugnante das cobertas do navio. No verão de 1799, um cirurgião viu um marinheiro levar um soco na orelha durante uma briga. O golpe deixou um pequeno ferimento. Em questão de dias, porém, surgiu uma úlcera que devorou um lado do rosto e do pescoço do homem, expondo sua traqueia e o interior da garganta antes de matá-lo.

Existem centenas de histórias como essa. No *HMS Saturn*, uma úlcera maligna apareceu na ponta do pênis de um marujo. Após vários dias de dor agonizante, durante os quais a lesão enegreceu e infeccionou, o órgão finalmente caiu. O cirurgião a bordo relatou que "toda a extensão da uretra até o bulbo descamou-se, assim como o saco escrotal, mal deixando os testículos e os vasos espermáticos cobertos de substância celular". Como se o horror desse episódio precisasse de mais alguma ênfase, o cirurgião acrescentou: "Ele morreu."[24]

Nos casos dessas úlceras apodrecidas que devoravam a carne, Bell recomendava que os pacientes fossem retirados do hospital o mais depressa possível: "Sem o círculo de paredes infectadas, os homens estão em segurança."[25] Qualquer coisa era melhor do que "esta casa da morte", nas palavras dele. Era preciso deixar que o cirurgião os "[instalasse] numa sala de aula, numa igreja, numa esterqueira ou num estábulo". Outros concordavam: "Essa gangrena hospitalar [...] decorre, sem dúvida, da atmosfera insalubre, que provoca uma irritabilidade sobrenatural, e o tratamento, portanto, requer essencialmente a retirada da esfera dessa influência perniciosa."[26]

Erichsen também aderia à antiga convicção de que a gangrena hospitalar era causada por uma podridão do ar. Mas isolar os doentes afetados de outros pacientes podia ser difícil. Quando ocorriam surtos, o problema era tanto médico quanto político. Era preciso fechar enfermarias. As internações tinham que ser suspensas. Todo o pessoal hospitalar, desde os administradores até os próprios cirurgiões, corria para conter a disseminação implacável.[27]

Num dia de 1852, ao ver uma secreção leitosa purgar do curativo de um paciente, Lister devia estar com isso em mente. Ao retirar as ataduras úmidas, deparou-se com um odor forte, que emanava de uma lesão ulcerativa em decomposição. Uma epidemia de gangrena hospitalar não tardou a varrer as enfermarias de Erichsen, provocada por esse paciente. Lister foi prontamente encarregado de cuidar do tratamento dos infectados — o que reflete a que ponto havia chegado em sua residência, para que lhe confiassem um trabalho tão importante.

No auge do surto, Lister observou uma coisa peculiar. Era rotina ele desbridar o tecido marrom das lesões infeccionadas dos pacientes enquanto eles estavam anestesiados. Em seguida, aplicava na área o nitrato de mercúrio, uma solução altamente cáustica e tóxica. Depois, registrou em seu caderno, "via de regra [...] revelava-se uma lesão com granulação perfeitamente saudável, que cicatrizava bem sob curativos comuns".[28] Somente num caso — o de uma "mulher bem corpulenta, em quem a doença provocou uma lesão enorme no antebraço" — o nitrato de mercúrio não funcionou. Em vez disso, a infecção se alastrou com "espantosa rapidez" por toda a lesão, e o braço acabou tendo que ser amputado por Erichsen.[29] Antes da operação, entretanto, Lister limpou a lesão e lavou minuciosamente o braço da mulher com água e sabão. A amputação foi um sucesso e o coto cicatrizou perfeitamente — fato que Lister atribuiu à sua iniciativa de esterilizar previamente o braço.

A curiosidade de Lister foi aguçada. Por que a maioria das úlceras cicatrizava quando era desbridada e lavada com a solução cáustica? Embora não descartasse a ideia de que o miasma podia ter parte da culpa, ele não estava convencido de que o ar impuro fosse totalmente responsável pelo que estava acontecendo nas enfermarias do University College Hospital. A culpa devia ser de alguma coisa na lesão em si, não apenas do ar que cercava o paciente. Com o pus que havia raspado das lesões infeccionadas, ele preparou com cuidado lâminas microscópicas para examinar o material sob a lente. As implicações do que viu viriam a se enraizar em sua mente e acabariam por fazê-lo questionar todo o sistema de crenças sustentado por ninguém menos do que seu superior e mentor, John Eric Erichsen.

Tempos depois, ele rememorou: "Examinei pelo microscópio a massa purulenta de uma das lesões e fiz um esboço de alguns corpos de tamanho bastante uniforme, que imaginei que poderiam ser as *materies morbi* [matérias mórbidas] [...] a ideia de que aquilo devia ser de natureza parasitária, nessa fase inicial, já estava presente no meu pensamento."[30]

A revelação de Lister o inspirou a conduzir investigações mais amplas sobre as causas da infecção hospitalar. No entanto, apesar de seu compromisso revigorado com a cirurgia, ele continuava inseguro quanto aos rumos de sua carreira. Tendo se deparado com uma multiplicidade de casos médicos durante seu período de residência em cirurgia, ele flertou com a ideia de se tornar clínico geral. Concluída a residência sob a supervisão de Erichsen, em fevereiro de 1852, Lister aceitou a nomeação de assistente clínico do médico-chefe, o dr. Walter H. Walshe, no University College Hospital. Tempos depois, seu sobrinho, Rickman John Godlee, disse que, na época, "os atrativos da medicina parecem ter sido ainda mais marcantes que os da cirurgia".[31]

Durante seu último ano no UCL, Lister recebeu diversas distinções e medalhas de ouro que o colocaram em posição de destaque em relação aos colegas. Eram prêmios prestigiosos e ferozmente disputados pelos alunos de medicina da universidade e pelos que estudavam nos hospitais-escola de Londres. Ele foi agraciado com o prêmio Longridge de "Máxima Proficiência [...] por excelência em medicina e desempenho confiável dos deveres de ofício no hospital", e por isso ganhou a soma considerável de 40 libras. Também recebeu uma medalha de ouro e uma bolsa de estudos no valor de 100 libras pelos resultados de sua segunda prova de medicina. Lister começou a superar sua timidez, graças em parte ao reconhecimento de seus talentos e a sua nova autoridade no corpo discente. Um amigo e companheiro de alojamento, Sampson Gamgee, assim lhe escreveu: "Se não fosse você, o University College teria sido uma nulidade nas provas de mérito da universidade, ao passo que agora ele é a segunda melhor faculdade de Londres, com a de Guy em primeiro e a de St. George em terceiro."[32]

Mesmo assim, nem todos se encantavam com a mente irrequieta e indagadora de Lister. Chegada a hora da formatura, ele foi colocado em último lugar na lista de honra ao mérito nas cadeiras de fisiologia e anatomia comparada. Seu professor William Carpenter lhe dirigiu uma carta citando o motivo dessa desconsideração: "Creio ser conveniente informá-lo da razão por que julguei necessário colocá-lo nessa posição [...] Como respostas a minhas perguntas, seus trabalhos escritos foram tão falhos que, não fosse o volume de observações originais de que deram mostra, eu não poderia sequer tê-lo incluído na lista de honra ao mérito."[33] Lister se irritou com a decisão de Carpenter. Como escreveu a seu cunhado Rickman Godlee (que viria a ser pai de Rickman John Godlee), "dou pouca importância a isso, em termos comparativos, pois constatei, pela conversa com ele, que era apenas uma questão de a pessoa ter ou não ter lido seu livro."[34]

Era verdade que Lister não se dispunha a aceitar algo pelo simples fato de seus professores terem dito que era assim.[35] Um dos casos mais interessantes com que lidou como residente cirúrgico — e que melhor demonstra sua impossibilidade de aceitar a autoridade dos superiores como palavra final — era o de um homem de 64 anos que estava com hepatite. Além do excesso de matéria biliar na urina do enfermo, Lister notou que havia um excesso de açúcar e se perguntou se a substância seria um componente normal da bile. Recorreu ao recém-nomeado professor de química do UCL para tirar suas dúvidas, mas constatou que ele não estava preparado para lhe dar uma resposta clara. Em vez de deixar o assunto para lá, Lister obteve bile de duas ovelhas e aplicou sulfato de cobre e hidróxido de potássio às duas amostras. Em nenhum dos experimentos houve qualquer indício de açúcar, o que o levou a concluir que o estado atual de seu paciente era realmente incomum. Lister recebeu outra medalha de ouro por suas pesquisas nesse caso.

No fim de 1852, Lister prestou exames no Royal College of Surgeons e ficou plenamente habilitado a exercer a cirurgia. Apesar disso, hesitou, incapaz de assumir um compromisso final com essa carreira. Em fevereiro de 1853, voltou para o lado do dr. Walshe, dessa vez como assistente clínico. Sua indecisão sobre entrar no exercício da cirurgia, para ampliar seus estudos de medicina clínica, foi facilitada pelo apoio financeiro de seu pai. Em parte como consequência de ter sido o último na lista de melhores alunos de fisiologia e anatomia comparada, ele continuou relutante e cheio de dúvidas. Assumir um cargo de cirurgião plenamente qualificado significaria aceitar a responsabilidade total por aqueles que ficassem sob seus cuidados. Talvez ele se inquietasse com os danos que poderia causar a seus futuros pacientes, ao se ver diante de manifestações de doenças obscuras e raras.

Por trás da aparente indecisão, sua curiosidade científica se mantinha firme e irrestrita. Ele continuou a conduzir experimentos e a fazer suas dissecações. O microscópio lhe permitia sondar os segredos do corpo humano de maneira mais profunda do que ele ou a maioria esmagadora de seus predecessores, pares e superiores já havia sondado. E tinha também a questão daqueles micróbios que ele observara sob a lente, depois do surto de gangrena hospitalar nas enfermarias de Erichsen. O que eram eles exatamente e como se ligavam ao que estava acontecendo com os pacientes das enfermarias dos maiores hospitais da cidade?

O professor Sharpey, sempre ávido observador, reconheceu que Lister estava perdendo o rumo e lhe sugeriu que passasse um ano percorrendo as faculdades de medicina da Europa continental. Lá ele aprenderia mais sobre os recentes avanços na medicina e na cirurgia, como fizera o próprio Sharpey, décadas antes, ao perambular pela Europa. Paris — com suas enfermarias acolhedoras, suas palestras sobre novas especialidades clínicas, seus diversos cursos particulares e suas inúmeras oportunidades de dissecação — deveria figurar no topo do itinerário de Lister, na opinião de Sharpey. Primeiro, porém, ele queria que seu aluno passasse um mês na Escócia com seu grande amigo James Syme, o renomado professor de cirurgia clínica da Universidade de Edimburgo e primo de quarto grau do grande Robert Liston, já então muito famoso pelo trabalho com o éter. Sharpey suspeitava de que Syme veria em Lister um aluno entusiasmado, ansioso por participar das investigações que os dois homens conduziam sobre a natureza da inflamação e a circulação sanguínea. Ele também acreditava que Lister encontraria em Syme um mentor altamente inspirador.

E assim, em setembro de 1853, Lister embarcou num trem para a "Velha Fumacenta" (ou "Velha Malcheirosa"), a capital da Escócia, para o que se pretendia que fosse uma breve temporada.

5
O NAPOLEÃO DA CIRURGIA

"Se eu tivesse que pôr um homem com talentos adequados no caminho mais direto para se tornar realmente grande em sua profissão, eu escolheria um bom anatomista prático e o poria num grande hospital, para cuidar dos enfermos e dissecar os mortos."[1]
— WILLIAM HUNTER

AS OLHEIRAS FUNDAS sob os olhos do professor James Syme eram um indicativo das horas intermináveis que ele passava no interior do anfiteatro cirúrgico da Royal Infirmary de Edimburgo. Syme era baixo e gorducho, mas, afora isso, sua aparência não era digna de nota. Em matéria de moda, suas escolhas eram de um mau gosto singular, consistindo numa mistura atrapalhada de roupas grandes demais, que raramente eram trocadas de um dia para outro. Seu traje habitual era uma casaca preta com colarinho alto e duro e um plastrão xadrez, bem apertado no pescoço. Tal como o jovem e promissor cirurgião de Londres que ele estava prestes a conhecer, Syme tinha uma leve gagueira, que o atormentou durante toda a vida.

Apesar da baixa estatura, Syme era um gigante em sua profissão quando Lister viajou para conhecê-lo. Seus colegas o chamavam de "Napoleão da Cirurgia", reputação que o homem de 54 anos havia adquirido por meio de suas hercúleas tentativas de simplificar procedimentos traumáticos durante os últimos 25 anos de carreira. Ele desprezava instrumentos toscos, como o osteótomo a manivela, e evitava os métodos difíceis, caso os procedimentos mais diretos fossem suficientes. A economia de tempo e técnica era algo que Syme procurava alcançar em quase todas as formas de cirurgia que praticava. Essa atitude era um espelho da brevidade característica com que se comunicava. John Brown, um ex-aluno, disse que o grande professor "nunca desperdiçava desnecessariamente uma palavra, uma gota de tinta ou uma gota de sangue".[2]

A fama de Syme era atribuída, em grande parte, a uma inovadora amputação na articulação do tornozelo desenvolvida por ele — operação que ainda leva seu nome e é praticada pelos cirurgiões até hoje. Antes dessa técnica pioneira, nos casos de fraturas expostas e doenças incuráveis dos pés, os cirurgiões faziam amputações abaixo do joelho, com efeitos terríveis para a mobilidade do indivíduo. Muitas vezes, isso era feito por se presumir que o coto comprido seria um incômodo e que o paciente não poderia andar apoiado nele. O método de Syme, entretanto, permitiu ao paciente suportar o peso sobre o coto do tornozelo, o que foi um avanço admirável na cirurgia, até porque o método era também mais fácil e mais rápido do que a amputação abaixo do joelho.

Como muitos cirurgiões formados antes do alvorecer da anestesia, Syme trabalhava na velocidade de um raio — tal como seu primo, Robert Liston. Certa vez, amputou uma perna na articulação do quadril em aproximadamente um minuto, proeza ainda mais extraordinária ao se levar em conta que, até aquele momento, nem ele, nem qualquer outro cirurgião da Escócia havia realizado esse tipo de procedimento. A cirurgia não deixou de ter complicações, é claro. Quando Syme fez a primeira incisão no fêmur, logo abaixo da junta, um estalo foi ouvido em todo o anfiteatro cirúrgico. Ele retirou rapidamente a perna e seu assistente afrouxou a mão, de modo a soltar as artérias que precisavam ser amarradas. Syme rememorou o horror que se seguiu:

Não fosse minha plena experiência em cenas de hemorragias pavorosas, decerto eu teria levado um susto [...] De fato, à primeira vista, foi como se os vasos que jorravam tantos jatos grandes e cruzados de sangue arterial nunca pudessem ser suturados em sua totalidade. Pode-se imaginar que não despendemos muito tempo admirando esse espetáculo alarmante; um único instante bastou para nos convencer de que a segurança do paciente exigia toda a nossa presteza e, no curso de alguns minutos, a hemorragia foi estancada com eficiência, mediante a aplicação de dez ou doze ligaduras.[3]

Tempos depois, ele chamaria esse procedimento de "a maior e mais sangrenta operação na cirurgia".

Syme era destemido. Quando outros cirurgiões se recusavam a operar, o escocês estava a postos, portando seu bisturi. Em 1828, um homem chamado Robert Penman o procurou, desesperado. Oito anos antes, tinha desenvolvido um tumor fibroso na mandíbula. Na época, o caroço exibia o tamanho aproximado de um ovo de galinha. Um cirurgião local havia extraído os dentes inclusos no tumor, que, no entanto, continuara a crescer. Com o insucesso dessa tentativa, Penman consultou Liston, que recentemente ganhara fama por retirar um tumor escrotal de vinte quilos de um paciente na Royal Infirmary. No entanto, ao ver o rosto inchado e distendido de Penman, até o indômito Liston empalideceu. O tamanho e a posição do tumor, a seu ver, impossibilitavam a cirurgia. Essa recusa a agir, de um cirurgião que costumava acolher os casos difíceis, equivalia a uma sentença de morte. Afinal, se Liston não operasse, quem o faria?

O estado de Penman piorou, até chegar a um ponto em que comer e respirar se tornaram atividades quase impossíveis. Àquela altura, o tumor pesava mais de dois quilos e obstruía quase toda a parte inferior de seu rosto. Assim, Penman procurou Syme, que, aos 29 anos, já era conhecido por sua abordagem pouco ortodoxa da cirurgia.

No dia da operação, Penman se sentou ereto numa cadeira, com os braços e as pernas imobilizados. Como nem o éter nem o clorofórmio tinham sido descobertos, nenhum anestésico foi administrado. O paciente se segurou com firmeza e Syme deu um passo à frente, de bisturi na mão. Nesse tempo, a maioria dos tumores de maxilar era retalhada e arrancada partindo-se do centro e estendendo-se os cortes até a periferia. Syme tinha em mente uma outra abordagem. Começou cortando a parte não afetada do maxilar inferior do paciente, a fim de retirar o tumor e parte do tecido saudável ao redor, garantindo que ele fosse completamente erradicado. Durante 24 minutos excruciantes, Syme foi cortando o tecido fibroso, largando pedaços ensanguentados de tumor e maxilar num balde no chão. Para os espectadores, era inacreditável que alguém fosse capaz de suportar tamanha provação. Ainda assim, contrariando todas as expectativas, Penman sobreviveu.

Muito tempo depois da operação, Syme topou com seu ex-paciente na rua e ficou surpreso ao ver que a cicatriz em seu rosto era mínima. O queixo retraído era coberto por uma barba viçosa. Satisfeito, Syme concluiu que quem olhasse para Penman jamais imaginaria que ele havia passado por um procedimento tão traumático.

Foram operações como a de Penman que garantiram a Syme sua reputação como um dos cirurgiões mais arrojados de sua geração. Num dia nebuloso de setembro de 1853, Joseph Lister chegou a Edimburgo para conhecer esse pioneiro da cirurgia. Levava na mão a carta de apresentação redigida por seu mentor no UCL, o professor Sharpey. A cidade era geograficamente menor do que Londres, mas contava com uma densidade demográfica maior. Embora a superpopulação fosse um problema para a maioria das cidades da Grã-Bretanha em processo de industrialização, as condições claustrofóbicas de vida em Edimburgo eram agravadas pela escassez de moradias na década de 1850, bem como pelos milhares de imigrantes irlandeses que inundavam a cidade, buscando refúgio da devastação causada pela grande fome decorrente da perda da colheita da batata, que havia terminado apenas dois anos antes.

Num dos bairros de Edimburgo, havia em média 25 pessoas morando em cada casa. Mais de um terço dessas famílias ocupava residências de um cômodo só, as quais, tradicionalmente, não passavam de quinze metros quadrados.[4] Muitas casas se amontoavam em pátios estreitos e fechados. As muralhas do século XII em volta da cidade, erguidas para proteger os habitantes de Edimburgo, refreavam a expansão externa da Cidade Velha. Como consequência, as casas cresciam para cima, atingindo alturas arriscadas numa época em que as normas da construção civil estavam longe de serem rigorosas. As estruturas instáveis do bairro podiam facilmente ultrapassar dez andares, cada patamar se projetando e avultando sobre o inferior, de modo que os topos desses edifícios bambos bloqueavam a luz do sol. Os moradores do térreo eram os mais pobres. Viviam cercados por animais de criação e esgotos abertos, transbordantes de excremento humano, bem diante de sua porta de entrada.

Nessas áreas, os índices de criminalidade disparavam, paralelamente ao número crescente de habitantes. Mais de quinze mil pessoas foram detidas pela polícia por crimes diversos no ano em que Lister chegou. Seus crimes iam desde furto e mendicância até "deixar as chaminés pegarem fogo". Dentre os transgressores detidos, milhares eram acusados de agressão física e embriaguez em via pública. As punições eram distribuídas, frequentemente de maneira arbitrária, sem o devido processo legal. Alguns transgressores recebiam uma simples admoestação por seus crimes, enquanto outros eram encarcerados, açoitados ou executados. Uma grande parcela desses delinquentes era formada por crianças com menos de doze anos, muitas das quais eram então mandadas para "Escolas de Indigentes" — instituições de caridade que ofereciam educação gratuita a jovens desamparados.[5]

Os cortiços apodreciam na Cidade Velha como feridas purulentas. A falta de benfeitorias — como água potável e banheiros — criava, de acordo com um morador de Edimburgo, uma atmosfera "repulsiva e contaminada, ficando quase insuportável, por sua repugnância, nos períodos em que as sobras do abate em matadouros e outros subprodutos indesejáveis [tinham] que ser depositados nas ruas".[6] A imundície resultante da massa humana espremida numa área reduzida propiciava a incubadora perfeita para o surgimento de doenças agressivas, como tifo, tuberculose e febre recidivante.

Por trás dessa fachada decrépita, Edimburgo pulsava com uma energia sombria. No momento em que Lister pôs os pés na plataforma da estação ferroviária, a cidade já se havia estabelecido como líder mundial no campo da cirurgia, se bem que uma líder maculada por escândalos e assassinatos. Fazia apenas 25 anos desde que os infames William Burke e William Hare tinham rondado as ruas de Edimburgo à procura da nova vítima para atacar. No decorrer de dez meses, os dois haviam estrangulado dezesseis pessoas e vendido os cadáveres, suspeitamente recentes, a Robert Knox, um cirurgião que dirigia sua própria faculdade de anatomia na cidade e fazia vista grossa para as atividades ocultas da dupla. (Burke e Hare acabaram sendo detidos depois que uma de suas vítimas foi reconhecida por um espectador no anfiteatro de dissecação. Temendo pela própria vida, Hare fez uma delação contra seu cúmplice. Foi perdoado, em vista de sua cooperação, enquanto Burke foi para a forca sozinho. Numa poética reviravolta do destino, o corpo do assassino foi posteriormente dissecado em público, na presença de centenas de pessoas. Foi meticulosamente esfolado, e sua pele foi usada para confeccionar diversas bugigangas macabras, inclusive bolsas, vendidas a um público encantado e ávido por sangue.)

As atrocidades perpetradas por Burke e Hare provieram do lucrativo comércio que fornecia cadáveres recentes a escolas de anatomia da Grã-Bretanha, nas primeiras décadas do século XIX, quando os únicos corpos disponíveis por meios legais para a dissecação eram os dos assassinos enforcados. Entretanto, com a proliferação das faculdades particulares de medicina, simplesmente não havia corpos suficientes para todos. Como resultado, a cidade ficou repleta de ladrões de cadáveres, ou "ressurrecionistas", como às vezes eram chamados. Eles trabalhavam sob o manto da escuridão, no auge do inverno, quando o processo natural de decomposição era retardado pelo rigoroso clima escocês. Usando pás de madeira e ganchos de ferro, cavavam um buraquinho na cabeceira de cada túmulo, quebravam a tampa do caixão e puxavam o defunto para fora. Esses homens chegavam a roubar seis corpos numa única noite, e não raro trabalhavam em pequenas quadrilhas, que brigavam entre si pelo monopólio do comércio de cadáveres.

Esse problema era tão disseminado que medidas drásticas eram tomadas para proteger os mortos nos cemitérios ao redor de Edimburgo.

As pessoas enlutadas instalavam cofres tumulares — ou grades de ferro — sobre as sepulturas para proteger seus entes queridos. Cobriam os muros em volta com pedras soltas, o que tornava quase impossível escalá-los sem fazer barulho. Vigias defendiam os cemitérios, instalando armadilhas de molas que disparavam projéteis e usando minas terrestres primitivas. Moradores da área organizavam "clubes do cemitério", que passavam semanas de sentinela ao lado dos túmulos novos, até que os corpos sepultados ficassem tão decompostos que acabavam perdendo a utilidade para as faculdades de anatomia. Numa ocasião, por exemplo, um pai que chorava a perda recente de um filho juntou "uma caixinha [com] uns aparelhos mortíferos, que se comunicavam por meio de cabos com os quatro cantos dela, e a amarrou em cima do caixão". Quando o filho baixou à sepultura, o homem jogou pólvora sobre essa arma rudimentar, para que "a máquina escondida [fosse posta] em estado de prontidão para funcionar".[7]

Em 1853, as nefandas atividades dos ladrões de cadáveres haviam cessado em toda a Grã-Bretanha, graças à aprovação de uma lei que legalizou a dissecação de corpos não reclamados de indigentes, dando aos médicos o acesso a um grande suprimento de cadáveres. Mas os novos superiores de Lister — os mesmos homens que lecionavam na universidade e que logo lhe dariam as boas-vindas a Edimburgo — eram produto dessa era passada. Até o falecido Robert Liston tinha nas mãos a sujeira metafórica da época em que lecionara em Edimburgo. No auge do comércio de cadáveres, ele mandava seu bando de sequestradores de corpos invadir os territórios das quadrilhas empregadas por seus pares, o que levava a desavenças irreparáveis entre anatomistas rivais.

A intragável verdade é que, sem os sequestradores de corpos e os milhares de cadáveres fornecidos por eles aos anatomistas nas décadas anteriores, Edimburgo não teria estabelecido sua invejável reputação global de pioneira na cirurgia. Sem esse status, é pouco provável que Lister tivesse feito o possível e o impossível para ir até lá se encontrar com o professor Syme, como prelúdio à partida em sua turnê continental para visitar os institutos de medicina europeus.

Na verdade, talvez Lister pensasse duas vezes num interregno escocês se tivesse maior conhecimento do meio profissional beligerante da Royal Infirmary. Numa carta ao pai, na qual explicava a decisão de ir para Edimburgo, ele escreveu: "Não terei, como em Londres, que lutar contra rivais invejosos e combater ou me aliar ingloriamente a charlatães [...] Por temperamento, sou muito avesso a brigas e disputas com os outros; na verdade, duvido que conseguisse enfrentá-las."[8] Mas Joseph Lister — o jovem tímido e reservado, totalmente desacostumado com conflitos nessa fase da vida — estava prestes a entrar na jaula dos leões.

No centro de grande parte dos conflitos do hospital estava o próprio Syme, que não raro evidenciava um lado obscuro de sua genialidade. Era volátil e dono de uma propensão anormal a guardar rancores pela vida afora. Quando o obstetra James Y. Simpson sugeriu num panfleto que os cirurgiões usassem um método chamado "acupressão", concebido por ele para controlar a hemorragia cirúrgica, Syme irrompeu pelo centro cirúrgico, sacou seu bisturi e se pôs a retalhar o documento, diante de uma multidão de espectadores: "Pronto, senhores, é este o valor da acupressão."[9]

Mesmo quando seus adversários tentavam uma reconciliação, o temperamento e o orgulho de Syme eram obstáculos frequentes. Num dado episódio, James Miller — um colega com quem Syme havia brigado durante anos, por causa da estreita amizade dele com Simpson, o defensor da acupressão — chegou à conclusão de que era hora de fazer as pazes. Nos últimos tempos, Miller andava doente e percebeu que não tardaria a morrer. Em 1864, foi até a casa de Syme e, ao entrar, encontrou o carrancudo cirurgião de pé, com as mãos cruzadas nas costas. Miller disse que estava ali para lhe dar um último adeus e ofereceu sua mão, num gesto reconciliador. Syme olhou com frieza para o homem frágil diante dele e, sem lhe estender a mão, replicou: "Hum, então você veio pedir desculpa, foi? Bem, eu o perdoo."[10] Miller se retirou sem ouvir mais uma palavra do antigo rival.

As brigas de Syme foram um estorvo e uma bênção para sua carreira. Ele se desentendeu com Liston, com quem havia trabalhado em estreita colaboração desde que começara a realizar cirurgias. A rixa parece ter nascido a partir de uma série de pequenas discordâncias, somadas a uma crescente rivalidade profissional entre os primos. Liston desdenhava do uso do torniquete, por exemplo, preferindo usar seu braço esquerdo para estancar o fluxo sanguíneo, ao passo que Syme, de físico menos imponente, opunha-se com veemência a esses métodos primitivos. A animosidade entre os dois atingiu o pico em 1829, quando Syme se candidatou a um cargo de cirurgião na Royal Infirmary de Edimburgo, onde Liston trabalhava. Syme não foi aceito para o posto, porque os diretores do hospital previram que uma guerra entre os dois poderia eclodir nas enfermarias e perturbar os convalescentes.

Syme não perdeu muito tempo nem energia se lamentando. No mesmo ano, comprou a Minto House, uma mansão dilapidada na rua Chambers, a qual planejava transformar em seu próprio hospital.[11] Foi um gesto corajoso para um homem que não era exatamente rico. Syme converteu a propriedade num hospital público com 24 leitos. Enquanto tentava levantar verbas para respaldar seu empreendimento, circulou um livro de assinaturas entre as pessoas mais ricas da cidade, que teriam possibilidade de apoiar o projeto. Quando o livro caiu nas mãos de Liston, ele escreveu: "Não apoio charlatanice nem fraude."[12]

Apesar da grosseria de Liston, a Minto House se tornou um sucesso estrondoso. Ao longo de três anos, Syme supervisionou oito mil casos e praticou mais de mil cirurgias em seu hospital. Entre os procedimentos, havia grandes amputações, excisões de cotovelos e joelhos e mastectomias de "mamas cirróticas". Assim, quando a cátedra de cirurgia clínica da Universidade de Edimburgo ficou vaga, em 1833, Syme se considerou um candidato ideal, dada a sua recém-descoberta experiência na direção de um hospital próprio. Liston também se candidatou ao cargo, mas o primo mais novo finalmente levou a melhor.

Seis anos depois, Liston procurou Syme. Havia se mudado para Londres, para assumiria um cargo equivalente no UCL, e, no devido tempo, realizaria sua histórica operação com éter, testemunhada pelo então estudante Joseph Lister. Na carta ao primo com quem estava brigado, Liston falou de seu desejo de promover uma reconciliação e pediu a Syme, no jargão médico: "Diga-me que você quer ver nossas queixas e mágoas não engessadas, mas firmemente cicatrizadas."[13] Encerrou seu apelo com as palavras "não sou tão mau quanto você acha". Syme aceitou a oferta de paz e a relação foi restabelecida.

Não havia dúvida de que Syme tinha encontrado seu nicho em Edimburgo. A pequena comunidade cirúrgica da cidade era cheia de brigas, boatos e crises de inveja. Cada cirurgião parecia estar contra todos os demais, em algum momento. Na verdade, Edimburgo volta e meia podia ser ainda mais febril do que Londres, onde, certa vez, um cirurgião travou um duelo por causa de uma disputa médica.[14]

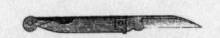

LOGO APÓS SUA CHEGADA, Lister arranjou uma acomodação temporária na rua South Frederick, na parte mais nova de Edimburgo. As condições do tempo em setembro, apesar de bastante amenas, eram invariavelmente deprimentes. Volumosas nuvens de chuva pairavam no céu, pesadas, quase todos os dias, lançando sombras sobre a cidade e gerando uma umidade aparentemente inescapável. Lister pretendia ficar apenas um mês, e então partiria para terras mais ensolaradas em seu circuito pela Europa. Pouco depois de se instalar, levou sua carta de apresentação a Syme, que lhe deu calorosas boas-vindas à comunidade cirúrgica da cidade.

Syme supervisionava três enfermarias na Royal Infirmary. Para Lister, aquela instituição era uma maravilha. Com 228 leitos, tinha mais do dobro do tamanho do University College Hospital, em Londres. O hospital escocês era enorme, para padrões oitocentistas.[15] Quando de sua construção inicial, em 1729, oferecia leitos para apenas quatro pacientes. Em 1741, um novo prédio foi erguido no High School Yards (depois conhecido como Infirmary Street). Com o tempo, o hospital foi ampliado — uma vez em 1832 e novamente em 1853. A Royal Infirmary acabaria por dominar toda a área situada entre a rua Drummond e o High School Yards. Tinha aproximadamente três quintos do comprimento de um campo de futebol, com alas de cerca de seis metros se estendendo em ângulo reto em cada extremidade. Além do térreo, havia três andares, que abrigavam duas cozinhas, a loja do boticário, um quarto para os empregados, o refeitório e "doze celas para loucos". Entremeada no centro do prédio, como uma grande artéria, havia uma escada espaçosa, que permitia a passagem de "cadeiras de rua", a fim de que os ajudantes pudessem levar para as enfermarias, sem dificuldade, pessoas com fraturas, luxações e ferimentos perigosos. A maioria dos pacientes ficava confinada no primeiro e no segundo andares, enquanto os que precisavam de cirurgia se recuperavam no terceiro andar, onde tinham maior acesso ao ar puro. No sótão ficava um grande anfiteatro cirúrgico, no qual duzentos alunos de cirurgia se espremiam toda semana para assistir às operações.

Para Lister — cujas oportunidades de crescimento, sob a chefia de Erichsen, tinham sido frustradas pelo número cada vez menor de leitos cirúrgicos no University College Hospital, após as mortes de Liston e

Potter —, tratava-se de uma oportunidade extraordinária de obter a experiência clínica pela qual ele tanto ansiava. Pouco depois de sua chegada, escreveu ao pai: "Se o dia durasse duas vezes mais, eu teria ocupação abundante para ele, e uma ocupação que acredito que me será valiosa por toda a vida se eu gostar de praticar a cirurgia."[16] Sendo assim, sua viagem a Edimburgo foi sendo estendida.

Rapidamente, Lister se tornou o braço direito de Syme, assumindo cada vez mais responsabilidades na Royal Infirmary e o assistindo nas cirurgias complexas. Numa carta a sua irmã Mary, escreveu que o cirurgião mais velho o havia acordado às cinco horas da manhã anterior, para que o ajudasse numa operação de emergência, porque "o sr. Syme [achou] que eu iria me divertir". Em seguida, Lister disse à irmã que seus planos de permanecer apenas um mês na Escócia haviam mudado:

> Minhas oportunidades atuais vêm me ensinando o que eu não poderia aprender em nenhum livro nem com nenhuma outra pessoa, na verdade. Minha experiência, que nosso pequeno hospital da rua Gower deixara consideravelmente limitada, vem recebendo acréscimos importantes, dia após dia. Assim, estou convencido de que será bom para mim, se tudo correr bem, passar o inverno aqui, mesmo que fazê-lo torne extremamente curta a minha visita à Europa continental.[17]

Dias depois, Syme inventou para seu protegido o cargo de "assistente supranumerário", porque a posição de cirurgião residente já estava ocupada.[18] O fato de Lister — um cirurgião plenamente qualificado e membro do Royal College of Surgeons da Inglaterra — ter aceitado um emprego que mais se adequaria a um estudante diz muito sobre a influência que Syme exerce sobre ele. Do mesmo modo, fica claro que Syme se impressionou o bastante com Lister para criar esse cargo e nomeá-lo à frente de seus outros alunos.

Syme se interessou vivamente pela carreira do rapaz e passou a confiar nele, dentro e fora da Royal Infirmary. Incumbiu-o da importante tarefa de redigir descrições de suas aulas clínicas para publicação. A primeira saiu no *Monthly Journal of Medical Science* e incluiu algumas das observações de microscopia do próprio Lister sobre a estrutura celular de um tumor ósseo. Logo depois, saíram dois outros artigos: um sobre a cirurgia de um carbúnculo, feita por Syme, e outro sobre o uso de uma cauterização a ferro quente, como contrairritante para aliviar a dor e o edema. Os dois artigos contaram com contribuições originais do próprio Lister.

Syme se tornou uma fonte de inspiração. Numa carta para casa, Lister se desmanchou: "Se o amor à cirurgia é prova de que uma pessoa se adapta a ela, com certeza estou apto a ser cirurgião, pois mal podes imaginar o alto grau de prazer que experimento, dia após dia, neste campo sangrento e brutal da arte de curar."[19] Lister ficou tão fascinado por Syme que precisou justificar sua admiração perante o pai, que lhe enviara uma carta — meio jocosa, meio séria — alertando o filho a tomar cuidado, para não se deixar dominar demais pela influência de um homem: "*Nullius jurare in verba magistri*" (Não jures fidelidade a mestre algum).[20]

Embora seu pai se inquietasse a respeito disso, Lister defendeu o tempo que passava assistindo Syme: "Sinto prazer em ser um meio para auxiliar na disseminação das muitas ideias originais dele na cirurgia [...] Se não fosse a publicação de suas aulas, grande parte de seu saber se perderia quando ele próprio não estivesse mais entre nós."[21] Além disso, alegou que, embora concordasse em tese com a advertência do pai sobre não jurar fidelidade a mestre algum, pensando bem, considerava Syme um "magíster" digníssimo.

Joseph Jackson não foi o único a reparar no fascínio do filho pelo veterano cirurgião. Chegou a Londres a notícia de sua amizade recente com o escocês irascível. Escrevendo a Lister, seu amigo George Buchanan brincou, dizendo: "Ora, você deve achar-se num estado perpétuo de êxtase, do tipo mais grave [...] Vimos seu nome nos artigos como um filho adotivo de Syme, descrevendo um caso para ele." Buchanan continuou, acrescentando um conselho: "Iguale-se a Syme na cirurgia se quiser, mas, por favor, não se deixe contagiar pelo egoísmo dele, que é evidente demais!"[22]

A despeito das preocupações de outras pessoas, Lister teve um desenvolvimento vertiginoso sob a orientação de Syme. Na Royal Infirmary, foi exposto a uma variedade de casos muito maior do que encontrara em Londres. Como qualquer cirurgião da época, Lister vivenciou fracassos e pacientes morreram. Mas também houve momentos de profunda satisfação, como a ocasião em que um jovem cruzou as portas da Royal Infirmary depois de ser esfaqueado no pescoço — um ferimento que, em circunstâncias normais, seria fatal naquela época.

O rapaz tivera sorte e azar. Por um lado, a faca não havia seccionado a artéria carótida, que, se cortada, teria posto fim a sua vida instantaneamente. Por outro lado, o sangue se acumulava em torno da traqueia, cortando aos poucos seu suprimento de ar. Como observou uma testemunha, "duas vidas [...] estavam à mercê do vazamento lento e progressivo da artéria lesionada", porque, sem sombra de dúvida, o agressor seria enforcado se o rapaz morresse.[23]

Syme e Lister não perderam tempo. O rapaz foi carregado pelos quatro lances de escada até o sótão da Royal Infirmary, onde os dois cirurgiões começaram a se preparar para a operação. A notícia do que estava acontecendo se espalhou rapidamente pelo hospital, e o anfiteatro cirúrgico logo se encheu de cirurgiões e estudantes, acotovelando-se para assistir ao desdobramento daquela cena dramática. Aquelas testemunhas de uma morte potencial estavam no auditório, extasiadas, enquanto o paciente gorgolejava e sufocava com o próprio sangue. Um espectador escreveu que "estavam estampados em cada rosto a ansiedade e o pavor, que são o fermento de toda curiosidade".[24]

Syme parecia frio e controlado em comparação a Lister, que sem dúvida tinha profunda consciência da assombrosa responsabilidade que enfrentava ao se preparar para aquela sanguinolência. Syme pegou o bisturi e riscou a longa linha vermelha de uma incisão no pescoço do rapaz. No mesmo instante, uma poça de sangue começou a se formar em torno da abertura. Resoluto, o experiente cirurgião continuou a cortar rapidamente em direção à artéria ferida. Tempos depois, Syme escreveu: "Até hoje não consigo pensar na minha situação sem estremecer, pois o menor movimento de uma das mãos causaria instantaneamente uma hemorragia fatal da artéria carótida, e um erro na direção da agulha na outra mão, da mais ínfima extensão possível, daria origem a um fluxo irrefreável da veia jugular."[25]

Os segundos foram passando. A plateia se inclinou para a frente, mas tudo que conseguia ver eram "gotas de sangue jorrando da ferida e se acumulando, e os dedos ágeis do cirurgião e do assistente em ação".[26] O rosto do paciente assumiu "uma palidez fantasmagórica". O do próprio Lister, notou o observador, ficou banhado em suor, "como se ele estivesse disputando uma corrida".

Os dois cirurgiões prosseguiram. Syme enfiou os dedos na incisão aberta e, com uma agulha sem ponta e um pedaço de seda, começou a suturar a artéria lesionada. De repente, o sangue irrompeu do pescoço do rapaz, empapando a mesa cirúrgica de madeira e coagulando aos pés de Lister. Os espectadores suspiraram, na expectativa de que a morte ocorresse a qualquer instante. Syme, no entanto, continuou a fechar a artéria escorregadia, enquanto Lister mantinha a incisão aberta e secava o sangue com uma esponja. Passados vários minutos de tensão, Syme e

Lister se afastaram da mesa de cirurgia, para que a plateia pudesse inspecionar a incisão. A hemorragia havia sido contida.

O silêncio cobriu o centro cirúrgico por segundos, até que o encanto se rompeu e a plateia explodiu em ruidosos aplausos e vivas aos dois cirurgiões.

Em janeiro de 1854, Lister se tornou o cirurgião residente de Syme, cargo que já estava mais ou menos exercendo. Nessa posição oficial, passou a ter doze assistentes hospitalares trabalhando sob sua supervisão — três vezes mais do que tinha no University College Hospital. Esse número logo subiria para 23. Syme deixou claro que a relação de trabalho dos dois seria de colegas e que "cirurgião residente" era um mero título. Prometeu não interferir no tratamento dos casos comuns e conferiu a Lister o privilégio excepcional de escolher seus próprios pacientes entre os que se encontravam nas enfermarias — algo que nenhum outro cirurgião residente poderia esperar em hospital algum. Entretanto, como ainda não tinha registro na Escócia, Lister poderia apenas auxiliar Syme nas cirurgias na Royal Infirmary, mas não conduzi-las.

Lister conquistou rapidamente o respeito e a adoração dos que trabalhavam com ele.[27] A solenidade e o decoro que tantas vezes haviam caracterizado sua conduta no UCL pareceram se dissolver em meio ao grupo jovem e às vezes agitado de residentes sob sua supervisão. Ele chegou a oferecer vários jantares suntuosos aos subordinados, tendo se juntado a eles para ajudar a arrancar um cartaz de propaganda erigido por um charlatão das redondezas. O bando triunfante levou o cartaz e o queimou numa cerimônia solene que fizeram de brincadeira no terreno do hospital.

Os assistentes hospitalares e os funcionários chamavam Syme de "Mestre" e Lister de "Chefe" — forma afetuosa de tratamento que o acompanhou pelo resto da vida. Uma integrante do corpo hospitalar, em especial, caiu de amores pelo belo e jovem cirurgião: a temível sra. Janet Porter, administradora da Royal Infirmary e chefe de sua equipe de enfermagem.

Na época da nomeação de Lister, a enfermagem não era uma vocação que exigisse habilidade ou treinamento e não impunha muito respeito. As mulheres instruídas e de posses não se atreviam a ingressar numa profissão que as exporia ao funcionamento íntimo do corpo masculino ou que as deixaria sozinhas e sem supervisão na companhia de homens. Florence Nightingale — a mulher que depois revolucionaria a enfermagem — ainda não tinha desenvolvido por completo os protocolos de higiene pelos quais se tornaria célebre. Além disso, ainda se passariam nove anos até a fundação da Cruz Vermelha Internacional, que desempenharia um importante papel na formação de enfermeiras na segunda metade do século XIX.

Como resultado do baixo nível dos critérios de recrutamento para a profissão, muitas enfermeiras com quem Lister trabalhava formavam uma misturada heterogênea. A própria Nightingale visitou a Royal Infirmary, em certa ocasião, e, no tocante à direção da equipe de enfermagem, considerou o lugar "sem lei". Explicou que era dever do cirurgião residente mais graduado mandar as "enfermeiras embriagadas do turno da noite serem levadas para dentro em macas, todas as noites".[28] Essa tarefa ingrata deve ter cabido a Lister em seu primeiro ano a serviço de Syme. De fato, havia uma mulher que usava os leitos hospitalares para dormir até curar suas frequentes ressacas, e que Lister teve que repreender em diversas ocasiões.

A sra. Porter, admiradora dele, ficava no extremo oposto do espectro em relação a essas alcoólatras. Procurava dirigir os cirurgiões com mão de ferro e se portava como se todo o fardo da responsabilidade pela administração do hospital se assentasse unicamente sobre os seus ombros.

Quando Lister chegou ao hospital, a sra. Porter já estava plenamente estabelecida na instituição, cuidando de seus pacientes havia mais de uma década. Sua sala de repouso era uma verdadeira galeria fotográfica dos médicos que já haviam passado por suas enfermarias. No decorrer dos anos, ela serviria de ponte entre a antiga vanguarda da enfermagem e a nova, e era igualmente adorada e temida pelos que a conheciam. O poeta W. E. Henley, que foi tratado por Lister numa fase posterior de sua carreira, escreveu num poema sobre a "profundeza e malícia daqueles astutos olhos cinzentos" e sobre a "língua escocesa carregada que lisonjeia, repreende, desafia", referindo-se à sra. Porter.[29] Como todos os que trabalhavam para Syme, ela exalava um agudo senso de dever. Henley disse que "os médicos a amam, implicam com ela, usam sua habilidade", mas "dizem que até 'o Chefe' tem certo medo dela".

Houve muitas ocasiões em que o novo cirurgião se viu enrascado com a sra. Porter. Num episódio, ela flagrou Lister com o atiçador da enfermaria, tentando quebrar em pedacinhos um cataplasma de gelo feito por ela. Um relato rememorou a cena: "Ofendidíssima, ela tirou o atiçador e o cataplasma da mão dele e se retirou para sua cozinha."[30]

Apesar de toda a vociferação, a sra. Porter realmente se imbuiu de um interesse maternal pelo bem-estar de Lister. Em nenhum momento isso se tornou mais evidente do que quando ele se viu encolhido de dor na trilha traiçoeira conhecida como Cat's Nick, com seu ex-colega de turma no UCL, John Beddoe, numa tempestuosa tarde de domingo em 1854. A Cat's Nick corta uma trilha irregular no penhasco de Salisbury, que avulta acima de Edimburgo como uma fortaleza imponente.[31] Situada a menos de oitocentos metros a sudeste do centro da cidade, essa série de penhascos de 45 metros de altura é o remanescente de uma soleira carbonífera exposta na era glacial, que começou a se formar em águas marinhas rasas há uns 340 milhões de anos. Lister, que tinha pavor de altura, havia aceitado com relutância o desafio do amigo de escalar a face escarpada do penhasco, para que os dois pudessem ver de uma posição elevada a magnificência de Edimburgo. Beddoe disse a Lister que todos os grandes pensadores haviam feito essa escalada: o romancista Sir Walter Scott, o poeta Robert Burns. Ela fora enfrentada até por Charles Darwin, um entusiasta das caminhadas que, tempos depois, atribuiu a suas andanças solitárias pelo rochedo o mérito de fazê-lo aceitar a ideia de tempo profundo, do geólogo James Hutton, conceito que desempenharia um papel crucial em sua teoria da evolução. Para Beddoe, tratava-se de "uma proeza que não se podia deixar de fazer".

E, assim, os dois começaram a subir, lentamente. Passo a passo, a cidade foi ficando lá embaixo. Quando atingiram o meio do caminho, Lister começou a duvidar de que conseguisse chegar ao cume. Gritou para o amigo que seguia mais adiante: "Estou me sentindo tonto. Não seria uma tolice eu insistir nisso hoje?"[32] Talvez Beddoe tenha visto o medo nos olhos do amigo, ou talvez ele mesmo estivesse exausto demais para continuar, então concordou que deveriam dar meia-volta.

Quando começaram o percurso de volta, Beddoe escorregou, fazendo uma rocha se desprender. Lister ouviu um fragmento se soltar e olhou para cima, bem a tempo de ver o amigo e a pedra despencando em sua direção. Grudou as costas na face do penhasco no exato momento em que Beddoe conseguia recobrar o equilíbrio, mas a enorme pedra atingiu a coxa de Lister. Segundo o amigo, ela "rolou quicando para o tálus lá embaixo, passando inofensiva em meio a um grupo de crianças que pulavam amarelinha".[33]

Beddoe avaliou prontamente que a situação era grave. Deixando para trás o companheiro, desceu aos trancos e barrancos a Cat's Nick e voltou pouco depois com uma maca e quatro homens, que carregaram o médico ferido de volta ao hospital numa procissão solene. Nos portões da Royal Infirmary estava a sra. Porter, visivelmente aflita, torcendo as mãos e chorando. Com seu sotaque escocês carregado, repreendeu Beddoe por ter posto em perigo seu cirurgião favorito.

Lister passou várias semanas de cama, mais uma vez adiando a partida de Edimburgo. Por sorte, não havia quebrado nenhum osso, apesar de ter sofrido sérias lesões na perna. Beddoe ficou muito abalado ao pensar no quanto eles haviam estado próximos da morte. Anos depois, refletiu sobre como o curso da história poderia ter se alterado caso Lister tivesse morrido: "Se eu houvesse matado meu amigo Lister naquele verão [...] quanto teria sido perdido pelo mundo e por milhões de seus habitantes!"[34]

6
AS PERNAS DA RÃ

"Em toda parte surgiram perguntas; tudo permaneceu sem explicação; tudo era dúvida e dificuldade. Apenas o grande número de mortos era uma realidade indubitável."[1]
— IGNAZ SEMMELWEIS

O ESTRONDO DOS CANHÕES REVERBERAVA no campo de batalha. As balas zumbiam pelo ar, dilacerando a carne e mutilando qualquer um que ficasse no caminho. Membros eram arrancados e entranhas se derramavam, manchando a grama com o carmesim do sangue daqueles que, muitas vezes, ficavam assustados demais com os próprios ferimentos para gritar. Como muitos jovens que nunca tinham visto em primeira mão os horrores da guerra, Richard James Mackenzie estava lamentavelmente despreparado para o que o esperava no campo de batalha. Munido de pouco mais que uma maleta de instrumentos cirúrgicos e um pouco de clorofórmio, ele se juntara ao 72º Regimento Highlanders na luta contra os russos no início da Guerra da Crimeia, em 1854.

Mackenzie, de 33 anos, havia tirado um ano sabático de seu trabalho como assistente de Syme para se oferecer de forma voluntária como cirurgião militar. Mackenzie e Lister foram subordinados de Syme na mesma época, porém em posições diferentes; o primeiro era mais antigo, já trabalhando fazia muitos anos na Royal Infirmary. Durante seu período na instituição, Mackenzie havia adotado muitas técnicas do veterano cirurgião, inclusive a famosa amputação na articulação do tornozelo. Era por sua estreita relação profissional que muitos membros do corpo docente da Universidade de Edimburgo acreditavam que, um dia, Mackenzie sucederia Syme na cátedra de clínica — a mais cobiçada entre as três cátedras de cirurgia, graças a sua cota permanente de enfermarias hospitalares na Royal Infirmary. Mas, quando Sir George Ballingall, professor de cirurgia militar, anunciou sua aposentadoria, Mackenzie viu ali uma oportunidade para impulsionar sua carreira. A única coisa que bloqueava sua conquista dessa nomeação era a falta de experiência no campo de batalha.

Logo depois que partiu de Edimburgo, Mackenzie descobriu que seus escassos suprimentos médicos teriam um valor limitado. O que mais o preocupou não foram as balas nem os tiros de canhão, mas os efeitos que as condições imundas do campo de batalha provocavam nos soldados que lutavam no conflito. Numa carta para casa, ele escreveu: "Passamos, como vocês sabem, por maus bocados [...] não tanto pela mortalidade em si, mas pelo vasto número de doenças."[2] A malária, a disenteria, a varíola e a febre tifoide varriam os acampamentos do Exército, drenando as forças dos soldados antes que qualquer batalha chegasse a começar. Mackenzie lamentou o fato de os homens terem sido "levados para apodrecer ali, sem dispararem um único tiro ou ao menos chegarem a avistar o inimigo".

Sua oportunidade chegou em 20 de setembro, quando as forças francesas e britânicas se uniram para combater os russos numa batalha encarniçada, logo ao sul do rio Alma, na Crimeia, no que seria o primeiro grande confronto da guerra. Os Aliados saíram vitoriosos, mas não sem sofrer enormes baixas. O lado de Mackenzie teve aproximadamente 2.500 vítimas fatais, enquanto os russos perderam mais que o dobro. A Batalha de Alma foi um banho de sangue: além de extrair numerosas balas e tratar de uma infinidade de ferimentos de seus companheiros caídos, Mackenzie teve que fazer 27 cirurgias somente nesse dia (inclusive duas amputações na articulação do quadril), todas em tendas hospitalares improvisadas.

Os que sobreviveram ao combate e à perda de membros do corpo ainda não ficaram livres do perigo. Pouco depois de silenciarem as armas, houve um surto de cólera asiática. Ela perseguiu, de modo implacável, o batalhão de Mackenzie pela água, por montanhas e vales. Provocada pela bactéria *Vibrio cholerae*, a doença costuma ser transmitida pelo abastecimento de água contaminada pelas fezes de pacientes infectados. Na época da Guerra da Crimeia, a cólera estava abrindo caminho pela Europa — e é possível que tenha sido transportada para a linha de frente nos intestinos dos soldados. Após um período de incubação de dois a cinco dias, a vítima sofre com o súbito aparecimento de diarreia intensa e vômitos, o que dá origem a uma perda maciça de líquidos e à desidratação. A enfermidade pode provocar a morte em questão de horas, como assinalou Mackenzie numa carta para casa:"Muitos foram derrubados na inspeção matutina da tropa e morreram em três, quatro ou cinco horas [...] Nem preciso dizer que qualquer tratamento, nesses casos, era completamente inútil."[3] Se não tratada, a cólera asiática tem uma taxa de mortalidade de 40% a 60%.

Durante os dois anos e meio de conflito, mais de dezoito mil soldados morreriam dessa doença, que ceifou mais vidas do que qualquer outra que houvesse atormentado o Exército britânico durante a Guerra da Crimeia.[4] Entre os primeiros a sucumbir esteve o próprio Richard James Mackenzie. O jovem e promissor cirurgião de Edimburgo morreu de cólera cinco dias depois da Batalha de Alma, em 25 de setembro de 1854. Mais uma vez, a morte abriu caminho para o progresso de outro homem.

Muitos colegas de Mackenzie o seguiram no rumo da guerra, mas a religião de Lister o proibia de participar de atos violentos, mesmo que seu papel de cirurgião se concentrasse na cura dos feridos. À medida que seu período como cirurgião residente da Royal Infirmary foi se encerrando, no fim de 1854, ele se descobriu sem emprego e sem planos para o futuro. Meses antes, havia manifestado ao pai o interesse em se candidatar ao cargo de cirurgião iniciante no Royal Free Hospital, em Londres. Apesar de sua afeição por Syme, Lister sentia saudade da família. Essa seria a primeira de muitas tentativas de voltar para casa nos 23 anos seguintes.

O Royal Free Hospital foi fundado pelo cirurgião William Marsden em 1828, para oferecer atendimento gratuito aos que não podiam pagar por tratamentos médicos. Embora hospitais em toda a Grã-Bretanha cuidassem dos pobres, esperava-se que os pacientes contribuíssem para o custeio de sua estada e alimentação. Além disso, a internação só era concedida a quem conseguia obter uma carta do diretor ou de um dos contribuintes do hospital, o que não era tarefa simples. Em contraste, Marsden alegava que "o único passaporte [necessário à internação] devia ser a pobreza e a doença".[5] Sua decisão de construir o Royal Free Hospital foi motivada pela situação aflitiva de uma menina agonizante que ele encontrou, certa noite, na escadaria da Igreja de Santo André.

Marsden tentou fazer com que ela fosse internada num hospital, mas não conseguiu, porque ela não tinha um centavo. Algumas semanas depois, a menina faleceu.

Uma nomeação para o Royal Free Hospital não apenas levaria Lister para mais perto de casa, como também promoveria sua carreira, porque os cargos hospitalares eram difíceis de obter, especialmente na capital. Além de elevar seu prestígio como cirurgião, dando início a uma lucrativa clínica particular, a posição também poderia levar a um cargo universitário no futuro. Mas Syme e seu antigo professor William Sharpey não estavam tão seguros de que esse cargo específico fosse adequado para Lister. Eles o desestimularam da candidatura, por medo de que seu protegido se enredasse numa das disputas políticas mais recentes que assolavam o hospital.

Essa disputa era o assunto do momento na comunidade médica londrina. Havia três cirurgiões no Royal Free Hospital: William Marsden; John Gay, que trabalhava na instituição fazia dezoito anos; e Thomas Henry Wakley, cujo pai havia fundado a revista *The Lancet*. Naquele mês de dezembro, Gay tinha sido forçado a pedir demissão, por ter fornecido informações para uma biografia sua que se revelara crítica a respeito do hospital. O Conselho Diretivo do Royal Free Hospital considerou que Gay fizera muito pouco para se opor às observações depreciativas publicadas no livro. A essa altura, surgiram duas facções. Os que achavam que o conselho tinha razão de forçar a saída de Gay se ergueram contra aqueles que acreditavam que um órgão leigo não deveria interferir na carreira de um cirurgião. Na *Lancet*, Wakley defendeu furiosamente os atos do conselho, o que não é surpresa alguma, já que se beneficiaria diretamente do resultado ao ser promovido para a posição de Gay.

Sharpey escreveu a Syme em Edimburgo: "O novo cirurgião terá de conviver muito mais com o jovem Wakley, e receio que eles [ele e Lister] não tardem a se desentender, caso em que haverá disputas intermináveis e perturbadoras diante do público — ou a saída de Lister. Não consigo imaginar Lister *concordando* com Wakley em sua linha de conduta."[6] Syme também tinha uma preocupação a mais: temia que Lister pudesse eclipsar o briguento e jovem Wakley, o que irritaria o pai do rapaz, que ainda exercia uma influência considerável sobre a classe médica em Londres. Sharpey escreveu a Syme: "Não consigo imaginar o velho Wakley permitindo que qualquer novo homem ganhe fama à custa d*o filho dele*." Sharpey e Syme transmitiram suas apreensões a Lister, que acabou deixando passar o prazo para apresentar sua candidatura, seguindo o conselho de seus dois mentores.

Isso ainda deixou em aberto a questão do que ele faria depois que terminasse seu período no cargo de cirurgião residente. Lister pensou em seguir seu plano original de viajar pela Europa, e foi exatamente isso que Joseph Jackson o incentivou a fazer: "Agora tens liberdade para seguir sem interrupção o plano que havias traçado como o correto [...] e para fazer um levantamento de algumas faculdades de medicina do continente."[7] No entanto, se o atrativo de uma nomeação no Royal Free Hospital tinha sido quase suficiente para afastá-lo de Edimburgo, o mesmo não se deu com o tour pela Europa. Em vez disso, Lister propôs a Syme assumir as aulas de cirurgia que eram ministradas por Mackenzie e se candidatar ao cargo de cirurgião assistente na Royal Infirmary.

Talvez Lister fosse qualificado demais para ser cirurgião residente de Syme, mas sem dúvida não tinha qualificação suficiente, nessa etapa, para ser assistente dele, porque ainda não tinha licença para praticar cirurgia na Escócia. Sua sugestão chegou até a causar surpresa a Syme, que imediatamente lhe deu um banho de água fria. Lister, no entanto, não estava disposto a se deixar dissuadir com tanta facilidade e firmou sua posição. Numa carta ao pai, perguntou: "Se um homem não puder tirar proveito das oportunidades que a ele se apresentam, o que há de fazer, ou para que serve?"[8] No fundo, ele sabia que era perfeitamente adequado para o cargo, ainda que estivesse tentando dar um passo um pouco maior do que suas pernas. "Embora, no começo, eu quase tenha me disposto a recuar [das oportunidades], em algumas ocasiões", escreveu, "preparei-me com o tipo de reflexão que diz que, se eu não fizer isto agora, como estarei apto a cumprir meu dever de cirurgião de hoje em diante?" Apesar de toda a sua bravata, ele ainda exibia sua modéstia característica, moderando suas aspirações perante o pai quacre, ao escrever que não podia ter a esperança nem a expectativa de alcançar "um décimo do sucesso" obtido por Syme em sua carreira.

No fim, Syme acabou se entusiasmando com a ideia de ter Lister como seu próximo cirurgião assistente. O rapaz o havia impressionado por sua habilidade como cirurgião e por sua curiosidade intelectual. Em 21 de abril, Lister foi eleito membro do Royal College of Surgeons da Escócia, o que lhe concedeu o registro para exercer a cirurgia em Edimburgo. Pouco depois, ele se mudou para uma residência elegante no número 3 da rua Rutland, em frente aos consultórios de Syme. Seu pai, que continuava a bancar suas despesas, entre as quais a de moradia, achou o aluguel muito caro, mas escreveu ao filho que aprovava sua mudança para "instalações que, por seu caráter e seu mobiliário, são perfeitamente respeitáveis e adequadas à tua posição profissional".[9] Depois que Lister se instalou em suas novas acomodações, a direção do hospital confirmou sua nomeação para a Royal Infirmary. Em setembro, ele recebeu seu primeiro pagamento, de um paciente com uma luxação no tornozelo, que ele tratou mediante o uso de clorofórmio.[10] A carreira de Joseph Lister finalmente deslanchava.

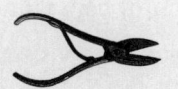

POR MAIS BEM DECORADA que fosse, a casa de Lister não podia competir com a majestosa residência de seu mentor, a Millbank House.[11] Embora ficasse a apenas meia hora de caminhada do coração da cidade, a residência dava a impressão de ser uma casa de campo, aos olhos de todos que visitavam Syme e sua família. Ao se entrar nesse enclave grandioso, a fumaça, a sujeira e o barulho de Edimburgo desapareciam instantaneamente. A mansão, coberta de hera, dava para colinas suavemente inclinadas e terraços bem cuidados, proporcionando alívio psicológico dos horrores diariamente vivenciados por Syme na Royal Infirmary. A casa já tinha diversos solários e estufas de videiras quando ele a comprou, na década de 1840. Ao longo dos anos, à medida que sua fortuna foi crescendo, a partir da clínica, ele acrescentou estufas para figos, abacaxis, bananas, dois orquidários e vários muros de proteção para o cultivo de frutas, que podiam ser cobertas por vidro durante o inverno. Era uma espécie de paraíso tropical numa Escócia açoitada pelo mau tempo.

A Millbank House era um lugar animado. Syme adorava oferecer pequenos jantares a amigos, colegas e viajantes em visita aos institutos médicos e científicos de Edimburgo. Detestava grandes reuniões, preferindo não receber mais de doze convidados por vez. Lister era escolhido com frequência para ser um deles, e a família o acolhia de bom grado.

A família de Syme era grande para os padrões modernos. Havia sua segunda esposa, Jemima Burn, e os três filhos do casal, além das filhas Agnes e Lucy, do primeiro casamento do cirurgião. Sua primeira esposa, Anne Willis, morrera ao dar à luz o nono filho, alguns anos antes. Sete filhos de Syme do primeiro casamento e dois do segundo haviam morrido de diversas doenças e acidentes. Essas perdas serviam de lembrete de como a medicina ainda era impotente diante da morte.

Além dos convites frequentes para jantar, Lister foi chamado para se juntar à família numa excursão para visitar o cunhado de Syme em sua casa de campo no lago Long, no litoral oeste da Escócia. Lister aceitou, mas não foi apenas para manter o alto conceito com Syme. Seu olhar havia pousado na filha primogênita do chefe, Agnes.

Agnes Syme era uma jovem magra e alta, cuja aparência comum se evidenciava ainda mais na comparação com sua linda irmã caçula, Lucy. Agnes costumava prender o cabelo preto num coque frouxo, que lhe acentuava a delicadeza das feições. Numa carta para casa, o apaixonado Lister se desmanchou em elogios a sua "preciosa Agnes". Disse a Joseph Jackson que, embora a aparência externa da srta. Syme não fosse "nada esplendorosa", ela fora abençoada com uma personalidade cativante: "Há em seu rosto uma expressão sempre variável, que exibe sem qualquer artifício um espírito peculiarmente inocente, sincero, discreto e modesto." E o mais importante, observou Lister, era haver "uma inteligência sólida e independente", qualidade que ela decerto herdara do pai. Lister escreveu abertamente sobre seu novo amor: "Em raras ocasiões, se bem que, para mim, não tão raras quanto antes, seu olhar expressa os sentimentos profundos de um coração *muito* caloroso."[12]

A mãe e o pai de Lister não chegaram a se entusiasmar com a perspectiva dessa união. Agnes era uma adepta fiel da Igreja Episcopal da Escócia, tal como sua família, e não dava qualquer indício de que se dispusesse a abandonar sua religião para se ligar aos quacres. Desde cedo, os pais de Lister expressaram apreensão. Como escreveu Joseph Jackson, "disse-me tua querida mãe que tem procurado convencer-te a não deixares teus outros [compromissos] te absorverem tão inteiramente, em detrimento de nós".[13] O pai o advertiu a não fazer nada que deixasse transparecer que ele estava interessado em se casar com Agnes. Acrescentou (talvez para se tranquilizar) ter certeza de que a lógica triunfaria: "Teu juízo descartaria isso prontamente como uma incongruência."

Apesar das preocupações dos pais, Lister se apaixonava com cada vez mais intensidade. Em pouco tempo, todos os médicos iniciantes da Royal Infirmary sabiam que "o Chefe" estava atrás da filha do patrão. Depois de um jantar da equipe médica numa noite de meados de maio, um dos rapazes cantou sua própria versão de uma música popular chamada "Villikins and His Dinah". Na paródia, Lister é misteriosamente assassinado com um bisturi cirúrgico, depois de se recusar a fazer da filha de Syme uma mulher honrada:

As Syme was a stalking the Hospital around
He seed Joseph Lister lyin' dead upon the ground
With a sharp-pointed bistoury a lyin by his side
And a billet doux a statin t'was by hemorrhage he died.*

Syme tenta salvar a vida do Lister ficcional, amarrando "uma dúzia de vezes" os vasos sanguíneos seccionados, mas de nada adianta. A canção termina com uma advertência divertida:

Now all you young surgeons take warning by 'im
And never don't by no means disobey Mister Sim;
And all young maydings what hears this sad history.
Think on Joseph, Miss Syme, & the sharp-pointed bistoury.[14]**

Embora o sentimento por trás da paródia fosse de afeição, a letra alterada serviu de lembrete a Lister de que ele deveria olhar bem para onde andava, no que dizia respeito a cortejar Agnes. O pai dela não era um homem a quem conviesse contrariar.

Por mais que tentasse, entretanto, Lister não conseguia tirar Agnes da cabeça. Persistia, contudo, a dura realidade: para se casar com uma

---

* Tradução livre: "Quando Syme fazia a ronda no hospital / Viu Joseph Lister no chão, sem vida, / Um bisturi pontiagudo caído a seu lado / E uma carta de amor dizendo que uma hemorragia o tinha matado." (N. da T.)

** Tradução livre: "Assim, todos vocês, jovens cirurgiões, escutem seu aviso / E nunca, de modo algum, desobedeçam ao Mestre Sim; / E todas vocês, donzelas que ouvirem este relato desgraçado, / Pensem em Joseph, na srta. Syme e no bisturi afiado." (N. da T.)

episcopal, ele teria que renunciar a sua filiação na comunidade dos quacres. Para um homem que, apenas sete anos antes, havia pensado seriamente em abandonar os estudos de medicina para se tornar pastor, era uma decisão aflitiva. E não havia apenas consequências religiosas a considerar; havia também riscos financeiros. Até aquele momento, Joseph Jackson continuava a sustentar o filho, concedendo-lhe 300 libras anuais para as despesas, somadas a juros anuais sobre seus próprios bens, no valor adicional de 150 libras. Mas não havia garantia de que seu pai continuaria a lhe dar uma ajuda de custo se ele resolvesse se afastar do rebanho.

Lister acabou perguntando ao pai, sem rodeios, se poderia continuar a contar com seu apoio financeiro caso pedisse a mão de Agnes em casamento. Joseph Jackson pôs as preocupações religiosas de lado e jurou amor ao filho: "Eu não permitiria que a circunstância de ela não fazer parte de nossa sociedade afetasse meus arranjos pecuniários contigo nem alterasse as expectativas que te foram dadas algum tempo atrás."[15] Ele ofereceu dinheiro ao filho para comprar móveis caso a proposta de Lister fosse aceita e lhe disse esperar que Syme "fizesse um acordo" a respeito da filha (em síntese, oferecesse um dote), afirmando que negociaria diretamente com o médico.

O pai lhe assegurou de que nem ele, nem a mãe de Lister queriam que o filho "frequentasse o culto dos 'Amigos' *em nome dos nossos sentimentos*".[16] Sugeriu que o filho se desligasse voluntariamente da Society of Friends, em vez de ser formalmente repudiado, como exigiriam as Regras de Disciplina, se ele se casasse com uma pessoa de outra religião. Joseph Jackson achou que isso seria o melhor para todos — e deixaria a porta aberta caso um dia o filho decidisse voltar à comunidade quacre.

Com a consciência tranquila, Lister fez o pedido de casamento e Agnes aceitou. Ela e a mãe marcaram a data da cerimônia para a primavera seguinte. Lister, ansioso por dar início à vida com sua nova esposa, queixou-se da demora com o pai. Se dependesse de sua vontade, eles se casariam logo de uma vez. Joseph Jackson — sem dúvida se divertindo com a ansiedade do filho de começar a desfrutar dos benefícios da vida doméstica — o tranquilizou: "Minha preferência, como a tua, seria pela antecipação da data, porém verás que existem *razões* pelas quais a marcação deve ser deixada a critério das *senhoras*."[17]

Os presentes de casamento começaram a chegar: um relógio de mármore negro enviado pela família Pim, da Irlanda; um belo jogo de sobremesa oferecido pelo irmão de Lister, Arthur.[18] O jovem cirurgião, que acabara de se mudar, teve que procurar uma nova moradia que se adequasse melhor à vida de casado. Com o dote considerável de Agnes, somado ao dinheiro que Joseph Jackson lhes deu como presente de casamento, o casal podia bancar uma residência mais imponente.[19] Lister optou pelo número 11 da rua Rutland, a poucas portas de suas antigas acomodações. A casa georgiana, com sua fachada de granito, tinha nove aposentos distribuídos em três andares, inclusive um estúdio junto ao vestíbulo, que Lister tencionava transformar em consultório para seus futuros pacientes. Numa carta à mãe, também descreveu um cômodo no segundo andar que tinha sido um quarto de crianças, pois era "bem provido de uma pia com torneiras de água fria e quente".[20]

Em 23 de abril de 1856, os noivos se casaram no salão da Millbank House. Tempos depois, Lucy, a irmã de Agnes, recordou que a cerimônia fora realizada ali "em consideração a qualquer parente quacre"[21] que não se sentisse à vontade comparecendo a um ofício religioso numa igreja. O médico e ensaísta escocês John Brown fez um brinde ao feliz casal após a recepção. O futuro dos dois era brilhante, até porque a estrela de Lister estava em ascensão na comunidade médica de Edimburgo. Em seu discurso, Brown fez uma afirmação presciente: "Lister é alguém que, creio eu, chegará ao ápice de sua profissão."[22]

Quando retornou ao trabalho na Royal Infirmary, Lister continuou a enfrentar os mesmos problemas com que havia lidado no University College Hospital, em Londres. Os pacientes morriam de gangrena, erisipela, septicemia e piemia. Frustrado com o que a maioria dos cirurgiões hospitalares aceitava como algo inevitável, Lister começou a coletar amostras de tecido de seus pacientes para estudá-las sob as lentes do microscópio, para compreender melhor o que acontecia no nível celular.

Como muitos de seus colegas, ele reconhecia que era comum uma inflamação excessiva preceder a instauração de uma doença séptica. Quando isso ocorria, o paciente apresentava febre. O fator subjacente que ligava as duas coisas parecia ser o calor. A inflamação era um calor localizado, ao passo que a febre era o calor sistêmico. Na década de 1850, porém, prevenir qualquer uma das duas coisas era difícil, porque os ferimentos raramente se curavam com asseio, a ponto de muitos médicos considerarem que o "pus salutar" era essencial ao processo curativo.[23] Ademais, havia na classe médica um debate a respeito de a inflamação ser de fato "normal" ou um processo patogênico que era preciso combater.[24]

Lister estava decidido a entender melhor os mecanismos por trás da inflamação. Qual era a ligação entre a inflamação e a gangrena hospitalar? Por que algumas feridas inflamadas se tornavam sépticas e outras, não? Numa carta ao pai, ele escreveu "sentir que os estágios iniciais da [inflamação] não tinham sido acompanhados como deveriam, a fim de se ver a transição do estado de aumento da vermelhidão saudável para a inflamação".[25]

Controlar a inflamação era uma luta cotidiana para os cirurgiões hospitalares. Pessoas da época acreditavam que um ferimento podia cicatrizar de duas maneiras. A situação ideal era quando o ferimento cicatrizava por "primeira intenção", expressão usada pelos cirurgiões para denotar a reunião das duas bordas da ferida com um mínimo de inflamação e supuração (formação de pus). Em termos simples, o ferimento tinha uma cicatrização limpa, ou "doce", para usar um termo da época. A outra situação era o ferimento cicatrizar por "segunda intenção", mediante o desenvolvimento de novas granulações ou de tecido cicatricial — um processo prolongado, não raro acompanhado por inflamação e supuração. Os ferimentos que cicatrizavam por segunda intenção tinham maior tendência a ficar infectados ou "azedar".

Os cirurgiões lidavam com os ferimentos de inúmeras maneiras, demonstrando o quanto eles lutavam para entender e controlar a inflamação, a supuração e a febre. A coisa se complicava pelo fato de o desenvolvimento das infecções sépticas parecer arbitrário e imprevisível em certas ocasiões. Algumas feridas cicatrizavam maravilhosamente bem, com pouca assistência médica, enquanto outras se revelavam fatais, apesar de serem tratadas com cuidado, com trocas frequentes dos curativos e desbridamento (retirada do tecido morto). Um fenômeno notado por muitos cirurgiões era que as fraturas simples, que não resultavam em ruptura da pele, costumavam cicatrizar sem nenhum incidente. Isso reforçava a ideia de que alguma coisa penetrava no ferimento de fora para dentro, o que, por sua vez, deu origem ao conhecido "método de oclusão", que procurava excluir o ar da ferida.

Podia-se chegar ao método de oclusão de muitas formas diferentes, conforme as preferências do cirurgião encarregado do caso. A primeira era cobrir totalmente o ferimento com um curativo seco, tal como a película que era usada para bater ouro em folhas, feita com a membrana externa de intestinos de bezerro ou com gesso aderente. Quando o ferimento cicatrizava por primeira intenção, esse método era bem-sucedido. Mas, quando ocorria supuração, o veneno putrefaciente (ou bactéria, como hoje o conhecemos), na impossibilidade de escapar das limitações impostas pelo curativo, era redirecionado para a corrente sanguínea do paciente, provocando septicemia. Para combater esse efeito, alguns cirurgiões reabriam constantemente o curativo para limpar as secreções, num método chamado de "oclusão com abertura reiterada". Na verdade, Robert Liston denunciou essa prática na década de 1840, assinalando que "o paciente é mantido num estado de agitação constante e, não raro, ao ser desgastado pelo sofrimento, pelas secreções e pela febre héctica, torna-se vítima dessa prática".[26]

Muitos cirurgiões se opunham ao método oclusivo, porque ele aprisionava o calor no interior do ferimento, o que contrariava a intuição acerca do controle do processo inflamatório. Também acreditavam que o local ferido não devia ser inteiramente coberto, porque as ataduras ficavam "carregadas de exalações pútridas e de uma profusão de material sangrento, mal digerido e fétido", o que, por sua vez, deteriorava a lesão. Syme preferia suturar o ferimento, deixando uma pequena abertura para a drenagem. Depois, envolvia tudo, exceto essa porta, com uma faixa larga de gaze seca. Evitava-se o contato com a atadura por cerca de quatro dias, depois dos quais a compressa era retirada e trocada, dia sim, dia não, até a cicatrização da ferida.

Alguns cirurgiões preferiam "curativos de água" ou ataduras molhadas, os quais eles acreditavam combater o calor da inflamação por manterem o ferimento a uma temperatura menor. Outros tentavam irrigar o ferimento diretamente e até imergiam o paciente todo na água, que precisava ser trocada constantemente. Ainda que esse método se revelasse o mais bem-sucedido, por remover — sem querer — a secreção assim que ela se formava, era caro e de execução incômoda, e havia grande discordância a respeito da temperatura ideal da água, se deveria estar quente, morna ou fria.

O maior problema era que, embora grande parte dos cirurgiões tentasse prevenir as infecções nas feridas cirúrgicas, não havia consenso quanto à *razão* pela qual elas ocorriam, para começo de conversa. Alguns acreditavam que a causa era algum tipo de veneno no ar, mas não havia como adivinhar qual era a verdadeira natureza desse veneno. Outros achavam que a infecção da ferida podia ressurgir por meio do processo de geração espontânea, especialmente quando o paciente já se encontrava debilitado.

Quase todos na comunidade médica admitiam que as instalações hospitalares eram um fator que contribuía para o aumento dos índices de infecção constatados naqueles últimos anos. Tipos de pacientes diferentes e em maior número eram admitidos nos hospitais, à medida que estes foram aumentando de tamanho durante o século XIX. Isso ocorreu sobretudo após o advento da anestesia, em 1846, o que deu maior confiança aos cirurgiões para enfrentar operações que eles não necessariamente se atreveriam a realizar antes dessa inovação. Com tantos pacientes nas enfermarias, manter a limpeza dos hospitais se tornou cada vez mais difícil. O autor de um manual importante, o *Year-Book of Medicine, Surgery, and Their Allied Sciences* ["Anuário de medicina, cirurgia e ciências afins"], sentiu necessidade de alertar seus leitores: "As ataduras e instrumentos já empregados em feridas gangrenadas não devem, se possível, ser usados pela segunda vez; as ataduras, a roupa de cama e a roupa pessoal também não devem ser preparadas nem guardadas em quartos nos quais haja pacientes com infecção. A troca frequente de lençóis, cobertores e demais roupas de cama também é de enorme utilidade nos casos em que essas doenças já irromperam."[27]

O nível de higiene que hoje esperamos nos hospitais simplesmente não existia e, com certeza, não estava presente na Royal Infirmary quando Lister iniciou seu trabalho na instituição. Encontrar um caminho para o entendimento da natureza da inflamação e da infecção tinha se tornado mais crucial do que nunca.

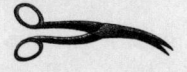

DURANTE SEU PRIMEIRO ANO de casada, Agnes se acostumou com a visão de rãs em casa.²⁸ A obsessão do marido pelos anfíbios começara na lua de mel. Antes de partirem para uma temporada de quatro meses pela Europa, os recém-casados pararam na casa de um tio em Kinross, a apenas um dia de viagem de cabriolé de Edimburgo. Lister levara o microscópio na viagem e, após capturar algumas rãs na área externa da propriedade do tio, improvisou um laboratório para iniciar uma série de experimentos que esperava que o ajudassem a compreender melhor o processo da inflamação — assunto que o consumiria pelo resto da vida. Infelizmente para Lister (mas felizmente para as rãs), os animais conseguiram fugir, causando um tumulto na casa, com a correria dos criados na tentativa de capturá-los. Depois que o casal regressou de suas viagens, Lister retomou os experimentos, dessa vez em seu próprio laboratório, no térreo de sua casa na rua Rutland. Trabalhou de modo incansável, com a esposa diligente a seu lado. Agnes com frequência anotava observações que Lister ditava, registrando-as com letra meticulosa em seus arquivos. Na verdade, parecia não haver muito tempo para nada, exceto o estudo.

Até então, Lister havia examinado principalmente tecidos mortos sob o microscópio.²⁹ Tais amostras eram muitas vezes retiradas de pacientes de quem ele cuidava na Royal Infirmary ou, em alguns casos, colhidas até no próprio corpo. Mas o que ele realmente precisava era de tecido vivo, a fim de entender exatamente como reagiam os vasos sanguíneos em circunstâncias diferentes. Tratava-se de um passo crucial para sua compreensão do cuidado com as feridas e das causas das infecções pós-operatórias. Mais uma vez, ele voltou a atenção para as rãs, agora visitando o lago Duddingston, a leste do centro da cidade, a fim de obter um lote de animais para pesquisar o assunto. Foi então que começou a desvendar o mistério que havia perturbado sua profissão durante séculos.

As investigações de Lister sobre a inflamação foram uma continuação do trabalho anterior conduzido por seu professor Wharton Jones, do UCL, que tinha feito algumas observações em microscopia sobre os vasos sanguíneos periféricos, usando tecidos transparentes de asas de morcego e membranas das patas de rãs.[30] Tal como seu antigo professor, Lister percebeu que o fluxo mais lento do sangue nos capilares parecia preceder a instauração da infecção. O que ele queria entender era como a inflamação afetava os vasos sanguíneos e o fluxo do sangue nos membros sadios. Em seu laboratório doméstico, concebeu uma série de experimentos em que infligiu lesões controladas e gradativas nas membranas interdigitais de rãs, medindo o diâmetro dos vasos sanguíneos com um micrômetro ocular em cada ocasião. Para isso, pôs vários irritantes nas membranas, começando por água morna e aquecendo aos poucos a cada aplicação, até finalmente atingir o ponto de ebulição. Em seguida, Lister testou os efeitos de clorofórmio, mostarda, óleo de cróton e ácido acético nas membranas.

Era crucial para seus experimentos assinalar o papel exercido pelo sistema nervoso central nas inflamações. Para melhor entender essa questão, Lister fez a vivissecção de uma rã grande e tratou de retirar seu cérebro inteiro, sem lesionar a medula espinhal. (A prática de seccionar animais vivos para fazer investigações científicas tinha uma longa história na Grã-Bretanha. Em 1664, Robert Hooke — um dos membros fundadores da Royal Society e pioneiro do microscópio — amarrou um cachorro vira-lata a sua mesa de laboratório e se pôs a abrir o peito do animal aterrorizado, para poder examinar o interior da caixa torácica e compreender melhor os mecanismos envolvidos na respiração. O que Hooke não havia percebido, antes de iniciar o experimento, era que os pulmões não eram músculos e que, ao abrir o peito do animal e inutilizar o diafragma, havia destruído a capacidade de ele respirar sozinho. Para manter o cachorro vivo, Hooke lhe inseriu um tubo oco na garganta, até a traqueia. Depois, bombeou ar nos pulmões do cachorro com um fole, por mais de uma hora, estudando cuidadosamente como os órgãos se expandiam e se contraíam a cada respiração artificial. Durante todo esse tempo, o animal olhava para ele, apavorado, incapaz de gemer ou uivar de agonia. Tal como Hooke, Lister via a vivissecção como um mal necessário no seu campo profissional, uma prática de valor inestimável para suas pesquisas e para salvar a vida de seus pacientes.)

Depois de retirar o cérebro da rã, ele observou que "as artérias, que antes tinham estado com o tamanho pleno, transmitindo fluxos rápidos de sangue, ficaram completamente contraídas, de modo que as membranas interdigitais pareciam exangues, exceto nas veias".[31] Nas horas seguintes, Lister continuou a manipular a medula espinhal, inclusive tirando pequenos pedaços dela em alguns momentos, até a rã finalmente morrer: "O sangue havia parado de circular, em consequência da debilidade do coração."[32] Ele deduziu que as artérias de rãs desprovidas de cérebro e medula espinhal não se dilatavam.

Lister resolveu apresentar suas descobertas ao Royal College of Surgeons, em Edimburgo. Chegada a ocasião de fazer seu discurso, entretanto, ainda não havia concluído satisfatoriamente seus experimentos. Com o prazo se encurtando, o pai dele, que estava de visita ao jovem casal na Escócia, notou na noite anterior que o filho só havia concluído metade do discurso, e que "um terço dele teria de ser proferido de improviso" no dia da apresentação.[33] No entanto, apesar de todo esse despreparo, o trabalho foi apresentado sem qualquer empecilho e teve uma versão publicada nas *Philosophical Transactions of the Royal Society*.

Nesse artigo, Lister afirmou que "certa dose de inflamação, causada pela irritação direta, é essencial para a união primária".[34] Em outras palavras, a inflamação resultante de incisão ou fratura era esperada quando se sofria um ferimento e, de fato, fazia parte do processo curativo natural do corpo. A inflamação de um ferimento não necessariamente era um presságio da sépsis. Contrariando Wharton Jones, Lister afirmou que o tônus vascular da perna da rã ficava sob o controle da medula espinhal e do bulbo raquidiano, de modo que a inflamação podia ser diretamente afetada pelo sistema nervoso central.[35] Em termos simples, Lister acreditava na existência de dois tipos de inflamação: local e nervosa.

Nos comentários finais, ele narrou suas observações experimentais das rãs, relacionando-as com situações clínicas como o traumatismo causado à pele pela água fervente ou por incisões cirúrgicas. Esses primeiros estudos foram cruciais para o futuro trabalho clínico de Lister sobre a cicatrização de ferimentos e os efeitos da infecção nos tecidos.[36] Em última análise, ele estava equivocado ao crer que havia dois tipos de inflamação, mas, por meio de seu trabalho inovador, garantiu uma apreensão melhor dos efeitos surtidos pela inflamação na perda de vitalidade dos tecidos. Isso foi de suma importância para ajudá-lo a entender por que a sépsis tendia a se desenvolver nos tecidos lesionados.

Mesmo depois de sua palestra no Royal College of Surgeons e quando não estava dando aulas nem tratando de pacientes na Royal Infirmary, ele deu continuidade a sua experimentação intensiva com as rãs, sendo auxiliado por Agnes. Isso levou Joseph Jackson a lhe escrever: "Sinto-me propenso a indagar que novos pontos [...] tornam necessários mais outros experimentos com as pobres rãs."[37] Não seria a última vez que o rigor de Lister e sua atenção aos detalhes constituiriam um entrave à publicação, em tempo hábil, de pesquisas importantes. Ainda assim, durante os primeiros três anos de casamento, ele conseguiu publicar quinze artigos, nove dos quais somente em 1858. Todos se basearam em suas descobertas originais, e muitos detalharam os resultados de suas investigações fisiológicas sobre a origem e o mecanismo da inflamação, o que lhe deu uma base sólida sobre a qual erigiu seu trabalho seminal.

7
LIMPEZA E ÁGUA FRIA

"O cirurgião é como o agricultor que, tendo semeado seu campo, espera com resignação o que a colheita possa trazer, e então colhe, plenamente cônscio de sua impotência ante as forças da natureza, que podem lançar sobre ele a chuva, o furacão e a tempestade de granizo."[1]

— RICHARD VON VOLKMANN

EM JULHO DE 1859, James Lawrie — catedrático de cirurgia clínica da Universidade de Glasgow, então com 59 anos — sofreu um derrame que lhe roubou a capacidade de andar e falar. Ele era um professor renomado na universidade e havia até lecionado para David Livingstone, o famoso missionário médico e explorador. Seu cargo, cobiçado por muitos na comunidade cirúrgica, de repente ficou em jogo.

Lister escreveu imediatamente a seu pai, transmitindo a notícia: "O dr. Lawrie [...] encontra-se num estado de saúde tal que não poderá permitir-lhe exercer seu cargo por muito mais tempo."² Ele próprio expressou interesse em se candidatar a essa posição. Com um título tão prestigioso, ficaria apto a aumentar sua lucrativa clínica particular em Glasgow, algo que não havia conseguido fazer em Edimburgo. Além disso, supôs que seria nomeado cirurgião do hospital da cidade, por meio da influência de amigos que faziam parte do corpo docente médico de lá.³ Mais importante ainda, conforme disse ao pai, ele estava confiante de que, se obtivesse o cargo, a nova posição lhe "daria maior direito a qualquer nomeação em Londres" que eventualmente surgisse no futuro.

Mas havia um senão. A mudança de Lister para Glasgow significaria o fim da parceria de seis anos com seu amigo, colega e sogro. Ele declarou com pesar para Joseph Jackson: "Eu lamentaria muitíssimo deixar Edimburgo e, em especial, o sr. Syme, por quem, como sabes, tenho profunda estima."⁴ Inquietava-se também com o que a partida significaria para seu velho mentor e para a prática cirúrgica que os dois tinham cultivado nos anos anteriores: "O sr. Syme [...] evidentemente ficaria mais satisfeito se eu permanecesse aqui e o auxiliasse no hospital [...] pois não há mais ninguém nesta cidade, além de mim, que esteja no mesmo nível que ele em matéria de cirurgia." Apesar disso, o cirurgião de 32 anos não podia ignorar as oportunidades que teria pela frente se assumisse uma cátedra em Glasgow. Deixou de lado seu apego a Syme e à Royal Infirmary e se candidatou ao cargo.

Sete outros profissionais altamente qualificados também pleitearam a posição: cinco de Glasgow e dois de Edimburgo. Para complicar as coisas, todas as nomeações para cátedras universitárias na Grã-Bretanha estavam nas mãos de um ministro da Coroa, o qual não deveria ter grande conhecimento dos requisitos específicos de qualquer cargo nem dos candidatos que seriam mais qualificados para ocupá-los. Com toda a cortesia, Syme recomendou o genro, assinalando, numa linguagem caracteristicamente concisa, que Lister tinha "rigoroso apreço pela exatidão, poderes de observação extremamente acurados e admirável discernimento, unidos a uma destreza manual incomum e a uma mentalidade prática".[5]

O tempo passou, mas ainda não havia notícias sobre o cargo. E então, em dezembro, Lister recebeu uma carta particular de um confidente informando que a cátedra lhe seria oferecida.[6] Mas sua euforia logo foi contida quando o jornal *The Glasgow Herald* anunciou, em janeiro, que a questão ainda não fora resolvida. O artigo chamou atenção para uma carta aberta que havia circulado em toda a comunidade médica enviada pelos dois membros do Parlamento que representavam a cidade, os quais haviam solicitado aos médicos locais que "nos informem qual é, em sua opinião, o candidato mais qualificado para a nomeação, assinalando seu nome com uma cruz".[7] Houve uma comoção dos interessados a respeito da corrupção e do fisiologismo. Afinal, se um candidato fosse escolhido a dedo por médicos de Glasgow, certamente haveria um preconceito contra pessoas de fora, como Lister.

O protesto ganhou força, e William Sharpey, John Eric Erichsen e James Syme escreveram cartas apoiando a candidatura de Lister.[8] Dez dias após a publicação do editorial, ele foi oficialmente convidado pelo ministro do Interior a ocupar o cargo de Lawrie. No dia seguinte, o filho radiante escreveu ao pai: "Finalmente chegou a bem-vinda notícia [...] de que Sua Majestade aprovou minha nomeação."[9] Lister se descreveu "inebriado por [uma] alegria" que foi "duplicada ou triplicada, não duvido, pelo longo período de suspense que a precedeu". Como uma feliz consequência, ele também acreditou que essa decisão havia inocentado Glasgow da acusação de tacanheza e espírito mesquinho que lhe é feita universalmente. Lister acreditava que ele e Agnes se sentiriam em casa nessa nova cidade.

★ ★ ★

Glasgow ficava a apenas setenta quilômetros de Edimburgo. Uma antiga universidade se encontrava no coração das duas cidades, porém a atmosfera intelectual de Glasgow era muito diferente daquela a que Lister havia se acostumado em Edimburgo, trabalhando ao lado de Syme. A comunidade médica de Glasgow era mais autoritária do que especulativa, mais conservadora do que rebelde, e as inovações dificilmente lhe eram bem-vindas.[10] Lister lutaria para encontrar seu lugar entre os adeptos de uma mentalidade mais tradicionalista na universidade.

Quando ele chegou para sua cerimônia de posse, a sala estava lotada de homens ilustres da instituição, as mesmas pessoas que logo se tornariam seus colegas. Eles haviam se reunido em bandos para ouvir o novo catedrático de cirurgia clínica fazer seu primeiro discurso. Lister estava nervoso. Um dia antes, fora informado de que teria que apresentar sua tese em latim, uma tradição antiquada que provinha da crença de que os médicos deveriam ser capazes de exibir a amplitude de seus conhecimentos. Um contemporâneo escreveu: "Devemos primeiro ser homens e cavalheiros, antes de sermos médicos ou homens da ciência."[11]

Até altas horas da noite anterior, Lister tivera muitas dificuldades para preparar seu importante discurso. E então, ao se colocar diante da plateia, ficou segurando nervosamente um dicionário de latim que tinha levado, por sugestão de Agnes.[12] Para agravar sua angústia, também temia que sua gagueira voltasse, como às vezes acontecia quando ele ficava sob intensa pressão. Mas, à medida que começou a falar, foi entrando no ritmo, e o latim fluiu de sua boca com surpreendente desenvoltura.[13] Quando ele estava prestes a se lançar em novas passagens de sua tese, o reitor da universidade se levantou de seu assento e o interrompeu. Indicou que Lister podia parar, porque já havia atendido às exigências com os primeiros parágrafos de seu artigo. Tinha sido aprovado no primeiro teste.

Apesar das tendências conservadoras, havia mudanças em andamento na Universidade de Glasgow. Nomeações recentes para o corpo docente tinham atraído novas personalidades e ajudado a neutralizar a reputação meio decadente da instituição. Em 1846, William Thomson (conhecido como lorde Kelvin, que mais tarde formularia a primeira e a segunda leis da termodinâmica) se ligou ao corpo docente como professor de filosofia natural, levando consigo a ênfase no trabalho laboratorial e experimental em sala de aula. Dois anos depois, Allen Thomson se tornou professor de anatomia. Suas aulas de anatomia microscópica foram uma contribuição inédita ao currículo estagnado da universidade. Em consequência dessas mudanças, a instituição começou a ver um aumento sistemático em sua captação de estudantes de medicina. Quando Lister ingressou no corpo docente, havia 311 estudantes matriculados, quase o triplo do número de apenas vinte anos antes.[14] Dentre eles, mais da metade tinha se inscrito na nova disciplina de cirurgia sistemática a ser lecionada por Lister, o que fez dela a mais concorrida de seu tipo na Grã-Bretanha.[15]

A universidade não estava equipada para esse afluxo repentino de estudantes. Enquanto Edimburgo destinara centenas de libras à reforma de suas salas de aula e a equipamentos de ensino, Glasgow não investira praticamente nada.[16] Lister, cujos métodos práticos de ensino requeriam o uso de espécimes, modelos e desenhos anatômicos, considerou inadequado o anfiteatro que lhe destinaram. Resolveu, então, investir recursos próprios na reforma do espaço, e as providências que tomou incluíram a construção de um "gabinete particular" anexo ao anfiteatro, onde ele pudesse guardar sua coleção inusitada de espécimes.[17] As mesas e cadeiras também foram substituídas e toda a sala foi limpa e, mais tarde, ganhou uma nova pintura. A redecoração, por sua vez, recebeu a ajuda de Agnes. Escrevendo em maio para Isabella, a mãe de Lister, ela observou: "Como está bonito! [...] com o feltro verde nas três portas e o quadro de diagramas destacando a cor do carvalho, e com as pequenas maçanetas de latão brilhante das portas a destacá-las; e com a belíssima lousa de um lado e o esqueleto montado de outro. Há algumas chapas penduradas num quadro de diagramas e algumas preparações na bonita mesa de carvalho."[18] As reformas surtiram um efeito instantâneo nos alunos de Lister, que tiravam o chapéu ao entrar no anfiteatro e esperavam num silêncio reverente depois de ocuparem seus lugares.[19] O novo ambiente lhes dava um sinal de que eles podiam esperar uma abordagem igualmente nova para sua formação.

Apesar das apreensões que ainda tinha quanto a falar diante de grandes plateias, a primeira aula de Lister foi um sucesso absoluto. Ele começou com uma citação do cirurgião quinhentista Ambroise Paré, autor da célebre frase "Eu o tratei, Deus o curou", antes de passar a uma discussão sobre a importância da anatomia e da fisiologia na cirurgia.[20] O discurso de Lister foi informativo e divertido. Seu sobrinho disse que os estudantes "também riram, nos momentos certos", quando esse quacre, normalmente reservado, fez um ataque "sereno e cavalheiresco à homeopatia", a qual condenava desde seus tempos de estudante no UCL.

Um dos principais assuntos de sua fala foi a importância de produzir cotos funcionais quando da amputação de membros, para que os amputados pudessem recuperar o máximo possível das funções e não se transformassem num fardo para a família ou a sociedade. Mais uma vez, levou a plateia às gargalhadas ao contar a história de um jovem estoico que conseguira executar a dança folclórica tradicional das Terras Altas da Escócia depois de sofrer uma amputação das duas pernas, executada por Lister.[21] Após a aula, o novo professor assim escreveu a sua mãe: "Agora sinto que, com a mesma ajuda gentil, posso fazer qualquer coisa [...] Foi curioso ver como ficou inteiramente ausente qualquer sombra de nervosismo durante todo o processo."[22]

LIMPEZA E ÁGUA FRIA

Os estudantes se afeiçoaram de imediato ao novo catedrático, que, por sua vez, ficou cada vez mais à vontade em seu papel de professor. Chegaram até a dar graças pela tendência dele a gaguejar nas palestras, o que o forçava a falar devagar e lhes permitia tomar notas com mais facilidade. Tempos depois, um de seus formandos escreveu que, na verdade, Lister era venerado pelos alunos. Em Edimburgo, Syme também soube do progresso de seu protegido e assim escreveu ao genro: "Pode-se considerar que a partida está em suas mãos"; e acrescentou, quase como uma reflexão posterior: "Desejo-lhe toda a tranquilidade ao disputá-la."[23]

Logo depois de sua nomeação para a universidade, Lister foi eleito membro da Royal Society — uma honra extraordinária numa etapa tão inicial de sua carreira. Era uma distinção que também fora concedida a seu pai, em sinal de reconhecimento pelo desenvolvimento da primeira lente acromática. Joseph Jackson ficou encantado com a notícia de que o filho se juntara a ele como membro da sociedade. Lister se uniu a uma longa lista de membros ilustres, cujos nomes incluíam Robert Boyle, Sir Isaac Newton e Charles Darwin. A eleição foi um tributo à originalidade de suas pesquisas sobre a inflamação e a coagulação do sangue, as quais ele havia apresentado à Royal Society numa série de artigos em 1860.

Lister estava profundamente imerso em seu trabalho na universidade quando se candidatou a um cargo de cirurgião na Royal Infirmary de Glasgow. Ele acreditava que um cargo hospitalar era essencial para seu papel de professor, pois lhe permitiria demonstrar aos estudantes suas teorias e métodos em pacientes reais e vivos. Antes de assumir sua cátedra, ele ouvira de alguns amigos do corpo docente de medicina que sua nomeação para a Royal Infirmary estaria praticamente garantida depois que ele se instalasse na academia. Aliás, ele tinha revelado essa expectativa na primeira carta ao pai sobre a aposentadoria de Lawrie e a vaga na universidade. Assim, causou-lhe imensa surpresa ter sua candidatura rejeitada.

Lister levou seu caso à apreciação de David Smith, um fabricante de botas e sapatos que era também presidente da diretoria do hospital. Podia-se comprar o ingresso na diretoria por meio de uma grande doação, de modo que não era incomum um hospital ser administrado por pessoas como Smith, sem qualquer formação médica. A diretoria da Royal Infirmary tinha 25 membros. Dois eram professores de medicina na universidade, mas o restante era uma miscelânea de religiosos, políticos e outros representantes de órgãos públicos, longe de serem visionários científicos. Era inevitável que Lister — um homem que tentava reformar a prática cirúrgica por dentro e num nível fundamental — esbarrasse em alguém como Smith, para quem os hospitais existiam por uma única razão: tratar dos pacientes. Aos olhos de Lister e de contemporâneos progressistas como James Syme, um hospital era muito mais do que isso: era um lugar em que os alunos podiam aprender com casos da vida real.

Lister explicou a Smith que era importante, como professor de cirurgia clínica, que ele pudesse fazer demonstrações para os estudantes nas enfermarias do hospital, de modo que eles tivessem como unir a teoria à prática. Ele próprio era produto desse tipo de formação. Smith achou a ideia um disparate. "Pare, pare, sr. Lister. Essa é uma ideia típica de Edimburgo", disse ao cirurgião frustrado.[24] "Nossa instituição é curativa. Não é educacional." A maioria dos diretores do hospital concordava com Smith e votou contra a nomeação de Lister em 1860.

Havia certa verdade na afirmação de Smith de que o papel primordial da Royal Infirmary de Glasgow era curativo. A população da cidade havia quadruplicado entre 1800 e 1850, e tornaria a fazê-lo entre 1850 e 1925. Houvera um afluxo de habitantes desvalidos das Terras Altas da

Escócia na década de 1820, e milhares de pessoas tinham fugido da fome causada pela crise no cultivo da batata, na Irlanda, na década de 1840. Na época da chegada de Lister, Glasgow era uma das maiores cidades do mundo, conhecida como "a segunda cidade do Império", depois de Londres. Como único grande hospital numa cidade com uma população de 400 mil habitantes, a Royal Infirmary lutava para acompanhar a crescente demanda de atendimento médico que lhe era imposta.

Tal como em Londres e Edimburgo, o crime era endêmico e as doenças ocorriam numa escala desenfreada. Glasgow, no entanto, era pior do que a maioria das cidades da Grã-Bretanha nessa época. Em sua visita à cidade, o filósofo e jornalista alemão Friedrich Engels observou: "Vi a degradação humana em algumas de suas piores fases, tanto na Inglaterra quanto no exterior, mas posso afirmar com conhecimento de causa que, até visitar as ruelas de Glasgow, eu não acreditava que existisse tão grande quantidade de imundície, crime, miséria e doença em determinado lugar de qualquer país civilizado."[25] Era um local, nas suas palavras, em que "nenhuma pessoa que dispensasse um tratamento digno aos animais estabularia o próprio cavalo".

Glasgow estava expandindo sua indústria pesada, em particular nas áreas de construção naval, engenharia, construção de locomotivas, metalurgia e petróleo. Como consequência, lesões terríveis eram uma presença constante no hospital. Houve o caso de William Duff, de 35 anos, que sofreu graves queimaduras no rosto e na parte superior do tronco ao acender uma vela acima de um poço de inspeção na nova refinaria de Keith Place.[26] Houve também o de Joseph Neille, de 18 anos, que estava trabalhando numa fábrica de munição quando pôs no fogo uma lata que ele supunha conter chá. Só quando já era tarde demais percebeu que, na verdade, o recipiente continha quase um quilo de pólvora.[27] Era frequente o hospital lidar com traumatismos cranianos, mãos decepadas e quedas fatais.

Devido ao aumento do número de acidentes industriais e aos surtos contínuos de doenças, é compreensível que David Smith achasse que o dever primordial da Royal Infirmary era com seus pacientes, não com estudantes de medicina e seus professores. Todavia, a visão de Smith de que a presença de alguém como Lister seria um obstáculo — por ele usar as enfermarias como um ambiente de ensino — não era de modo algum universal. Décadas antes, muitos hospitais urbanos da Grã--Bretanha haviam reconhecido os benefícios de firmar parcerias com universidades, a fim de atrair os melhores e mais brilhantes profissionais da área médica.

Quase todos os cargos de medicina dos maiores hospitais da Grã-Bretanha, em 1860, eram voluntários, e, embora fosse prestigioso ocupá-los, os médicos e cirurgiões não recebiam salários. O grosso da receita dos cirurgiões provinha de duas fontes: a clínica particular e alunos que pagavam honorários. E, com o desenvolvimento do ensino clínico nos hospitais de Paris e em outros locais, os estudantes britânicos haviam passado a esperar o mesmo rigor na formação em sua terra natal. Os administradores dos hospitais sabiam que, se deixassem suas equipes médicas lecionar nas enfermarias, poderiam atrair alguns dos médicos e cirurgiões mais renomados, os quais, de outro modo, teriam pouco incentivo para ceder seu tempo e seus conhecimentos a instituições que não ofereciam pagamento. É evidente que a Royal Infirmary de Glasgow não compartilhava essa visão na época em que Lister se candidatou a um cargo de cirurgião em suas instalações. Isso se revelou ainda mais absurdo uma vez que o hospital ficava perto da universidade, o que teria facilitado o estabelecimento de uma aliança mutuamente benéfica entre os dois.

Passaram-se meses sem que Lister fosse oficialmente encarregado de pacientes no hospital da cidade. Seus alunos estavam igualmente desolados com a demora, porque isso significava que eles também não poderiam se beneficiar de nenhum ensino clínico com ele nas enfermarias.

Os estudantes se sentiam tão encantados com as aulas de Lister que fizeram dele o presidente honorário de sua sociedade de medicina. No fim do período letivo de inverno, a turma deu um passo a mais para mostrar seu apreço pelo tão admirado professor. Os alunos assinaram uma declaração em que expressavam seu desejo de que a nomeação dele para a Royal Infirmary fosse iminente: "Permita-nos externar nossa esperança, a bem do progresso da profissão e da instituição em si, de que, na próxima nomeação de um cirurgião para a Royal Infirmary, a candidatura dele obtenha o sucesso exigido por sua capacidade e sua posição."[28] O documento foi assinado por nada menos que 161 estudantes.

Na verdade, somente quase dois anos *depois* de começar a lecionar na universidade é que Lister foi encarregado dos pacientes na Royal Infirmary de Glasgow.[29] Mesmo depois de aprovada a moção, continuou a haver protestos de alguns dirigentes do hospital, que manifestavam preocupação com a fama de progressista de Lister, cada vez maior. Apesar disso, ele tinha vencido sua batalha, embora ainda não a guerra.

Quando Lister pôs os pés nas enfermarias do hospital, em 1861, uma nova ala cirúrgica acabara de ser construída. Originalmente, o hospital tinha 136 leitos, mas, com esse acréscimo, passou a ter 572, o que o levou a ficar com o dobro do tamanho da Royal Infirmary de Edimburgo e o quádruplo das dimensões do hospital londrino em que Lister fizera sua formação quando estudante.[30] Cada cirurgião era encarregado de uma enfermaria feminina e duas masculinas, sendo estas últimas divididas entre o tratamento dos casos graves e crônicos. Apesar de ter sido inaugurada havia poucos meses, a ala cirúrgica não tardou a se revelar um dos lugares mais insalubres em que Lister já havia trabalhado.[31] Como observou um de seus colegas, "ter pouco tempo não a poupou de ser invadida pelas doenças predominantes dos ferimentos infectados".[32]

Os tão conhecidos inimigos — a hemorragia secundária, a septicemia, a piemia, a gangrena hospitalar, o tétano e a erisipela — nunca estiveram ausentes das enfermarias. A supuração infecciosa das feridas, por exemplo, chegava a ser um quadro esperado. A enfermaria de Lister dedicada a pacientes em estado grave ficava localizada no térreo, que era adjacente ao cemitério (abarrotado de cadáveres em decomposição, provenientes da mais recente epidemia de cólera) e separado dele apenas por uma parede fina. Lister reclamou que "a camada superior de uma profusão de caixões" ficava poucos centímetros abaixo da superfície do solo, e disse ser "uma decepção para todos [que] essa nobre estrutura tenha se revelado extremamente insalubre".[33] Também eram poucas as providências tomadas para a higienização das mãos e dos instrumentos em todo o hospital. Como refletiu o cirurgião residente de Lister, "quando quase todas as feridas estavam fétidas por causa da supuração, parecia natural, naquele momento, adiar a limpeza completa das mãos e dos instrumentos até que estivesse encerrada a ronda de curativos e exames".[34] Tudo era envernizado por uma camada de sujeira.

Como a maioria dos hospitais dos anos 1860, a Royal Infirmary atraía pacientes que eram pobres demais para buscar atendimento particular. Alguns eram mal-educados e analfabetos. Muitos médicos e cirurgiões os consideravam socialmente inferiores e os tratavam com um distanciamento clínico que, não raro, era desumanizante. Lister, fiel a suas raízes quacres, exibia um nível incomum de compaixão pelos ocupantes de suas enfermarias. Recusava-se a usar a palavra "caso" ao se referir aos pacientes, preferindo, em vez disso, chamá-los de "esse pobre homem" ou "essa gentil senhora".[35] Também recomendava aos alunos que usassem "termos técnicos", para que "não se dissesse nem sugerisse nada que pudesse, de algum modo, causar-lhes angústia ou alarme"[36] — o que hoje seria visto como antiético, sem dúvida, mas era fruto de pura compaixão quando sugerido por Lister. Tempos depois, um de seus estudantes relatou uma ocasião em que Lister repreendeu um instrumentador que entrara no centro cirúrgico levando uma bandeja de bisturis descoberta. O experiente cirurgião jogou prontamente uma toalha sobre a bandeja e disse, falando devagar e em tom pesaroso: "Como pode o senhor expressar um descaso tão cruel pelos sentimentos dessa pobre mulher? Já não basta ela estar passando por essa provação sem que se agrave desnecessariamente seu sofrimento com a exibição desse conjunto de peças frias de aço?"[37]

Lister compreendia que estar num hospital podia ser uma experiência apavorante, e seguia um princípio moral próprio: "Todo paciente, até o mais degradado, deve ser tratado com o mesmo cuidado e a mesma consideração que se dariam ao próprio príncipe de Gales."[38] Ele ia muito além das obrigações de praxe quando se tratava de acalmar as crianças internadas em suas enfermarias. Seu cirurgião residente, Douglas Guthrie, relatou, tempos depois, a história comovente de uma menininha que chegou ao hospital com um abscesso no joelho. Depois de Lister tratar do abscesso e fazer o curativo, a menina lhe mostrou sua boneca. Com toda a gentileza, ele a pegou e notou que faltava uma perna. A garotinha procurou algo embaixo do travesseiro e, para grande diversão de Lister, pegou o membro amputado. Ele balançou a cabeça como se estivesse vendo algo abominável enquanto inspecionava sua mais nova paciente. Virou-se para Guthrie e pediu agulha e linha. Com cuidado, costurou a perna na boneca e, com sereno deleite, devolveu-a à garotinha. Guthrie disse que "os grandes olhos castanhos [da menina] expressaram uma gratidão infindável, mas nenhum dos dois disse uma palavra sequer". O cirurgião e a criança pareciam se entender perfeitamente.[39]

Quando a dor era parte inevitável do tratamento, muitas vezes era difícil conquistar a confiança daqueles que não compreendiam plenamente os procedimentos a que eram submetidos. Lister sem dúvida teve sua cota de pacientes problemáticos, mas isso nunca pareceu perturbá-lo.

Certa vez, uma operária metalúrgica de quarenta anos, registrada nos livros como "Elizabeth M'K", chegou à Royal Infirmary de Glasgow com um ferimento na mão. Lister a operou e, nas semanas seguintes, tentou curvar os dedos dela para trás, a fim de restabelecer a flexibilidade de músculos e tendões. Infelizmente, por engano, a mulher achou que a intenção dele era quebrar seus dedos e, apavorada, fugiu do hospital. Voltou cinco meses depois, com a mão praticamente paralisada, por tê-la mantido o tempo todo numa tala. Demonstrando uma paciência aparentemente infinita, Lister recomeçou a terapia e, com o tempo, a paciente recuperou parte dos movimentos.

Na volta à enfermaria depois de uma operação, Lister acompanhava pessoalmente os casos mais graves e insistia em ajudar a transferir a pessoa da maca para a cama. Para garantir o conforto do paciente, dispunha de um conjunto de pequenas almofadas e recipientes de água quente, avisando aos auxiliares que estes últimos tinham que ficar cobertos por uma flanela, para que a pessoa anestesiada não se queimasse sem querer durante a recuperação. Chegava até a ajudar a vestir os doentes após a cirurgia. Um de seus cirurgiões residentes descreveu que, "com um cuidado imenso, ele trocava a roupa de cama" do paciente, "deixando tudo esticado e liso".[40] Aos que estavam acordados, ele indagava: "E então, está confortável?" Só depois passava para o leito seguinte.

Mesmo em sua clínica particular, ele exibia profunda empatia pelos pacientes — uma empatia que se estendia ao bolso deles. Por conseguinte, opunha-se a apresentar faturas às pessoas de quem tratava e ensinava a seus alunos que eles não deveriam "cobrar por [seus] serviços como um comerciante cobra por suas mercadorias". Refletindo os ideais de sua religião, Lister acreditava que a maior recompensa de um cirurgião era saber que havia praticado um ato em prol dos doentes. "Acaso devemos cobrar o sangue que é retirado ou a dor que causamos?", perguntava aos alunos.[41]

LIMPEZA E ÁGUA FRIA

Quando não estava absorto em seu trabalho no hospital, Lister recomeçou a fazer experiências em seu laboratório doméstico, publicando várias descobertas sobre a coagulação sanguínea e as inflamações. Nessa época, descobriu que o sangue permanecia parcialmente líquido durante horas num tubo de borracha vulcanizada, mas coagulava rapidamente quando colocado numa xícara comum. Concluiu que a coagulação do sangue era causada pela "influência exercida pela matéria comum, cujo contato, durante um período brevíssimo, efetua uma modificação no sangue, induzindo a uma reação recíproca entre seus componentes sólidos e líquidos, na qual os corpúsculos transmitem ao *liquor sanguinis* uma propensão a coagular".[42] Ele também voltou sua atenção para o exame microscópico de tecidos supurativos, incluindo o globo ocular de um coelho, a jugular de um pônei e um novo conjunto de tecidos extirpados de seus próprios pacientes.

Lister desenhou e patenteou vários instrumentos cirúrgicos, mostrando-se inovador tanto nos métodos operatórios quanto no manejo das feridas cirúrgicas.[43] Dentre eles se destacavam uma agulha para suturar os cortes, um ganchinho capaz de retirar objetos do ouvido e um torniquete para comprimir a aorta abdominal — o maior vaso sanguíneo do corpo humano. Seu instrumento cirúrgico mais famoso foi o fórceps sinusal. Com um cabo de anéis circulares semelhante ao das tesouras, as lâminas estreitas de quinze centímetros de comprimento eram capazes de retirar um grânulo do menor dos orifícios.

Esses instrumentos, apesar de úteis, pouco contribuíram para diminuir as taxas de mortalidade hospitalares. As pessoas continuavam a morrer em números alarmantes quando o hospitalismo irrompia nas enfermarias. Em agosto de 1863, Lister fez uma cirurgia no pulso de um operário de 22 anos, chamado Neil Campbell. O cirurgião tinha desenvolvido um método para retirar ossos problemáticos da área sem recorrer à amputação da mão. Meses depois, o rapaz voltou, novamente com o pulso cariado. Lister repetiu o procedimento, dessa vez retirando uma parte maior do osso. Embora a cirurgia tivesse sido um sucesso, o mesmo não se deu com a recuperação de Campbell. Logo depois, o homem desenvolveu uma piemia e morreu.[44] Lister se sentia cada vez mais frustrado com sua incapacidade de prevenir e administrar os problemas sépticos de seus pacientes. Suas anotações sobre os casos catalogam as perguntas que o atormentavam: "23h. Dúvida: como é que a matéria venenosa passa do ferimento para as veias? Será que o coágulo dos orifícios das veias cortadas supura, ou a matéria venenosa é absorvida por veias diminutas e carregada para os troncos venosos?"[45]

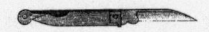

APESAR DE SUA DILIGÊNCIA PROFISSIONAL, a vida pessoal de Joseph Lister o estava afligindo. Num dia sombrio de março de 1864, Agnes embarcou numa viagem a Upton para visitar os sogros. A mãe de Lister, Isabella, voltara a ficar muito doente, sofrendo com um dos muitos problemas de pele que preocupavam o filho: a erisipela. As filhas dela moravam perto, mas tinham suas próprias famílias e não podiam fornecer o nível de cuidados de que a mãe necessitava. Embora Lister houvesse insinuado, numa carta enviada ao pai durante seu primeiro ano de casamento, que Agnes talvez estivesse grávida, esse filho não tinha chegado e jamais chegaria. A tarefa de cuidadores coube ao casal sem filhos.

Enquanto isso, vagou uma cátedra na Universidade de Edimburgo em junho do mesmo ano. Apesar de ser tido em alta conta por seus dedicados estudantes, Lister continuava a ter um relacionamento tenso com os diretores do hospital. Ademais, com sua agenda lotada, ele dispunha de pouquíssimo tempo para conduzir pesquisas pessoais. Além das visitas diárias à Royal Infirmary, ele tinha que dar uma aula por dia — uma tarefa nada insignificante para um homem que planejava meticulosamente suas aulas. E havia também sua distância de Syme. Ele sentia falta da época em que trabalhara ao lado de um intelectual de mentalidade semelhante à sua, que nunca se contentava com o *status quo*, ao contrário de muitos colegas em Glasgow. Lister também viu esse cargo em Edimburgo como mais uma oportunidade de encontrar um caminho de volta para Londres. Como escreveu seu sobrinho, tempos depois, "Lister sempre se viu como estando apenas de passagem pela Escócia [...] e achava que, se um dia fosse considerada uma mudança para o sul, Edimburgo seria um trampolim melhor do que Glasgow".[46]

Mais uma vez, Lister enfrentou uma amarga decepção. Só depois de ter sido informado de sua rejeição e da nomeação de seu adversário, James Spence, foi que seu sogro ponderou que ele estaria melhor em Glasgow. Syme achou que a candidatura de Lister em Edimburgo, apesar de malsucedida, ainda serviria para aumentar sua fama na comunidade cirúrgica.

Com a nuvem da derrota profissional pairando sobre sua cabeça, logo depois ele recebeu a notícia de que o estado da mãe havia se deteriorado rapidamente. A situação era crítica, de modo que ele fez as malas e foi para Upton, a fim de ficar a seu lado. Em 3 de setembro de 1864, Isabella Lister perdeu sua batalha contra a erisipela, a mesma doença que continuava a atormentar seu filho nas enfermarias do hospital.

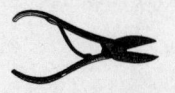

PARA PREENCHER O VAZIO deixado pela morte da esposa, Joseph Jackson começou a se comunicar ainda mais frequentemente com os filhos. "A ideia de que me permitirás procurar cartas tuas toda semana e a própria chegada das cartas são igualmente gratificantes para teu pobre pai", escreveu ao filho.[47] Lister prometeu lhe escrever semanalmente — e cumpriu a promessa à risca.[48] Foi numa dessas muitas cartas que Joseph

Jackson lembrou ao filho que ele estava ficando mais velho. Lister refletiu sobre o assunto: "Como dizes, cheguei agora à meia-idade [...] Parece estranho pensar que tenho metade da idade de um homem de setenta anos! Mas suponho que a metade restante, se passada neste mundo, correrá muito mais depressa do que a que se foi. Não que a rapidez tenha alguma importância, se finalmente nos levar ao objetivo certo."[49]

Foi durante esse período que Lister procurou melhorar as condições de higiene da Royal Infirmary, na esperança de que isso minimizasse a incidência do hospitalismo. Nos hospitais, era comum que "limpeza" não significasse mais do que varrer o chão e abrir as janelas do centro cirúrgico, e a Royal Infirmary não era exceção. Lister desconfiava de que, se pudesse deixar as enfermarias mais limpas, talvez seus pacientes parassem de morrer.

E, assim, começou a aderir ao que era conhecido, na década de 1860, como a escola de pensamento da "limpeza e água fria", que traçava analogias entre as manchas que surgiam na prata e as infecções causadas pelo ar de má qualidade. Os defensores dessa filosofia sabiam que, se uma pessoa mergulhasse uma colher na água fria, isso retardaria a formação da película de sulfeto. Usando a mesma lógica, achavam que, fervendo a água e a deixando esfriar antes da lavagem dos instrumentos e do local da ferida, o cirurgião poderia prevenir o desenvolvimento de infecções pós-operatórias. Sua ênfase específica na água fria pretendia se contrapor ao calor, que eles acreditavam ser a causa de inflamações e febre.

O foco de Lister na limpeza continuava ligado a sua convicção de que os surtos de hospitalismo se deviam à atmosfera venenosa das enfermarias. Outros já haviam começado a questionar essa tese. Entre 1795 e 1860, três médicos expuseram a ideia de que a febre puerperal (ou pós-parto) — que, como a sépsis, era acompanhada por inflamações localizadas e sistêmicas — não era causada pelo miasma, e sim por *materies morbi* (substâncias mórbidas) transmitidas do médico para o paciente.[50] Todos os três acreditavam que a doença poderia ser prevenida adotando-se normas rigorosas de higiene nos hospitais.

O primeiro desses três médicos foi um escocês chamado Alexander Gordon, que trabalhava em Aberdeen quando um surto prolongado da doença teve início na cidade em dezembro de 1789. No decorrer de três anos, Gordon tratou de 77 mulheres que haviam contraído febre puerperal, 25 das quais morreram sob seus cuidados.[51] No laudo que publicou em 1795, ele afirmou que "a causa da febre puerperal epidêmica que estamos examinando não se deveu a uma constituição insalubre da atmosfera" [isto é, o miasma], e sim à própria equipe médica, que disseminou a febre entre novas pacientes depois de ter cuidado das que já sofriam da doença.[52] Gordon estava convencido de que a causa da febre puerperal era algo presente nos próprios médicos. Ele afirmou ser capaz de "prever quais mulheres seriam afetadas pela doença, ao saber qual parteira se encarregaria de atendê-las ou por qual enfermeira elas seriam cuidadas durante o resguardo". Em quase todos os casos, sua previsão se mostrou correta. À luz dessa prova, Gordon recomendou que as roupas e os lençóis das infectadas fossem queimados após a ocorrência do óbito, e que as enfermeiras e parteiras que houvessem cuidado dessas pacientes "se lavassem criteriosamente e fumigassem de maneira adequada suas roupas antes de tornarem a usá-las".

O segundo a estabelecer essa ligação foi o ensaísta norte-americano Oliver Wendell Holmes, que também era médico e, mais tarde, foi professor de anatomia na Harvard.[53] Em 1843, publicou um panfleto intitulado "A contagiosidade da febre puerperal". Seu trabalho se baseou maciçamente no de Gordon e preparou o terreno para um ressurgimento das ideias do escocês, cinquenta anos depois de elas terem sido publicadas. Infelizmente, Holmes não conseguiu impactar seus contemporâneos e, na década de 1850, foi atacado por suas crenças por dois eminentes obstetras, que consideraram um insulto pessoal a acusação de que seriam os portadores da própria doença que tentavam combater.

E houve ainda Ignaz Semmelweis, que resolveu o problema da prevenção da febre puerperal em Viena na mesma época em que Holmes estava escrevendo sobre o assunto nos Estados Unidos.[54] Semmelweis, que trabalhava como médico assistente no hospital geral da cidade, notou uma discrepância entre as duas alas obstétricas da instituição. Uma delas era atendida por estudantes de medicina enquanto a outra ficava sob os cuidados de parteiras e suas alunas. Embora as duas enfermarias oferecessem instalações idênticas, a que era supervisionada por estudantes de medicina tinha uma taxa de mortalidade significativamente mais alta, que chegava ao triplo da observada na outra ala. Os integrantes da comunidade médica que notaram esse desequilíbrio o atribuíam ao estilo mais bruto com que os estudantes, todos do sexo masculino, lidavam com as pacientes, comparado ao trato fornecido pelas parteiras. Eles acreditavam que esse comportamento comprometia a vitalidade das mães, tornando-as mais suscetíveis ao desenvolvimento da febre puerperal. A hipótese não convenceu Semmelweis.

Em 1847, um de seus colegas morreu depois de cortar a mão durante um exame *post mortem*. O médico húngaro percebeu, para sua surpresa, que a doença que havia matado seu amigo era idêntica à febre puerperal. E se os médicos que trabalhavam no necrotério estivessem levando "partículas cadavéricas" para as enfermarias e fosse *esse o motivo* que estava impulsionando os índices de infecção? Afinal, observou Semmelweis, muitos desses rapazes saíam diretamente das autópsias para cuidar das mulheres grávidas no hospital.

Convencido de que a febre puerperal não era causada pelo miasma, mas pelo "material infeccioso" proveniente de cadáveres, Semmelweis colocou uma bacia cheia de água sanitária no hospital. Quem passava da sala de dissecação para as enfermarias era obrigado a lavar as mãos antes de cuidar de pacientes vivos. A taxa de mortalidade na enfermaria dos estudantes de medicina despencou. Em abril de 1847, era de 18,3%. Depois de instituída a lavagem com água sanitária, no mês seguinte, em junho, a taxa baixou para 2,2%, seguida por 1,2% em julho e 1,9% em agosto.[55]

Semmelweis salvou muitas vidas, mas não foi capaz de convencer um grande número de médicos de que a incidência da febre puerperal se relacionava com a contaminação causada pelo contato com cadáveres. Mesmo aqueles que se dispunham a fazer experiências com os métodos dele frequentemente as conduziam de maneira inadequada, produzindo resultados desanimadores. Após algumas críticas negativas a um livro publicado por ele sobre o assunto, Semmelweis atacou os críticos. Sua conduta se tornou tão imprevisível e tão constrangedora para seus colegas que ele acabou confinado a uma instituição psiquiátrica, onde passou seus últimos dias de vida pregando furiosamente contra a febre puerperal e os médicos que se recusavam a lavar as mãos.

Na verdade, os métodos e teorias de Semmelweis provocaram pouco impacto na comunidade médica.[56] Lister visitou uma clínica em Budapeste na qual o médico perseguido trabalhara havia pouco tempo e depois refletiu: "O nome de Semmelweis não me foi mencionado em momento algum, completamente esquecido em sua cidade natal e no mundo em geral, ao que parece."[57]

Por mais que Lister tentasse, nenhuma das medidas instituídas por ele influenciou as taxas de mortalidade, nem mesmo a melhoria na higiene de suas enfermarias. Os pacientes continuavam a morrer, e parecia haver pouco que ele pudesse fazer para impedir esse desfecho. Numa dada semana, ele perdeu cinco pacientes para a piemia enquanto a maioria dos outros adoeceu, na mesma enfermaria, em decorrência da gangrena hospitalar.[58] Seu cirurgião residente disse que uma insatisfação divina começou a se apoderar de Lister. A mente dele, em suas palavras, "trabalhava sem parar, no esforço de enxergar com clareza a natureza do problema a ser solucionado".[59] A exasperação de Lister respingou na sala de aula, onde ele dirigiu aos estudantes a pergunta que o perseguia fazia algum tempo: "É comum observar que, quando o paciente sofre uma lesão sem que a pele seja rompida, ele invariavelmente se recupera, sem nenhuma doença grave. Por outro lado, problemas do tipo mais grave sempre tendem a se suceder, mesmo nos casos de lesões corriqueiras, quando a laceração da pele está presente. Por que isso acontece? O homem que for capaz de explicar este problema será digno de fama eterna."[60]

E então, no fim de 1864, enquanto Lister lutava para prevenir a morte de seus pacientes na Royal Infirmary, um colega e professor de química, Thomas Anderson, chamou-lhe a atenção para algo que o ajudaria a desvendar a solução do mistério que o atormentava por anos a fio. Tratava-se da mais recente pesquisa sobre fermentação e putrefação, feita por um microbiologista e químico francês chamado Louis Pasteur.[61]

8
ESTÃO TODOS MORTOS

"Nenhum assunto científico pode ser tão importante para o homem quanto o que trata de sua vida. Nenhum conhecimento pode ser tão incessantemente convocado pelos incidentes do dia a dia quanto o conhecimento dos processos pelos quais ele vive e age."[1]

— GEORGE HENRY LEWES

AO INDAGAR SOBRE O bem-estar de um paciente, um cirurgião do Guy's Hospital, em Londres, foi informado pelo assistente de que o homem morrera. O cirurgião, já imune a esse tipo de notícia, retrucou, resignado: "Ah, muito bem!" Seguiu adiante, para indagar sobre outro paciente na próxima enfermaria. Mais uma vez, ouviu a resposta: "Morreu, doutor." O cirurgião fez uma pequena pausa enquanto digeria a notícia lúgubre. Frustrado, exclamou: "Ora, não estão *todos* mortos, estão?" Ao que o assistente respondeu: "Estão, sim, doutor."[2]

Cenas como essa vinham ocorrendo em toda a Grã-Bretanha. As taxas de mortalidade nos hospitais haviam atingido um recorde histórico na década de 1860. As iniciativas para higienizar as enfermarias tinham provocado pouco impacto na incidência do hospitalismo. Pior ainda: nos anos anteriores houvera uma discordância crescente na comunidade médica a respeito das teorias predominantes acerca das doenças.

A cólera, em particular, tinha se tornado cada vez mais difícil de explicar com base no paradigma do miasma. Já houvera três grandes surtos em décadas recentes, que tinham ceifado a vida de quase cem mil pessoas, só na Inglaterra e no País de Gales.[3] A doença se alastrava de maneira desenfreada pela Europa, criando em sua esteira uma crise médica, política e humanitária que não podia ser ignorada. Embora pudessem assinalar o fato de que era frequente os surtos ocorrerem em áreas urbanas imundas, os anticontagionistas não eram capazes de explicar por que a cólera havia seguido linhas de comunicação humana, ao se espalhar pelo mundo a partir do subcontinente indiano, nem sabiam dizer por que alguns surtos ocorriam durante o inverno, quando o mau cheiro era mínimo.[4]

No fim da década de 1840, William Budd, um médico de Bristol, havia afirmado que a doença se espalhava por meio de esgotos contaminados, que continham "um organismo vivo de uma espécie distinta, que era absorvido no ato da deglutição e se multiplicava nos intestinos por autopropagação".[5] Num artigo publicado no *British Medical Journal*, Budd escreveu que "não havia prova alguma" de que "os venenos de doenças contagiosas específicas se originassem de maneira espontânea", nem de que fossem transmitidos pelo ar por meio do miasma.[6] No surto mais recente da doença, ele havia priorizado as medidas de desinfecção com um antisséptico, recomendando: "Todos os dejetos dos homens doentes devem ser recolhidos ao serem eliminados pelo corpo, se possível, em recipientes que contenham uma solução de cloreto de zinco."⁷

Budd não foi o único a questionar a origem espontânea e a transmissão aérea na disseminação da cólera. O cirurgião John Snow também começou a investigar o assunto quando, em 1854, um surto mortífero ocorreu perto de sua casa no Soho, em Londres. Ele passou a marcar os casos num mapa, e então percebeu que a maioria das pessoas que adoeciam havia obtido água de uma determinada bomba, na esquina sudoeste do cruzamento da rua Broad (hoje Broadwick) com a rua Cambridge (atual Lexington). Até casos não ligados a essa bomba, à primeira vista, acabaram por se revelar associados a ela, como o de uma senhora de 59 anos que morava a uma boa distância dessa fonte de água. Ao conversar com o filho dela, Snow foi informado de que a mãe do rapaz visitava a rua Broad com frequência, porque preferia o sabor da água daquela bomba em particular. Ela morreria dois dias depois de beber dessa fonte.

Tal como Budd, Snow concluiu que a cólera era transmitida por fontes de água contaminada, não por gases venenosos ou miasmas no ar. Ele publicou um mapa da epidemia para corroborar sua tese. Apesar do forte ceticismo das autoridades locais, conseguiu persuadi-las a retirar a alavanca da bomba da rua Broad, reduzindo o surto rapidamente.

Incidências como essa começaram a pôr em dúvida a convicção predominante na comunidade médica de que a doença provinha da sujeira e era transmitida pelo ar, por gases ou miasmas nocivos. Outras provas surgiram em 1858, quando uma fedentina terrível e implacável se infiltrou em Londres, perpassando cada canto da cidade até quase dois quilômetros do rio Tâmisa. O calor escaldante do verão intensificou o mau cheiro, e as pessoas faziam o possível e o impossível para evitar qualquer contato com o rio. "O Grande Fedor" brotava dos excrementos humanos amontoados nas margens do rio — problema que aumentava sistematicamente à medida que a capital se tornava cada vez mais populosa. O cientista Michael Faraday, famoso por seu trabalho sobre o eletromagnetismo, observou que "a feculência subia em nuvens tão densas que se tornavam visíveis na superfície".[8] Certa tarde, navegando pelo rio, ele notou que a água era um "líquido marrom-claro opaco". O cheiro era tão ruim que os membros do Parlamento tinham que cobrir as janelas com panos pesados, a fim de poderem continuar a trabalhar. O jornal *The Times* relatou que autoridades governamentais, "decididas a investigar o assunto realmente a fundo, aventuraram-se a entrar na biblioteca, [de onde foram] instantaneamente impelidas a recuar, cada homem com um lenço no nariz".[9]

Os londrinos presumiram que os "eflúvios venenosos" (ou seja, o miasma) emanados da água fétida levariam a um surto de doenças na cidade. Houve até boatos de que um barqueiro já tinha morrido, por inalar os vapores tóxicos. Temendo pela própria vida, milhares de pessoas fugiram da cidade. Após anos tentando obter verbas para um novo sistema de esgoto em Londres, os reformadores sanitaristas acharam que seria poético se o Parlamento fosse finalmente obrigado a intervir, em vista de sua própria dizimação. No entanto, por mais estranho que pareça, não ocorreu nenhuma epidemia naquele verão.

Houve um desvio perceptível das teorias do miasma para as do contágio nas décadas de 1850 e 1860, graças, em parte, a esses acontecimentos. Muitos médicos, entretanto, continuaram céticos. As investigações de Snow, em particular, ainda não sugeriam um mecanismo plausível para a *transmissão* da doença. Suas conclusões correlacionavam a cólera com a ingestão de água contaminada. Mas, como outros contagionistas, ele não declarou explicitamente o que estava sendo transmitido por essa água. Seria um animálculo? Ou seria uma substância química venenosa? Neste último caso, não seria ela infinitamente diluída em grandes massas de água, como o rio Tâmisa? Mais do que isso, o próprio Snow reconheceu que o contagionismo não fornecia uma explicação satisfatória de *todas* as doenças e continuou a admitir a possibilidade da geração espontânea no desenvolvimento de enfermidades que causavam putrefação, como a erisipela.

As vozes que clamavam por uma explicação melhor das doenças contagiosas e epidêmicas se tornavam cada vez mais altas.

Fazia tanto tempo que o problema das infecções hospitalares atormentava Lister que ele se perguntava se algum dia encontraria uma solução para isso. Todavia, desde sua conversa com o professor Anderson a respeito das últimas pesquisas de Pasteur sobre a fermentação, ele sentia um otimismo renovado. Procurou imediatamente as publicações do cientista francês sobre a decomposição de materiais orgânicos e, com a ajuda de Agnes, começou a replicar essas experiências em seu laboratório doméstico. Pela primeira vez, a resposta ficou ao seu alcance.

As pesquisas com que Lister começou a se familiarizar tinham se iniciado nove anos antes, quando um comerciante local de vinhos procurara Pasteur com um problema. *Monsieur* Bigo fabricava vinho de sumo de beterraba quando notou que grande parte dos seus barris estava azedando durante a fermentação. Pasteur, na época, era decano da Faculdade de Ciências da Universidade de Lille. Sua reputação de químico brilhante fora estabelecida anos antes, quando ele havia demonstrado que a forma de um cristal, sua estrutura molecular e seu efeito sobre a luz polarizada estavam todos interligados. Ele não tardara a formar a opinião de que somente agentes vivos poderiam produzir compostos assimétricos opticamente ativos, e de que o estudo adicional da assimetria molecular desvendaria os segredos da origem da vida.

Mas por que Bigo consultaria um químico para resolver seus problemas? Na época, pensava-se que a fermentação era um processo químico, não biológico. Embora muitos cientistas reconhecessem que o levedo agia como catalisador na conversão do açúcar em álcool, a maioria acreditava que ele era uma substância química complexa. Bigo conhecera o trabalho de Pasteur porque seu filho era um dos alunos do cientista na universidade. Assim, pareceu-lhe perfeitamente natural recorrer ao químico para obter ajuda.

Na verdade, Pasteur tinha razões próprias para investigar as causas por trás dos barris de vinho estragados. Durante algum tempo, interessara-se pela natureza do álcool amílico, o qual descobrira ser um "meio complexo, composto por dois isômeros, um que [...] gira o plano da luz sob o polarímetro, outro que é inativo [e] não tem qualquer atividade óptica".[10] Além disso, o primeiro continha as mesmas características assimétricas que Pasteur havia mostrado que só podiam surgir de agentes *vivos*. O suco da beterraba continha uma mistura dos álcoois amílicos inativo e ativo, de modo que oferecia a Pasteur uma oportunidade singular de estudar os dois isômeros em condições diferentes.

Pasteur começou a fazer visitas diárias à vinícola, onde acabou transformando a adega num laboratório improvisado.[11] Tal como Bigo, notou que alguns lotes de vinho tinham um ótimo aroma, ao passo que outros exalavam um odor quase pútrido. Esses barris também estavam cobertos por uma película misteriosa. Intrigado, Pasteur tirou amostras de cada barril e as examinou sob o microscópio. Para sua grande surpresa, descobriu que a forma da levedura era diferente, dependendo da amostra. Quando o vinho não estava estragado, a levedura era redonda. Quando azedava, a levedura era alongada e aparecia ao lado de outras estruturas menores, em formato de bastão: bactérias.[12] A análise bioquímica dos lotes estragados também revelou que, em condições ruins, o hidrogênio se ligava aos nitratos da beterraba, produzindo ácido lático, que exalava aquele odor fétido e dava ao vinho um sabor azedo.

Como dado crucial, Pasteur conseguiu mostrar que o álcool amílico opticamente ativo surgira como resultado da levedura, e não do açúcar, como antes haviam argumentado alguns cientistas. Ele o fez demonstrando que, quando medido com um polarímetro, o álcool amílico era diferente demais para ter herdado sua assimetria do açúcar, um agente não vivo. E, por acreditar que somente a vida era responsável pela assimetria, Pasteur foi forçado a concluir que a fermentação era um processo biológico e que o levedo que ajudava a produzir vinho era um organismo vivo.

Os adversários de Pasteur assinalavam que a levedura não era necessária em fermentações de açúcar que produziam ácido lático ou ácido butírico, nem era possível ver leveduras na carne em putrefação. Mas não era a levedura a responsável pelo *azedamento* dos barris de vinho; eram, na verdade, as bactérias (os micróbios em forma de bastão) que faziam o vinho estragar. De modo semelhante, Pasteur também demonstrou que o mesmo se aplicava ao leite azedo e à manteiga rançosa, embora os micróbios responsáveis em cada caso diferissem entre si. Parecia haver uma especificidade nas propriedades dos micróbios que ele estava observando sob o microscópio.

As conclusões de Pasteur foram ousadas. Dizer que a levedura atuava sobre o sumo de beterraba por ser um organismo vivo era contrariar os próprios dogmas da corrente dominante da química em meados do século XIX. Embora se dispusessem a aceitar a presença de microrganismos em substâncias fermentáveis, os guardiães do velho paradigma só o faziam com base na convicção de que esses microrganismos surgiam de maneira espontânea, como parte do processo de fermentação. Pasteur, no entanto, acreditava que esses micróbios eram transportados pelo ar em partículas de poeira e que nasciam deles mesmos. Não passavam a existir a partir do zero.

Numa série de experimentos, Pasteur ferveu substâncias fermentáveis, para livrá-las de qualquer microrganismo existente. Em seguida, pôs essas substâncias em dois tipos diferentes de frascos. O primeiro era um vidro comum, com o bocal aberto. O segundo tinha um gargalo em formato de S, que impedia a entrada de poeira e outras partículas. Esse frasco também permaneceu aberto e exposto ao ar. Passado algum tempo, o primeiro começou a fervilhar de vida microbiana, enquanto o frasco de pescoço de cisne permaneceu sem contaminação. A partir desses experimentos, Pasteur finalmente provou que os micróbios não eram gerados de modo espontâneo; caso contrário, o frasco de gargalo curvo teria sido reinfectado. Seus experimentos estabeleceram o que hoje se considera um dos pilares da biologia: somente a vida gera vida. Num discurso proferido na Sorbonne sobre suas descobertas, ele disse: "A doutrina da geração espontânea nunca mais se recuperará do golpe mortal desferido por este simples experimento."[13] Não tardou para que a palavra "germe" passasse a ser usada para descrever esses micróbios proteiformes.

Num instante, Pasteur passou de químico sério, estimado pela maior parte da comunidade científica, a homem rebelde e dissidente, por sua defesa daquilo a que chamava de "o mundo do infinitamente pequeno".[14] Suas pesquisas foram atacadas logo em seguida, por ameaçarem derrubar ideias havia muito estabelecidas de como funcionava o mundo. O periódico científico *La Presse* formulou um juízo condenatório sobre o cientista: "Receio que os experimentos que citou, *Monsieur* Pasteur, venham a se voltar contra o senhor [...] O mundo para o qual o senhor deseja nos levar é, de fato, fantasioso demais."[15]

Sem se deixar abater, Pasteur começou a estabelecer ligações entre a fermentação e a putrefação. "As aplicações das minhas ideias são imensas", escreveu em 1863. "Estou prestes a abordar o grande mistério das doenças pútridas, que ocupa constantemente o meu pensamento."[16] Havia boas razões para ele se preocupar tanto com o tema: entre 1859 e 1865, três de suas filhas tinham morrido de tifo.

Pasteur acreditava que a putrefação, tal como a fermentação, era causada pelo crescimento de microrganismos minúsculos, transportados no ar pela poeira. "A vida orienta o trabalho da morte em todas as etapas", escreveu.[17] Havia apenas um problema, contudo. Pasteur não era médico, fato que lamentou à medida que progrediam suas pesquisas sobre o assunto. "Como eu gostaria de ter [...] o conhecimento especial de que preciso para me lançar por inteiro no estudo experimental de uma das doenças contagiosas."[18] Para sorte dele, seu trabalho já tinha começado a despertar a atenção de alguns membros seletos na comunidade médica, como Sir Thomas Spencer Wells, cirurgião do Queen Victoria Hospital.

Wells falou do trabalho mais recente de Pasteur sobre a fermentação e a putrefação num discurso perante a Sociedade Britânica de Medicina, em 1863, um ano antes de esse trabalho chamar atenção de Lister. Em sua fala, afirmou que a pesquisa do cientista francês sobre a decomposição do material orgânico lançava luz sobre as causas das infecções pútridas: "Aplicando os conhecimentos que devemos a Pasteur sobre a presença de germes orgânicos na atmosfera [...] é fácil compreender por que alguns germes encontram seus nutrientes mais apropriados nas secreções dos ferimentos ou no pus, e por que modificam este último a ponto de convertê-lo num veneno quando absorvido."[19] Infelizmente, Wells não conseguiu causar o impacto esperado na convenção médica. Seus pares não se convenceram da existência dos germes, e, tal como outros que tinham lido o trabalho de Pasteur, Wells não fez nenhuma tentativa verdadeira de pôr em prática a teoria microbiana da putrefação.[20]

Lister, então, assumiu essa tarefa. De início, concentrou-se nas partes das pesquisas de Pasteur que lhe confirmaram uma visão que ele já tinha: a de que o perigo realmente estava presente no ar que cercava o paciente. Tal como Wells, Lister tirou das pesquisas pasteurianas a ideia de que não era o ar em si, mas seu componente de vida microbiana, que constituía a fonte da infecção hospitalar. Naqueles primeiros tempos, ele deve ter pensado que a contaminação do ar e a infecção do ferimento eram atribuíveis à invasão por um único organismo. Lister ainda não tinha como conceber o vasto número de germes transportados no ar e seus variáveis graus de virulência, nem compreendia que os micróbios podiam ser transmitidos de muitas maneiras e por muitos meios diferentes.

Ele chegou à compreensão vital de que não podia impedir que um ferimento tivesse contato com os germes da atmosfera. Assim, voltou a atenção para descobrir um modo de destruir os microrganismos dentro do próprio ferimento, antes que a infecção se instalasse. Pasteur havia conduzido inúmeros experimentos demonstrando que os micróbios podiam ser destruídos de três maneiras: pelo calor, pela filtração ou por antissépticos. Lister excluiu os dois primeiros, porque nenhum deles parecia prático no tratamento de feridas. Em vez disso, concentrou-se em achar o antisséptico mais eficaz para matar os germes sem causar novos danos: "Quando li o artigo de Pasteur, eu disse a mim mesmo: assim como podemos destruir piolhos na cabeça cheia de lêndeas de uma criança, mediante a aplicação de um veneno que não causa nenhuma lesão no couro cabeludo, creio que possamos aplicar nos ferimentos de um paciente produtos tóxicos que destruam as bactérias sem danificar as partes sensíveis do tecido."[21]

Fazia algum tempo que os cirurgiões usavam antissépticos para irrigar ferimentos. O problema era a inexistência de consenso entre os médicos sobre o que causava a sépsis, e, em geral, essas substâncias só eram usadas para controlar a supuração *depois* de instalada a infecção. Mais ou menos nessa época, a revista *The Lancet* relatou: "Grande parte do cuidado dos antigos médicos consistia em evitar a inflamação e [...] tratá-la. Hoje não a tememos tanto. O envenenamento do sangue, para os cirurgiões de hoje, é uma fonte tão grande de pavor quanto foi a inflamação para seus predecessores, e é um mal muito maior e mais real."[22] Infelizmente, embora a sépsis seja muito mais perigosa do que as inflamações, a revista de medicina cometeu um erro fundamental: a inflamação acompanha a supuração, a qual, muitas vezes, é um *sintoma* de envenenamento do sangue e septicemia.[23] A inflamação não é uma doença em si e, comumente, significa que há algo mais sinistro acontecendo. Até que se fizesse essa distinção, era difícil os cirurgiões compreenderem a lógica por trás do uso de antissépticos antes de se instalar a infecção, sobretudo porque muitos membros da classe médica achavam que a inflamação e o pus eram partes do processo curativo. Um pus louvável, bom, limpo e em quantidade limitada seria necessário para a cicatrização normal dos ferimentos, ao passo que o pus excessivo ou contaminado devia ser visto como um perigoso meio de putrefação.

Para complicar a questão, havia o fato de que muitas substâncias antissépticas também se revelavam ineficazes, ou causavam mais danos aos tecidos, tornando os ferimentos ainda mais vulneráveis à infecção. Tudo, desde o vinho e o quinino até o iodo e a terebintina, já tinha sido usado para tratar feridas infeccionadas, mas nenhum se revelara sistematicamente eficaz para deter a supuração pútrida, uma vez que ela já se houvesse iniciado. Substâncias corrosivas, como o ácido nítrico, capazes de combater com eficácia a infecção putrefaciente, muitas vezes eram diluídas demais para terem de fato alguma utilidade.

Nos primeiros meses de 1865, Lister testou muitas soluções antissépticas, na tentativa de encontrar a melhor para combater os micróbios, pois ele então sabia que eram a causa das infecções hospitalares. Quase todas tinham um histórico ruim, possivelmente por só terem sido empregadas depois que a inflamação e a supuração já estavam instaladas. Lister queria testar sua eficácia usando-as de maneira profilática. Voltou-se primeiro para uma das substâncias mais populares da época, chamada líquido de Condy, ou permanganato de potássio, que também fora usado como flash em pó nos primórdios da fotografia. Lister testou o líquido de Condy num paciente, pouco depois de uma cirurgia, antes que a infecção tivesse chance de se instalar. Seu assistente hospitalar, Archibald Malloch, escreveu ter "segurado o membro com uma das mãos e, com a outra, as bordas da pele, das quais todos os pontos tinham sido retirados, enquanto o sr. Lister derramava entre as bordas chaleira após chaleira de líquido de Condy, diluído e aquecido, para lavá-las, e finalmente cobria os cotos com um cataplasma de linhaça".[24] Embora esse composto tivesse um agente oxidante forte, capaz de agir como antisséptico, a ferida acabou supurando. Lister não estava conseguindo os resultados que buscava e acabou por abandonar sua tentativa.

E então, um dia, lembrou-se de ter lido que os engenheiros de uma estação de tratamento de esgoto em Carlisle tinham usado ácido carbólico para neutralizar o cheiro do lixo podre e tornar inodoras as pastagens ao redor, que eram irrigadas com resíduos líquidos. Haviam feito isso por recomendação de Frederick Crace Calvert, professor honorário de química do Royal Institution de Manchester, que fora originalmente apresentado às propriedades miraculosas desse composto quando estudava em Paris.[25] Um benefício inesperado da iniciativa dos engenheiros tinha sido a constatação de que o ácido carbólico também matava os parasitas protozoários que haviam causado surtos de peste bovina nos rebanhos que pastavam nesses campos. Lister escreveu ter se "impressionado com uma descrição dos notáveis efeitos produzidos pelo ácido carbólico nos esgotos da cidade".[26] Poderia ser o antisséptico que ele buscava?

O ácido carbólico, também conhecido como fenol, é um derivado do alcatrão de hulha, ou coltar. Fora descoberto em 1834 e usado em estado bruto como um creosoto para conservar dormentes ferroviários e madeira usada em navios.[27] Desconhecido na cirurgia britânica, não raro era indiscriminadamente recomendado ora como conservante de alimentos, ora como parasiticida e até como desodorante.

Lister obteve uma amostra do ácido cru com o sempre engenhoso Thomas Anderson e observou suas propriedades sob o microscópio. Logo percebeu que precisaria de uma quantidade muito maior do composto para testar sua eficácia nos pacientes. Anderson o pôs em contato direto com Calvert, em Manchester, que acabara de começar a fabricar esse ácido em pequena escala, sob a forma de cristais brancos que se liquefaziam quando aquecidos. Havia muito tempo, Calvert defendia o uso do coltar na medicina, particularmente no tocante ao desbridamento de feridas e à preservação de cadáveres para dissecação. Teve, portanto, prazer em fornecer a Lister uma amostra de seu ácido carbólico.

Lister não teve que esperar muito para poder testá-lo num paciente. Em março de 1865, fez uma excisão de cárie (tecido ósseo degenerativo) do pulso de um paciente na Royal Infirmary. Em seguida, lavou cuidadosamente a ferida com ácido carbólico, na esperança de que aquilo a livrasse de qualquer contaminante. Para seu grande desgosto, a infecção se instalou, e ele foi forçado a admitir que a tentativa tinha sido um fracasso. Duas semanas depois, surgiu outra oportunidade quando um rapaz de 22 anos, chamado Neil Kelly, foi levado à Royal Infirmary com uma perna quebrada. Mais uma vez, Lister aplicou o ácido carbólico de Calvert no membro lesionado, mas logo apareceu a supuração. Lister, porém, continuou a acreditar que o ácido carbólico era o segredo e se culpou pelo fracasso: "Ele foi malsucedido, creio agora, em função do manejo inadequado."[28]

Ele precisava implementar um sistema melhor se o plano era continuar a experimentar o ácido carbólico nos pacientes. Não podia continuar a testá-lo ao acaso, simplesmente, porque havia variáveis demais, de um caso para outro, que o impediam de compreender a verdadeira eficácia da substância. Por essa razão, excluiu temporariamente os casos cirúrgicos. E, como as fraturas simples não envolviam ruptura ou laceração da pele, ele concluiu que os micróbios não podiam obter acesso por nenhum outro canal senão por uma ferida aberta.[29] Por conseguinte, resolveu restringir seus testes com o ácido carbólico às fraturas expostas: lesões em que um osso fraturado lacerava a pele. Esse tipo específico de fratura tinha um índice de infecção alto, e era frequente levar à amputação.[30] Do ponto de vista ético, testar o ácido carbólico em fraturas expostas era sensato. Afinal, se o antisséptico falhasse, a perna ainda poderia ser amputada — algo que provavelmente ocorreria de qualquer maneira. Mas, se a substância funcionasse, o membro fraturado do paciente seria salvo.

Lister adotou um otimismo cauteloso com essa abordagem. Tudo que precisava fazer era esperar que alguém com uma fratura exposta chegasse ao hospital.

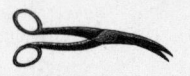

O CHACOALHAR E O RIBOMBAR das carruagens, nas movimentadas ruas de Glasgow, começava ao alvorecer e só parava depois que a maioria dos habitantes da cidade ia dormir. Diligências com o peso mal distribuído da carga se deslocavam precariamente por ruas desniveladas, enquanto ônibus abarrotados de passageiros circulavam ruidosamente por vias públicas congestionadas. Carruagens de aluguel rodavam em ritmo majestoso, enquanto as carroças dos comerciantes, com grandes pilhas de mercadorias, ziguezagueavam pelo trânsito numa correria louca para abastecer os mercados. De vez em quando, um carro fúnebre coberto de preto, com sua procissão de acompanhantes enlutados, reduzia o tumulto a um arrastar-se respeitoso. Porém, na maioria dos dias, as ruas eram um rio agitado com o trânsito de pedestres e veículos. As cidades superpovoadas, como Glasgow, soavam "como se todos os barulhos de todas as rodas de todas as carruagens do mundo fossem misturados e moídos em um só zumbido rouco e abafado", escreveu um contemporâneo.[31] A cacofonia cotidiana da cidade era uma agressão insuportável aos olhos e ouvidos dos não iniciados.

Foi nesse caos que James Greenlees, de onze anos, se meteu num dia úmido do início de agosto de 1865. Ele havia atravessado essas ruas inúmeras vezes, mas, por um instante, distraiu-se naquela ocasião. Mal pôs os pés naquele trânsito, uma carroça passou em disparada, derrubou-o no chão e esmagou sua perna esquerda embaixo de uma das rodas de metal. O cocheiro parou a carroça e desceu num pulo, em pânico. Vários curiosos correram para a cena do acidente. Lá estava Greenlees no chão, aos gritos, com lágrimas escorrendo pelo rosto. Sua tíbia se partira sob o peso da carroça e se projetava para fora por um corte ensanguentado. Para que houvesse alguma esperança de salvar sua perna, ele precisaria chegar depressa ao hospital.

Não foi fácil conduzi-lo até a Royal Infirmary naquele estado. A carroça pesada teve que ser tirada de cima de sua perna e, em seguida, ele precisou ser cuidadosamente posto numa maca improvisada e transportado pela cidade. O garoto chegou ao hospital três horas depois do acidente e tinha perdido muito sangue quando foi internado na enfermaria. Sua situação era crítica.

De plantão nessa tarde, Lister foi informado do caso assim que o menino deu entrada no hospital. O cirurgião manteve a calma enquanto avaliava a situação. A fratura era exposta, e, ainda mais preocupante, a ferida aberta na perna de Greenlees fora contaminada por terra e poeira, em decorrência do trajeto pela cidade. Não havia como excluir a possibilidade de amputação. Lister sabia que muitos pacientes tinham morrido devido a fraturas expostas muito menos graves do que a sofrida pelo menino. Seu sogro, James Syme, provavelmente o operaria de imediato. Mas Lister também refletiu que Greenlees era muito novo. Era quase certo que a perda de uma perna o relegasse à condição de cidadão de segunda classe, restringindo gravemente suas oportunidades de emprego no futuro. Como o menino ganharia seu sustento se não pudesse andar?

Ainda assim, persistia a dura realidade: retardar a amputação colocaria a vida do paciente em perigo, sem dúvida. Se ele contraísse uma infecção hospitalar em função disso, amputar sua perna posteriormente poderia não bastar para deter o avanço implacável da sépsis caso ela se instalasse. Ao mesmo tempo, Lister ainda acreditava que o ácido carbólico poderia evitar a infecção, e, se o fizesse, a perna e o sustento de Greenlees poderiam ser salvos. Era a oportunidade pela qual o médico estivera esperando. Numa fração de segundo, Lister tomou a decisão. Correria o risco com o antisséptico.

Agindo depressa, administrou clorofórmio ao menino, que, àquela altura, delirava de dor. A ferida aberta em sua perna ficara exposta durante horas. Lister precisava limpar o rasgo sangrento antes que qualquer micróbio que já houvesse entrado tivesse oportunidade de se multiplicar. Com a ajuda de seu cirurgião residente, o dr. MacFee, começou a lavar minuciosamente a lesão com ácido carbólico. Em seguida, cobriu-a com mástique, para que a solução não fosse expelida por secreções de sangue e linfa. Por último, pôs uma tampa de lata sobre o curativo para servir de cobertura e impedir que o ácido carbólico continuasse a evaporar.

Nos três dias seguintes, Lister gerenciou a recuperação de Greenlees, levantando a tampa e colocando mais ácido carbólico no curativo, lavando o ferimento em intervalos de poucas horas. O menino estava de bom humor, apesar do trauma que acabara de sofrer, e Lister notou que o apetite dele estava dentro da normalidade. Mais importante: não detectou nenhum odor rançoso emanando dos curativos ao inspecionar diariamente a perna do paciente. A ferida estava cicatrizando bem.

No quarto dia, Lister retirou as ataduras. Escreveu em sua folha de evolução clínica que a pele tinha uma ligeira vermelhidão em volta da ferida, mas não havia qualquer supuração. O fato de não haver pus era um bom sinal. Mas a vermelhidão incomodou Lister. Ficou claro que o ácido carbólico estava irritando a pele do menino e provocando justamente o tipo de inflamação que o médico estivera tentando evitar com tanta obstinação. Como seria possível neutralizar esse efeito colateral, sem reduzir o poder do ácido carbólico como antisséptico?

Lister tentou diluir o ácido em água nos cinco dias seguintes. Infelizmente, isso não contribuiu muito para neutralizar a irritação causada pelo antisséptico, então ele recorreu ao azeite para diluir o ácido. Isso pareceu aliviar a ferida, sem afetar as qualidades antissépticas do ácido carbólico. Em pouco tempo, a vermelhidão da perna de Greenlees diminuiu, e a ferida começou a se fechar. A nova solução tinha resolvido o problema.

Seis semanas e dois dias depois de a carroça destroçar a parte inferior de sua perna, James Greenlees saiu andando da Royal Infirmary.

Já então confiante de que o ácido carbólico era o antisséptico que ele sempre havia procurado, Lister tratou um paciente após outro na Royal Infirmary usando métodos similares ao longo dos meses seguintes. Houve um trabalhador de 32 anos cuja tíbia direita fora esfacelada após levar um coice de um cavalo, e um operário de 22 anos cuja perna fora despedaçada depois que uma caixa de ferro de seiscentos quilos se soltara de suas correntes, pouco mais de um metro acima dele. Um dos casos mais desoladores envolveu um menino de dez anos que estava trabalhando numa fábrica quando seu braço ficou preso numa máquina a vapor. Lister relatou que o menino gritou por socorro, mas só se dispuseram a ajudá-lo dois minutos depois. A máquina continuou a funcionar, "cortando o lado ulnar do antebraço, fraturando [o osso] aproximadamente ao meio, enquanto o rádio foi dobrado [para trás]."[32] O menino foi levado para a Royal Infirmary, já com o fragmento superior do osso se projetando pela pele e com duas tiras de músculos, com comprimentos entre cinco e oito centímetros, pendendo da ferida aberta. Lister conseguiu salvar o braço do paciente, assim como sua vida.

Mas nem tudo corria bem. Lister sofreu dois fracassos nessa época. Um deles foi um menino de sete anos atropelado por um ônibus puxado a cavalo e lotado de passageiros que destruiu sua perna. O paciente teve gangrena hospitalar quando Lister saiu de férias e o deixou aos cuidados do dr. MacFee, que não teve o mesmo cuidado no tratamento da ferida cirúrgica.[33] O menino acabou sobrevivendo, porém com um membro a menos. O outro paciente teve morte repentina semanas após a lesão. "Dias depois", escreveu Lister, "ocorreu uma hemorragia muito profusa, na qual o sangue encharcou a cama e chegou a pingar no chão", antes que despertasse a atenção da equipe médica.[34] Constatou-se que, após uma fratura na perna, um fragmento pontiagudo de osso havia perfurado a artéria poplítea, levando o trabalhador de 57 anos a sangrar até a morte.

Das dez fraturas expostas que ficaram sob os cuidados de Lister no hospital em 1865, oito se recuperaram com a ajuda do ácido carbólico.[35] Se for descontada a amputação ocorrida sob os cuidados do dr. MacFee, a taxa de insucessos de Lister correspondeu a 9%. Contando a amputação, foi de 18%. Para ele, um sucesso irrestrito.

À sua maneira típica, Lister julgou importante ser o mais rigoroso possível e quis avaliar a eficácia do ácido carbólico em outros tipos de ferimentos antes de anunciar suas descobertas. O teste final consistiria em verificar se seus métodos funcionariam em casos cirúrgicos. Fazia vinte anos que ele assistira à histórica cirurgia de Robert Liston que marcara uma nova era de cirurgias indolores. Desde então, os cirurgiões tinham adotado uma postura mais ousada quanto à profundidade dos cortes que se dispunham a fazer no corpo. À medida que as operações passaram a ser mais invasivas, as infecções pós-operatórias se tornaram cada vez mais prováveis. Se Lister conseguisse reduzir ou eliminar essa ameaça, isso modificaria para sempre a natureza da cirurgia, permitindo que o cirurgião realizasse operações mais e mais complexas, sem o receio de que as feridas cirúrgicas desenvolvessem sépsis.

Ele primeiramente voltou sua atenção para os abscessos, sobretudo os que surgiam como uma complicação da tuberculose vertebral. Conhecidos como abscessos do psoas, eles se desenvolviam quando uma grande quantidade de pus se acumulava num dos músculos longos da parte posterior da cavidade abdominal. Era comum crescerem tanto que começavam a se distender até a virilha, exigindo incisão e drenagem. No entanto, dada a área do corpo em que se formavam, os abscessos do psoas eram propensos a infecções, e a intervenção cirúrgica era extremamente perigosa.

Nos meses seguintes, Lister desenvolveu uma técnica para desinfetar a pele com ácido carbólico em volta da incisão, depois fazer um curativo sobre a cavidade com uma substância resinosa semelhante à usada no jovem Greenlees.[36] Misturava greda branca (carbonato de cálcio) com uma solução de ácido carbólico em óleo de linhaça fervido. Entre a ferida e a resina, colocava uma compressa também embebida em ácido carbólico. O sangue que empapava a compressa formava uma crosta abaixo dela. O curativo era trocado diariamente, mas o pedaço de tecido embebido na solução permanecia no lugar. Quando chegava a hora de removê-lo, restava uma cicatriz firme. Numa carta ao pai, Lister se gabou: "[A] evolução dos casos de abscesso tratados dessa maneira se harmoniza tão *lindamente* com a teoria de toda a questão da supuração, e, além disso, o tratamento se torna tão simples e fácil de praticar por *qualquer* pessoa que me deixa encantado."[37]

Em julho de 1866, enquanto ainda aperfeiçoava seus métodos com o ácido carbólico, Lister descobriu que a cátedra de cirurgia sistemática do UCL ficara vaga. Embora as coisas estivessem correndo bem em Glasgow, ele ainda ansiava por retornar a sua *alma mater*, para poder ficar mais perto do pai, que já estava com oitenta anos. Essa perspectiva se tornava ainda mais atrativa para ele pelo fato de a cátedra também ser acompanhada por um cargo permanente no University College Hospital, onde ele havia iniciado a carreira.

Lister escreveu para lorde Brougham, presidente do UCL e do hospital, solicitando apoio para sua candidatura. A carta foi acompanhada pela versão impressa do "Informe sobre um novo método de tratamento de fraturas expostas", no qual Lister respaldava a teoria microbiana da putrefação. Fora de seu círculo de amigos pessoais, familiares e colegas, esse foi o primeiro anúncio de Lister sobre seu princípio da antissepsia. Pouco depois de pedir o apoio de lorde Brougham, ele soube que havia perdido a eleição, mas não permitiu que essa notícia o desviasse por muito tempo de suas pesquisas. "Ultimamente, tenho pensado que não poderia estar trabalhando desta maneira se estivesse no University College", escreveu a Joseph Jackson pouco depois de receber o aviso de sua rejeição. "É provável que eu esteja empregado aqui de maneira muito mais útil, embora mais discreta."[38]

Lister voltou aos experimentos com o ácido carbólico, ampliando o tratamento de modo a incluir lacerações e contusões.[39] Num dos casos, ele retirou um grande tumor do braço de um homem. O tumor tinha uma localização tão profunda que Lister acreditou que a ferida cirúrgica teria supurado se não fosse o emprego de seu sistema antisséptico. O homem escapou com a vida e o braço ao receber alta do hospital semanas depois.

As implicações de seus métodos começaram a ser compreendidas por Lister à medida que cada ano fornecia mais provas de que eles funcionavam. "Agora faço uma operação para a retirada de um tumor etc. com um sentimento totalmente diferente do que tinha antes; na verdade, a cirurgia vem se tornando algo totalmente diverso", escreveu ao pai.[40] Se conseguisse convencer o mundo da eficácia de suas técnicas, as possibilidades para o futuro de sua profissão seriam intermináveis.

E foi assim que, dois anos depois de iniciar a experimentação com o ácido carbólico na Royal Infirmary de Glasgow, Lister publicou seus resultados na revista *The Lancet*. Em 16 de março de 1867, saiu a primeira das cinco partes de um artigo intitulado "De um novo método para tratamento de fraturas expostas, abscessos etc., com observações sobre as condições de supuração". As outras quatro saíram nas semanas seguintes. Nessas publicações, Lister demonstrou ter instituído um sistema baseado na altamente questionada visão de Louis Pasteur de que a putrefação era causada por micróbios presentes no ar. Ele escreveu que as "partículas minúsculas suspensas [no ar], que são os germes de diversas formas inferiores de vida, revelados desde longa data pelo microscópio e considerados concomitantes meramente acidentais da putrescência", tinham sido então reveladas por Pasteur como sua "causa essencial".[41] Era necessário "cobrir o ferimento com um material capaz de matar esses germes sépticos". O sistema de Lister envolvia o uso das propriedades antissépticas do ácido carbólico, com o objetivo de impedir a entrada de germes nos ferimentos e de destruir os que já houvessem invadido o corpo.[42]

Seus artigos foram mais instrutivos do que teóricos, embora estivesse claro seu compromisso com os princípios científicos de Pasteur. A maior parte de cada texto expôs casos detalhados, em que Lister falou de sua luta para prevenir ou controlar a putrefação nos ferimentos de cada paciente. Sua intenção era *mostrar* ao leitor, convidado a se sentir um espectador a seu lado, como reproduzir seus métodos. Ao longo de toda a série de artigos, ele também demonstrou como evoluíra seu sistema, explicando por que tinha rejeitado certos tipos de curativos e por que havia tentado abordagens diferentes, quando outras falhavam. O método francamente científico aplicado por Lister em seus experimentos ficou claríssimo.

Também se evidenciou seu objetivo altruísta na descoberta e na defesa de seu método de antissepsia. Deixando clara a abnegação inculcada por sua criação quacre, Lister escreveu: "[Os] benefícios que acompanham esta prática são tão notáveis que sinto ser minha incumbência fazer o que puder para difundi-los."[43] Qualquer um que quisesse buscar provas físicas desses benefícios poderia encontrá-las em suas duas enfermarias na Royal Infirmary de Glasgow. Embora as enfermeiras houvessem figurado, anteriormente, entre as mais insalubres do hospital, por terem acesso limitado ao ar puro, Lister relatou que o uso do tratamento antisséptico nos pacientes havia reduzido enormemente o número dos que sofriam de infecções. Nem um único caso de piemia, gangrena ou erisipela ocorrera em suas enfermarias desde a introdução desse sistema.

Lister dera o primeiro passo na evangelização em prol dos métodos antissépticos, que ele tinha certeza de constituírem a chave para salvar inúmeras vidas. Mas qualquer sentimento de satisfação seria prontamente abrandado por problemas em sua família.

9

A TEMPESTADE

"As disputas médicas [...] são os acidentes inevitáveis do progresso científico. São como as tempestades que purificam a atmosfera; devemos nos resignar a elas."[1]

— JEAN-BAPTISTE BOUILLAUD

AO DESCER DA CARRUAGEM diante da escada frontal da residência georgiana de dois andares, no verão de 1867, Isabella Pim sentia o peso do mundo sobre os ombros. Viajara mais de seiscentos quilômetros no calor sufocante para se ver diante da porta dele. Semanas antes, Isabella — ou "B", como era carinhosamente chamada pela família — descobrira uma massa dura em um dos seios. Temendo o pior, decidira fazer a árdua viagem de trem até Glasgow, passando por Edimburgo, para se consultar com o melhor cirurgião que conhecia: seu irmão Joseph Lister.

A triste verdade era que a maioria das mulheres da época demorava muito tempo para procurar ajuda depois de constatar um caroço no seio. Nas fases iniciais do câncer de mama, o tumor é relativamente indolor. A cirurgia, no entanto, era uma opção bastante dolorosa e a mulher provavelmente morreria, mesmo depois de se submeter ao bisturi, porque a maioria dos cirurgiões não retirava tecido mamário suficiente para impedir que a doença se alastrasse. Um dos maiores nomes da cirurgia londrina, James Paget, lamentou que o câncer retornasse com frequência, mesmo depois de ele haver extirpado as partes doentes. "Tudo que está errado no local pode ser removido", escreveu, "mas resta alguma coisa, ou, passado algum tempo, o problema ressurge e uma doença similar reaparece, e, em alguma forma ou grau, costuma ser pior do que a primeira tendendo sempre a levar à morte."[2]

O risco de restar algum tecido canceroso numa cirurgia fora especialmente alto antes dos anestésicos, na primeira metade do século, quando esse procedimento torturante tinha que ser executado o mais rápido possível. Numa carta para a filha, uma paciente chamada Lucy Thurston, de sessenta anos, descreveu a horrenda provação que suportara durante sua mastectomia. Ao chegar, o cirurgião havia aberto a mão para lhe mostrar o bisturi:

Veio então um corte extenso e profundo, primeiro de um lado do meu seio, depois, do outro. Fui tomada por uma náusea profunda e privada do meu desjejum. Isso foi seguido por uma extrema fraqueza. Meus sofrimentos não eram mais localizados. Houve uma sensação geral de agonia por todo o meu organismo. Senti em cada centímetro do corpo como se minha carne estivesse definhando [...] Eu tivera toda a intenção de ver a execução do procedimento, mas, ao rememorá-lo, todos os vislumbres que tive foram da mão direita do médico, completamente coberta de sangue até o pulso. Depois ele me disse que, em dado momento, o sangue de uma artéria espirrou nos seus olhos, de modo que ele não conseguia enxergar. Passei quase uma hora e meia sob sua mão, enquanto ela cortava fora o seio inteiro, extirpava as glândulas embaixo do braço, atava as artérias, absorvia o sangue, suturava a ferida, colocava os cataplasmas aderentes e fazia o curativo com a atadura.[3]

Thurston sobreviveu à operação e viveu mais 22 anos. Muitas, no entanto, não tiveram a mesma sorte.

Com o alvorecer dos anestésicos, as cirurgias de mama foram se tornando cada vez mais invasivas, já que a dor não mais era um obstáculo ao bisturi do cirurgião. Isso provocou um impacto terrível nas taxas de mortalidade, por várias razões. Em 1854, Alfred Armand Velpeau, chefe de cirurgia da Universidade de Paris, exortou seus colegas cirurgiões a tratarem com mais agressividade o câncer de mama, para garantir que todo o tecido canceroso fosse extirpado. Para tanto, sugeriu que não apenas a mama fosse retirada, mas também os músculos peitorais subjacentes, no que se conhece como ressecção em bloco. Esta, é claro, deixava a paciente vulnerável a infecções posteriores.

Isabella se viu, então, frente a um dilema parecido. Um cirurgião do St. Bartholomew's Hospital, em Londres, já se recusara a operá-la, e, durante sua parada em Edimburgo, James Syme também havia desaconselhado a operação. O tumor era grande e exigiria uma extensa retirada de tecido para que o procedimento fosse eficaz. Mesmo que Isabella sobrevivesse à operação, Syme temia que a ferida aberta no peito desenvolvesse a sépsis e que ela acabasse morrendo. Apesar de ter empregado com sucesso em seus pacientes o sistema antisséptico de Lister, Syme temia que uma ferida cirúrgica daquele tamanho fosse difícil de cuidar, com ou sem o ácido carbólico. Ou seja, o melhor seria ela aproveitar o tempo de vida que lhe restava, qualquer que fosse sua duração.

Isabella, entretanto, ainda não tinha abandonado a esperança. Sabia que o irmão removera muitos tumores cancerosos ao longo da vida. Mais recentemente, soubera pelo irmão que ele tinha reduzido o risco de infecção pós-operatória mediante o uso do ácido carbólico. Nas palavras escritas por Lister, "B parece ter absoluta confiança em mim".[4]

Depois de examiná-la, Lister concordou em praticar o que seria sua primeira mastectomia. Ao fazer isso, contrariou a orientação médica de dois homens muito respeitados na profissão. Mas, se houvesse uma pequena probabilidade de conseguir impedir que o câncer se espalhasse ainda mais pelo corpo de sua querida irmã, ele precisava tentar. "Considerando o que será a operação", escreveu ao pai, "eu preferiria não deixar ninguém mais fazê-la."[5] Não que mais alguém houvesse se apresentado como voluntário.

Primeiro, ele foi à sala de dissecação de universidade, onde praticou uma mastectomia num cadáver. No entanto, justamente quando se munia de coragem para operar, decidiu, na última hora, ir a Edimburgo para consultar Syme. Claramente, não saía de sua cabeça o fato de que um homem cujos conselhos ele tanto prezara tivesse recomendado que a cirurgia não fosse feita. Syme capitulou. "Ninguém pode dizer que a operação não proporcione uma chance", disse ele ao genro, após uma longa conversa.[6] Os dois discutiram o trabalho recente de Lister com o ácido carbólico. Syme sugeriu que o uso dele em Isabella poderia evitar grande parte do perigo. "Senti enormemente sua verdadeira bondade e sua solidariedade, ainda que pouco expressa, e saí de Edimburgo muito aliviado", escreveu Lister sobre seu encontro com Syme.[7]

Com a mente um tanto tranquilizada, ele regressou a Glasgow e fez os preparativos para a operação de Isabella. Um dia antes da data marcada, enviou uma carta a Joseph Jackson: "Imagino que, antes de receberes esta carta, a operação da querida B terá terminado. Evidentemente, era indesejável retardá-la sequer por um dia além do necessário, uma vez decidido que deveria ser feita. Por isso, ontem à noite, finalmente tomei as providências [...] e pretendemos que a cirurgia se realize à uma e meia da tarde de amanhã."[8] A mastectomia de Isabella não seria feita na Royal Infirmary, porque isso só elevaria o risco de desenvolver alguma forma de infecção hospitalar. Em vez disso, Lister decidiu realizá-la em casa, usando sua própria mesa de jantar — uma opção comum para os que podiam arcar com o custo de cuidados particulares.

Em 16 de junho de 1867, Isabella Lister Pim entrou na sala de operações improvisada, onde se encontravam seu irmão e três assistentes. Os instrumentos, previamente imersos em ácido carbólico, estavam escondidos sob um pano, para que a paciente não fosse perturbada pela visão deles. Isabella foi acomodada na mesma mesa onde jantou no dia anterior e não tardou a cair num sono profundo, graças aos efeitos do clorofórmio. Lister e os três cirurgiões mergulharam as mãos numa solução de ácido carbólico. Em seguida, limparam o local da cirurgia de Isabella. Lister se aproximou, de bisturi em punho. Com cuidado, separou os músculos peitorais e retirou o material da axila. Depois de remover o tecido mamário, os músculos e os nódulos linfáticos, voltou sua atenção para o curativo.

Cobriu o peito da irmã com oito camadas de gaze previamente embebidas com uma solução antisséptica, feita de ácido carbólico e óleo de linhaça.[9] No decorrer de seus experimentos, ele havia descoberto que os materiais porosos não eram ideais para os curativos antissépticos, porque o ácido carbólico podia ser expelido pelo sangue e pelas secreções. Dessa forma, pôs um pedaço de tecido de algodão menos permeável, chamado *jaconet* — também previamente encharcado com uma loção antisséptica —, sob a camada superior de gaze. Isso permitiria que a secreção escorresse do ferimento, mas impediria que o ácido carbólico escapasse junto com ela. Lister aplicou esses curativos na frente e nas costas de Isabella. Cada tira de gaze ia do acrômio (a proeminência óssea na crista da escápula) até pouco abaixo do cotovelo e passava por cima da coluna até o braço. Lister também pôs uma massa substancial de gaze entre a lateral do corpo da irmã e a parte inferior do braço, para impedir que ele se aproximasse muito do tronco. Embora a posição fosse incômoda para Isabella, ele acreditou ser especialmente importante que o ferimento não ficasse nem sequer perto do braço, para que pudesse drená-lo com mais liberdade. Enfaixada como uma múmia, Isabella foi levada para um quarto de hóspedes e ali deixada para convalescer.

Hector Cameron, um dos assistentes de Lister, comentou como havia custado para o cirurgião, em termos mentais e emocionais, executar um procedimento tão ousado numa pessoa que lhe era tão cara.[10] Terminada a cirurgia, Lister se viu inundado por um sentimento de alívio: "Fico muito contente por isto ter sido feito [...] Posso dizer que a operação correu *pelo menos* tão bem quanto se ela não fosse minha irmã. Porém, nunca mais quero fazer algo assim."[11]

A ferida cirúrgica de Isabella cicatrizou sem supuração, graças à cuidadosa aplicação de ácido carbólico, executada por Lister durante e depois do procedimento. Devido aos esforços do irmão, Isabella teve mais três anos de vida antes que o câncer retornasse, dessa vez no fígado. Ao contrário da primeira vez, não houve nada que Lister pudesse fazer por ela. Seu sistema antisséptico, entretanto, trouxe uma nova esperança para as futuras cirurgias de mama. Logo chegaria o dia em que o cirurgião teria possibilidade de basear suas decisões sobre a realização de mastectomias unicamente no prognóstico — não em determinar se uma dada paciente correria o risco de entrar em sépsis pós-operatória.

Animado por seu feito na mastectomia de Isabella e pelo sucesso contínuo na Royal Infirmary, Lister apresentou um artigo sobre seu trabalho com o ácido carbólico à Sociedade Britânica de Medicina. Em 9 de agosto de 1867, expôs esse trabalho, intitulado "Sobre o princípio antisséptico na prática da cirurgia".[12] Poucas semanas antes, a última parte de seu artigo divulgado em cinco etapas fora publicada na revista *The Lancet*. Ainda não houvera reações negativas a suas pesquisas na comunidade médica. Até então, na verdade, a reação tinha sido esmagadoramente positiva. Syme respaldara Lister ao relatar, na *The Lancet*, sete casos bem-sucedidos que envolviam a aplicação do ácido carbólico em fraturas expostas e cirurgias.[13] E, pouco depois da palestra de Lister na Sociedade Britânica de Medicina, o editor da *Lancet* expressou um otimismo cauteloso: "Se as conclusões do professor Lister a respeito do poder do ácido carbólico nas fraturas expostas vierem a ser confirmadas [...] será difícil fazer justiça à importância do que efetivamente chamamos de sua descoberta."[14]

Armava-se uma tempestade, entretanto. Ao se elevarem as primeiras vozes dissidentes, a resistência inicial aos métodos listerianos de antissepsia pouco teve a ver com sua eficácia. O que pareceu constituir a questão mais controvertida foi que muitos críticos julgaram, erroneamente, que Lister reivindicava o mérito da descoberta das propriedades antissépticas do ácido carbólico, que os cirurgiões da Europa continental usavam fazia anos. Em 21 de setembro, foi publicada uma carta no jornal escocês *Daily Review*, assinada por "Chirurgicus". Nela, o autor escreveu temer que o recente artigo de Lister sobre o uso do ácido carbólico na cirurgia fosse "milimetricamente calculado para induzir certo descrédito em relação a nós — particularmente entre nossos vizinhos franceses e alemães —, na medida em que atribui o primeiro emprego cirúrgico do ácido carbólico ao professor Lister".[15] Chirurgicus assinalou então que o médico e farmacêutico francês Jules Lemaire havia escrito sobre o ácido carbólico muito antes de Lister utilizá-lo pela primeira vez: "Tenho [...] diante de mim um grosso volume sobre este assunto [...] escrito pelo dr. Lemaire, de Paris, cuja segunda edição foi publicada em 1865." Lemaire tinha demonstrado "a utilidade [do ácido carbólico] para sustar a supuração na cirurgia, e também como curativo em fraturas expostas e ferimentos", afirmou o autor.

Apesar de ela ter sido assinada por um pseudônimo, todos sabiam que a carta de Chirurgicus fora escrita pelo influente médico que havia descoberto o clorofórmio, James Y. Simpson. O renomado obstetra distribuiu o texto com entusiasmo para membros da comunidade médica, inclusive para o editor da *The Lancet*, James G. Wakley. Uma semana depois, a carta foi divulgada pela revista, com uma nota adjacente de Wakley: "Cabe ao professor Lister o mérito de haver tornado esse agente largamente conhecido em nosso país."[16] Com essas palavras, a principal publicação médica do mundo fez parecer que a única realização de Lister consistira em replicar na Grã-Bretanha uma prática da Europa continental, quando, na verdade, ele estava propondo uma abordagem revolucionária no cuidado de ferimentos, com base numa teoria científica.

Simpson tinha seus motivos para minimizar a importância do tratamento antisséptico de Lister. A verdade era que, se funcionassem, os métodos listerianos entrariam em conflito direto com a técnica simpsoniana da acupressão, que também visava promover a cicatrização sem supuração. (Tratava-se do mesmo método denunciado por Syme na ocasião em que ele havia rasgado o panfleto de Simpson diante da plateia do anfiteatro cirúrgico da Royal Infirmary de Edimburgo.) A acupressão estancava os sangramentos na cirurgia com o uso de agulhas de metal que comprimiam as pontas cortadas dos grandes vasos sanguíneos no tecido cutâneo ou muscular subjacente, eliminando, com isso, a necessidade de ligaduras, que muitas vezes se tornavam fonte de contaminação após uma cirurgia. Lister já havia rejeitado a acupressão num artigo publicado em 1859, e Simpson não conseguia esquecer tal desfeita. O obstetra chegara até a lhe remeter um exemplar de seu panfleto sobre a técnica, acompanhado por uma carta em que criticava o "estranho e inexplicável" uso, pelos profissionais, de ligaduras, que, "de forma constante e sistemática, implantavam [...] tecido arterial morto e em decomposição em todo grande ferimento".[17] Ele era obcecado com o fato de que pouquíssimos cirurgiões haviam adotado sua técnica. Um de seus primeiros biógrafos disse que Simpson se ressentia de tudo que questionasse a acupressão. "A seu ver, não se deveria tolerar nada cuja tendência fosse dar continuidade ao uso de ligaduras em amputações, depois de se haver estabelecido, acreditava ele, a superioridade da acupressão."[18]

Mais uma vez, Lister se viu travando uma luta contra o obstinado Simpson. Várias semanas depois de publicado o ataque original no *Daily Review*, Lister respondeu a Chirurgicus na *The Lancet*. Admitiu nunca ter lido o livro de Lemaire, mas declarou que isso estava "longe de surpreender", considerando-se que o trabalho do cirurgião francês "parece não haver despertado a atenção de nossa profissão".[19] Em seguida, defendeu o próprio sistema, dizendo que os visitantes de Glasgow que tinham visto em primeira mão seu tratamento antisséptico não haviam questionado a originalidade do método. "A novidade", escreveu ele, "não foi o uso cirúrgico do ácido carbólico (o que nunca reivindiquei), mas os métodos de sua utilização, com o intuito de proteger os processos reparadores das perturbações causadas por agentes externos." Lister encerrou sua resposta com um comentário sarcástico ao autor da carta: "Com a confiança de que tais objeções banais não haverão de impedir a adoção de um procedimento útil, subscrevo-me, atenciosamente etc."

Lister foi em busca do livro de Lemaire, a fim de se preparar para o que pudesse acontecer em seguida. O volume de setecentas páginas não pôde ser encontrado em parte alguma de Glasgow, de modo que ele viajou a Edimburgo, onde obteve um exemplar na biblioteca da universidade.[20] Este havia aparecido, convenientemente, apenas dias antes — colocado ali pelo próprio Simpson, possivelmente, embora Lister nunca tenha verbalizado essa suspeita. Pela leitura do livro, ele descobriu que Lemaire recomendara o ácido carbólico para quase todas as enfermidades concebíveis. Mais importante: não fornecera nenhum método ou princípio norteador para seu uso. E, embora fosse verdade que Lemaire relatara a eficiência do composto na desinfecção do ambiente e na melhora da cicatrização dos ferimentos, ele também o recomendava como meio para reduzir o cheiro que emanava das secreções corporais. Ele não acreditava que o pus fosse resultante de putrefação. Depois de ler o livro, Lister explicitou ao pai seu ceticismo diante das afirmações de Lemaire: "Tenho motivos para crer que ele vê os resultados de seus experimentos através de lentes totalmente fora da realidade", porque o cirurgião francês havia usado uma "solução extremamente fraca e diluída do ácido".[21]

Em 19 de outubro, Lister publicou uma segunda resposta a Chirurgicus, reiterando que jamais afirmara ter sido o primeiro a usar o ácido carbólico na cirurgia: "O sucesso que tem acompanhado a utilização dele aqui depende menos de alguma virtude específica do ácido que dos maravilhosos poderes de recuperação das partes lesionadas quando protegidas de maneira eficiente da influência perniciosa da decomposição."[22] Porventura isso queria dizer que o ácido carbólico não era o fator fundamental que gerava resultados animadores? Talvez numa tentativa de afastar a conversa de Lemaire e direcioná-la de volta a seus métodos essenciais de tratamento, Lister afirmou que, se houvesse "feito a experiência com outros antissépticos de uso comum" acreditava ser realmente provável "que tivesse obtido os mesmíssimos resultados caso me houvesse norteado pelos mesmos princípios".

A resposta foi acompanhada por uma carta que lhe fora enviada por um estudante de medicina chamado Philip Hair, que morava em Carlisle, a mesma cidade que tratara seus esgotos com ácido carbólico alguns anos antes. Lister afirmou que o rapaz não tinha "nenhuma dificuldade de distinguir o mero uso do ácido carbólico da prática que recomendei".[23] Em sua carta, Hair havia atestado que estudara em Paris no inverno anterior e não vira por lá nenhuma prática que se comparasse ao tratamento antisséptico de Lister. Desde seu regresso, Hair também vira as técnicas de Lister serem usadas com sucesso em Edimburgo, e escreveu que teria prazer em fornecer ao cirurgião os nomes e endereços de oito colegas de faculdade que poderiam corroborar suas afirmações.

Simpson não gostava de ser contestado, e a resposta de Lister só fez aumentar sua raiva.[24] O obstetra abandonou seu pseudônimo e respondeu diretamente ao cirurgião na revista *The Lancet*. Começou por uma referência sarcástica às "objeções banais" usadas por Lister, o que praticamente o revelou como autor da carta no *Daily Review*. Mais uma vez, Simpson aludiu a Lemaire e acusou Lister de ter um desconhecimento quase censurável da literatura médica existente. Em seguida, disse que William Pirrie, do Hospital da Universidade de Aberdeen, havia empregado a acupressão para impedir a supuração em dois terços de seus casos que envolviam a retirada de tumores de mama e afirmou que esse método era superior para prevenir a formação de pus, independentemente de o tratamento antisséptico de Lister funcionar ou não. Para a eventualidade de que alguém não o tivesse entendido com clareza na primeira vez, Simpson acrescentou: "Permitam-me tomar aqui a liberdade de assinalar, sucintamente, que sem dúvida o sr. Lister foi precedido por outros autores em todas as suas principais teorias e usos ligados a esse assunto."

Lister não mordeu a isca. Numa curta resposta à *Lancet*, ele disse: "Visto que já me empenhei em expor a questão sob seu prisma verdadeiro, sem cometer injustiças contra ninguém, devo abster-me de quaisquer comentários sobre as alegações [de Simpson]."[25] Em vez disso, afirmou aos leitores que provaria os méritos de seu sistema numa série de artigos que seriam publicados nos meses seguintes e deixaria a comunidade médica decidir por conta própria se as críticas de Simpson se justificavam. Lister acreditava que seu sistema deveria ser julgado por suas provas científicas, não pela eloquência com que ele próprio se defendia.

Quis a sorte que o professor Pirrie, cujo nome Simpson invocara em defesa da acupressão, publicasse um artigo na *The Lancet* no mesmo dia em que a resposta final de Lister saiu na revista. Especificamente, ele enalteceu as virtudes do ácido carbólico no tratamento de queimaduras e previu que, se o método antisséptico de Lister fosse igualmente útil no tratamento de outros males, "ele seria uma grande bênção no tratamento dessas lesões perigosas e dolorosas".[26] Em parte alguma do artigo Pirrie mencionou a acupressão. Momentaneamente, Simpson ficou quieto.

Embora, em público, Lister mantivesse um silêncio digno, na vida privada ele se mostrava magoado com os ataques. Numa carta a Joseph Jackson, escreveu: "Sempre achei que o fato de esses editores de publicações médicas não tomarem conhecimento de qualquer artigo que eu escrevesse fosse a melhor coisa que podia acontecer; assim, o bem que houvesse em meu trabalho, se existisse, poderia produzir em silêncio seu efeito de aprimorar o conhecimento e o tratamento das doenças."[27] E acrescentou, pesaroso: "A fama não é uma planta que cresce em solo mortal." O sobrinho de Lister disse que o tio considerara repugnantes e aflitivos os ataques de Simpson. O cirurgião calado e reservado, que um dia achara que as cidades escocesas combinariam melhor com seu temperamento do que Londres, porque havia muito menos intrigas profissionais, começou a se dar conta de como seria difícil a tarefa que tinha pela frente. Ele precisaria de algo mais do que o testemunho de um punhado de estudantes de medicina para encorajar os cirurgiões a levarem a sério seu tratamento antisséptico.

Muitos adversários associaram o sistema antisséptico listeriano à prática tradicional de pôr unguentos sobre ferimentos em putrefação e torcer pelo melhor — como os médicos que usavam quinino, vinho e líquido de Condy havia décadas. Um jovem médico de Liverpool chamado Frederick W. Ricketts tomou partido de Simpson, afirmando que a acupressão era "simples, eficaz e refinada", ao passo que os métodos de Lister eram "obsoletos e deselegantes".[28] Da mesma maneira, James Morton, médico que trabalhara com Lister na Royal Infirmary até o fim de seu período como titular, em outubro de 1867, concluiu que o ácido carbólico "certamente não [era] superior, mas apenas equiparável, se tanto, a alguns outros antissépticos de uso comum".[29] Tal como Ricketts, Morton considerou ultrapassados os métodos de Lister e discordou de serem chamados de "sistema" de tratamento. Em vez disso, caracterizou-os como "uma modalidade de curativo antisséptico"[30] — uma dentre as muitas já existentes — e achou que Lister havia "deixado sua pena correr um pouco depressa demais", ao enaltecer os próprios resultados.

Embora a geração mais velha de cirurgiões se dispusesse a experimentar o tratamento antisséptico listeriano, era difícil que aceitasse a teoria microbiana da putrefação, que estava no cerne do sistema de Lister. Enquanto os cirurgiões continuassem a se enganar quanto à causa da infecção, era improvável que aplicassem corretamente o tratamento. Em meio a esse debate, Lister fez uma palestra perante a Sociedade de Medicina e Cirurgia de Glasgow, na qual enfatizou que os esforços para empregar o tratamento antisséptico deveriam ser norteados por princípios sólidos, a saber: os de Louis Pasteur.[31]

Morton, o colega de Lister, não via defeitos apenas nos métodos dele. Também não aceitava a premissa de que os microrganismos eram os culpados pela putrefação. Morton caracterizou as pesquisas divulgadas por Lister como alarmistas. "Nelas, a natureza é vista como uma megera assassina", escreveu, "cujas maquinações diabólicas têm que ser neutralizadas. Deve ser induzida ao bom comportamento, pois já não é digna de confiança."[32] Até o editor da *Lancet* se recusou a usar a palavra "germes", preferindo chamá-los de "elementos sépticos presentes no ar".[33] Para muitos cirurgiões no auge da carreira era difícil encarar o fato de que, nos quinze ou vinte anos anteriores, eles podiam ter matado seus pacientes sem querer, por deixarem os ferimentos serem infectados por minúsculas criaturas invisíveis.

Havia também problemas de ordem prática no tratamento antisséptico de Lister. Seus métodos eram considerados complicados demais e viviam em constante evolução. Mesmo que os cirurgiões admitissem a culpa dos germes, muitos deles não tinham possibilidade ou disposição de seguir a metodologia listeriana com o nível de precisão necessário para alcançar os resultados prometidos. Tinham sido formados por uma geração de cirurgiões que valorizava mais a rapidez e a praticidade do que a exatidão. "Ocasionalmente, o sr. Rouse passava um chumaço de gaze com desinfetante na ferida, no anfiteatro cirúrgico, antes de aplicar as suturas, mas, não havendo constatado a ocorrência de benefício algum, descontinuou essa prática", informou um relatório.[34] De modo semelhante, o sr. Holmes Coote "não aprova o método de Lister, que considera inoportuno".[35] Outro cirurgião relatou que o tratamento antisséptico listeriano era suficiente para destruir a putrefação depois que ela se instalava, mas não era eficaz como medida preventiva: "Todavia, quanto a suas propriedades antipurulentas, não foram obtidos resultados tão satisfatórios."[36]

O ilustre cirurgião James Paget também obtivera resultados ambíguos ao usar o tratamento antisséptico de Lister em Londres. Em seu primeiro artigo publicado sobre o sistema, admitiu que talvez o houvesse aplicado de maneira incorreta.[37] Em pouco tempo, entretanto, Paget rejeitou totalmente o método listeriano, afirmando que era perigoso, sobretudo nos casos em que o ácido carbólico era deixado sobre a ferida durante muito tempo. Dessa vez, declarou Paget, ele havia seguido cuidadosamente todos os passos, "se não com toda a habilidade com que o professor Lister o empregaria, ao menos com mais habilidade do que tenderá a ser usado, de modo geral, no tratamento de fraturas".[38] O tratamento antisséptico de Lister, na opinião de Paget, "certamente não fez bem algum".

Dada a proeminência de Paget na classe médica, seu depoimento foi condenatório. Não foi surpresa alguma que a maior resistência ao tratamento antisséptico de Lister tivesse surgido na capital. À medida que foi chegando um veredicto após outro contra o cirurgião, o editor da revista *The Lancet* se questionou por que Londres parecia especialmente resistente aos métodos dele. "Será que as situações de supuração daqui são diferentes das de Glasgow?", perguntou, em tom jocoso. "Ou será que o tratamento antisséptico não tem sido testado com o cuidado sem o qual ele não atinge seus objetivos, como o sr. Lister sempre assinalou?"[39] Enquanto os outros empregassem os métodos listerianos com desleixo ou indolência, conquistar corações e mentes se revelaria praticamente impossível. Lister precisava partir para uma abordagem mais proativa.

10

O VIVEIRO

> "As novas opiniões sempre despertam suspeita e, em geral, oposição, sem qualquer outra razão que não o fato de já não serem comuns."[1]
> — JOHN LOCKE

JAMES SYME FLAGROU seu assistente o olhando de um jeito peculiar do outro lado da sala. Thomas Annandale o estivera observando atentamente a manhã inteira enquanto ele examinava os pacientes em seu consultório, em Shandwick Place, e aquilo estava começando a lhe dar nos nervos. Os dois meses anteriores tinham sido pesados para o velho cirurgião e ele não estava se sentindo bem. Era a primavera de 1869 e Syme tinha quase setenta anos. Sua esposa, Jemima, havia morrido de repente em fevereiro, deixando um espaço vazio em seu coração e seu lar. Joseph Jackson — também viúvo — escrevera ao filho ao tomar conhecimento da notícia: "Realmente senti muito por teu estimado sogro, em seu luto e na desolação que ele deve estar sentindo em casa." A Millbank House simplesmente não era a mesma sem a presença reconfortante de Jemima.

Syme sabia que seus amigos e familiares andavam preocupados com ele. Mas, naquela manhã, em particular, achou que a apreensão de Annandale era mais específica. Uma hora antes, sentira a boca torcer ligeiramente quando falava com um paciente, e sua mão havia tremido na hora de redigir uma receita. Ainda assim, não dera muita atenção a isso. Talvez sua gagueira tivesse voltado, momentaneamente, ou talvez fosse algo relacionado com a idade. No entanto, fosse qual fosse a causa, Annandale estava começando a deixá-lo desconfortável, então ele resolveu acabar com aquilo. Caso o rapaz achasse que ele não havia notado o pequeno episódio, Syme anunciou em voz alta e clara: "Que estranha a sensação nervosa que tive agora há pouco; foi como se eu quisesse falar e não conseguisse."

No decorrer do dia, Syme fez diversas cirurgias pela cidade. Durante todo esse tempo, sentiu os olhos de Annandale cravados nele. O jovem cirurgião se posicionou a seu lado em todos os procedimentos. "Embora eu observasse cada passo, ansiosamente", disse Annandale, tempos depois, "não consegui detectar nada [...] fora do comum nos atos do sr. Syme [durante as cirurgias]."[2] Mesmo assim, o assistente não conseguiu afastar a sensação de que alguma coisa não ia muito bem.

Os dois retornaram à clínica particular em Shandwick Place no fim da tarde. Na chegada, o filho e a sobrinha de Syme estavam à espera dele em seu consultório, de modo que o velho cirurgião teve uma trégua temporária do olhar crítico de Annandale enquanto conversava em particular com os familiares. Após uma conversa breve, porém agradável, Syme os conduziu até a saída, à espera do paciente seguinte. Ao fechar a porta do consultório, notou que o assistente se aproximava de seus familiares para conversar com eles em voz baixa no corredor.

Minutos depois, ouviu-se um estrondo: Syme desabou no chão.

Syme havia sofrido um derrame cerebral e, apesar de ter conservado a capacidade da fala, perdeu o uso do lado esquerdo do corpo. A situação parecia sombria, mas as pessoas que o cercavam se mostraram otimistas. O cirurgião idoso tinha se recuperado de um derrame, um ano antes, então todos presumiram que o desfecho seria o mesmo nessa segunda vez. A *The Lancet* divulgou a notícia para a classe médica, alegando que o ataque não tinha sido grave e que "há fortes esperanças de uma recuperação completa".[3] Semanas depois, o periódico tornou a informar sobre a saúde de Syme. Ele havia recuperado o movimento da mão e já conseguia caminhar pelo jardim. "Não fazemos mais que ecoar os sentimentos de toda a classe médica", prosseguiu o artigo, "ao expressar o desejo de que o sr. Syme seja poupado por muito tempo, se não para operar com sua rara habilidade, ao menos para contribuir com suas opiniões claramente definidas para as questões profissionais em relação às quais sua ampla experiência e seu julgamento perspicaz fazem dele uma autoridade."[4]

Lister e a esposa foram a Edimburgo para acompanhar Syme durante sua convalescença. Agnes dividiu os cuidados de enfermagem com a irmã mais nova, Lucy, e aos poucos Syme começou a se recuperar. Todavia, o cirurgião idoso logo reconheceu suas limitações. No verão, renunciou a seu cargo de professor titular de cirurgia clínica na Universidade de Edimburgo, com a esperança de que o genro ocupasse seu lugar. Pouco depois, 127 alunos de medicina da universidade escreveram para Lister, implorando que ele aceitasse a posição.[5] "Damos este passo a partir da convicção de que o senhor é o homem mais qualificado, por suas supremas realizações e conquistas na cirurgia, para manter a dignidade e o renome que foram conferidos à cátedra e à universidade pelo sr. Syme."⁶ Eles elogiaram Lister por suas contribuições à ciência e suas pesquisas recentes com o ácido carbólico: "Seu método de tratamento antisséptico constitui uma etapa marcante na história da cirurgia britânica e resultará numa glória duradoura para a nossa profissão, bem como num benefício indizível para a humanidade." Lister não precisava de maior persuasão. Em 18 de agosto de 1869, foi eleito para a cátedra de cirurgia clínica da Universidade de Edimburgo.

Foi um regresso afortunado, apesar de ocorrido em circunstâncias trágicas. Um dos amigos de Syme escreveu a Lister dizendo que isso era uma "grande felicidade para todos — em especial para o sr. Syme, que, penso eu, não se interessaria por viver caso o pior fosse levado e o melhor se perdesse".⁷ A *The Lancet* elogiou a nomeação, embora seus editores tomassem o cuidado de não endossar o tratamento antisséptico de Lister: "Em todo o processo, demos forte apoio à candidatura do sr. Lister [...] Mesmo que as esperanças suscitadas em relação a seus trabalhos com a antissepsia tenham que sofrer restrições, ele está bem preparado para elevar o caráter científico da cirurgia."⁸

No mês seguinte, Lister e Agnes voltaram para Edimburgo. Instalaram-se temporariamente no nº 17 da Abercromby Place e depois se mudaram para uma suntuosa residência na praça Charlotte, 9. A casa havia pertencido a Syme antes de ele se mudar para a Millbank House, e, embora assumir a propriedade exigisse uma enorme soma, a despesa estava dentro do orçamento de Lister, que percorrera um longo caminho desde seus tempos de cirurgião residente.

Nesse meio-tempo, seu sistema antisséptico era cada vez mais ridicularizado. Na comunidade médica, muitos tentaram pintar Lister como um charlatão pretensioso cujas ideias eram uma tolice, na melhor das hipóteses, e perigosas, na pior.⁹ No University College Hospital, em Londres, o cirurgião John Marshall reprovou com veemência o tratamento antisséptico depois de observar uma cor verde na urina de uma mulher submetida a uma mastectomia. Seguiram-se outros relatos similares, que surpreenderam Lister. Ele já estava ciente dos perigos do envenenamento por ácido carbólico, por haver testemunhado em primeira mão seus resultados, e fazia anos que alertava os médicos a diluírem a solução.¹⁰ Tinha certeza de que esse era apenas mais um exemplo de falha de seus métodos em decorrência do desleixo de terceiros.

Uma das vozes mais críticas foi a de Donald Campbell Black, um cirurgião de Glasgow que chamou o tratamento antisséptico de Lister de "o mais recente brinquedo da ciência médica".¹¹ A seu ver, os resultados de Lister deviam-se a coincidências, e ele fez um alerta contra o que chamou de "mania do ácido carbólico". Escreveu que não havia "nada mais contrário ao verdadeiro progresso da medicina ou da cirurgia científicas" do que os "passatempos cada vez mais numerosos" de cirurgiões como Lister. Mais do que isso, Black questionou se realmente houvera alguma melhora na Royal Infirmary. Ele obtivera dados estatísticos da revista *The Medical Times and Gazette* sugerindo que, ao longo de um período de oito anos, não ocorrera mudança alguma nas taxas de mortalidade decorrentes de amputações e fraturas expostas no hospital de Lister.

De 1860 a 1862, um terço dos que sofreram amputações havia falecido. O mesmo destino foi reservado a um quarto dos que tiveram fraturas expostas, mas não foram submetidos à amputação. Houvera taxas de mortalidade semelhantes nos anos de 1867 e 1868, quando o sistema antisséptico de Lister havia sido introduzido no hospital.¹² Na verdade, ocorrera um ligeiro aumento do número de pacientes mortos em decorrência de amputações, embora esses dados estatísticos fossem enganosos, pois representavam o total de mortes no hospital inteiro. Nem todos os cirurgiões da Royal Infirmary de Glasgow tinham adotado as técnicas listerianas. Mesmo dentre os que aceitavam seus métodos, muitos não os executavam com a precisão e a consistência necessárias para garantir os resultados prometidos. No futuro, Lister precisaria distinguir seus sucessos dos de outros cirurgiões do mesmo hospital para abordar esse tipo de discrepância.

Os que *aceitavam* seus resultados ainda alimentavam dúvidas sobre as verdadeiras razões por trás do declínio das taxas de mortalidade. Diversos médicos alegavam que o sucesso do cirurgião se devia a melhorias gerais na higiene do novo prédio da cirurgia no hospital — não apenas a seu sistema antisséptico. Lister rebateu: "Está simplesmente fora de cogitação presumir que o tipo de mudança que descrevi como decorrente da salubridade de minhas enfermarias possa ser atribuído às causas citadas."[13] Ele reiterou que suas enfermarias tinham figurado entre as mais insalubres da Royal Infirmary de Glasgow antes de ele começar a utilizar o ácido carbólico, e chegou a dizer que tinha sido um "privilégio duvidoso estar ligado àquela instituição". A culpa, ele acreditava, recaía inteiramente sobre os administradores do hospital, os mesmos que haviam impedido sua nomeação para a Royal Infirmary quando de sua mudança para a cidade. Lister escreveu: "Travei uma disputa perpétua com a direção administrativa do hospital, a qual, na ânsia de fornecer acomodações hospitalares para a população crescente de Glasgow [...] dispôs-se a introduzir leitos adicionais."[14] Embora os dirigentes tivessem mandado retirar uma parede alta das enfermarias para aumentar a circulação de ar, isso havia ocorrido *depois* de Lister passar nove meses cuidando de pacientes com ácido carbólico. Portanto, ele não acreditava que isso pudesse ter respondido pela redução das taxas de mortalidade em suas enfermarias. Quanto às pessoas que atribuíam seu sucesso a melhorias na dieta e ao aumento das porções em suas enfermarias, ele escreveu que a ideia de que a simples dieta fosse capaz de abolir a piemia, a erisipela e a gangrena hospitalar "dificilmente entraria na cabeça de um médico inteligente".[15]

Os comentários de Lister sobre o estado da Royal Infirmary de Glasgow não passaram despercebidos aos administradores da instituição, muitos dos quais já nutriam desdém pelo cirurgião pioneiro. Henry Lamond, secretário dos diretores, apressou-se a responder. Escrevendo ao editor da *The Lancet*, afirmou que as acusações de Lister, "no que concerne à alegada insalubridade e à situação do hospital [...] são injustas e não corroboradas pelos fatos".[16] Os administradores acreditavam que o tratamento antisséptico listeriano havia contribuído pouquíssimo para o declínio das taxas de mortalidade do hospital nos anos anteriores. Em vez disso, afirmaram que "a maior salubridade e o estado satisfatório do hospital, que foram tão acentuados no departamento médico quanto no cirúrgico, eram principalmente atribuíveis à melhor ventilação, à dieta aprimorada e ao excelente trabalho de enfermagem, aos quais os diretores deram enorme atenção nos últimos anos".

A crítica mais contundente foi de Thomas Nunneley, um cirurgião inglês de Leeds que se orgulhava muito de não ter permitido que um único paciente seu fosse tratado com ácido carbólico. Em seu discurso diante da Sociedade Britânica de Medicina em 1869, ele disse que o sistema antisséptico de Lister se baseava em "fantasias que não se sustentam e cuja existência sobrevive, e mal, apenas na imaginação dos que nelas acreditam".[17] Nunneley julgou absurda a defesa da teoria microbiana feita por Lister: "Receio que essa especulação sobre micróbios orgânicos seja muito mais do que apenas uma falácia inocente", disse ele aos presentes na plateia da conferência, entre eles James Y. Simpson. "É decididamente nociva", prosseguiu, "pois ensinar [...] que as consequências aflitivas que tantas vezes acompanham os ferimentos resultam de uma só causa, e devem ser prevenidas atentando-se unicamente para ela [...] leva ao desconhecimento dessas causas numerosas e muitas vezes complexas."

Em sua resposta a Nunneley, Lister mal conseguiu disfarçar sua repugnância: "O fato de ele se opor de forma tão dogmática a um tratamento que compreende tão pouco, e o qual, segundo sua própria admissão, nunca experimentou, é algo insignificante."[18] Intuindo a crescente frustração do filho com esses ataques, Joseph Jackson lhe enviou uma carta para tentar consolá-lo: "Por mais lenta e imperfeita a forma pela qual venham a ser adotadas as melhorias sugeridas por ti, e por mais que tuas afirmações sejam desdenhadas ou contestadas, é uma grande proeza teres tido a possibilidade de ser o meio de apresentar a teus semelhantes mortais tão grande bênção quanto é o tratamento antisséptico."[19]

Enquanto Lister travava uma guerra de palavras com os céticos, voltavam a chegar notícias inquietantes da família. Semanas depois da mudança para Edimburgo, ele recebeu uma mensagem de seu irmão Arthur, que tinha feito uma visita recente a Upton para ver o pai deles. Arthur confessou que não estivera "preparado para ver uma mudança tão grande no nosso querido pai".[20] Joseph Jackson andava tão fraco que mal tinha forças para mudar de posição na cama. Estava, então, com 83 anos, e, apesar de sempre ter sido um homem robusto, Lister havia começado a notar pequenas mudanças no pai nos anos anteriores. Joseph Jackson sofrera com uma tosse severa alguns meses antes e, numa de suas últimas cartas a Lister, queixara-se de uma infecção cutânea no tornozelo. Ainda mais marcante era o fato de que a caligrafia do pai, antes impecável, tinha se tornado cada vez mais ininteligível — um sinal claro de que a coordenação motora do octogenário começava a falhar, tal como acontecera com a de Syme depois do derrame.

Lister fez as malas e partiu para Londres, tendo chegado à capital inglesa no momento certo. Cinco dias depois, em 24 de outubro de 1869, Joseph Jackson morreu. Essa perda foi um duro golpe: todas as vezes que Lister se sentira insatisfeito ou inseguro com a vida e suas escolhas de carreira, Joseph Jackson tinha sido uma inspiração e a voz da razão. Quando Lister cogitara abandonar a carreira médica para se tornar um pastor quacre, o pai antevira que esse seria o caminho errado para o filho e o redirecionara com delicadeza para o rumo certo. Lister sentiria falta da preciosa orientação paterna.

Em meio ao luto profundo, ele escreveu para seu cunhado, Rickman Godlee. Descreveu um sonho estranho que tivera na noite anterior, na casa em que passara a infância. No sonho, ele descia do quarto na Upton House e era efusivamente recebido pelo pai. "Ele me deu um aperto de mão caloroso e me beijou como fazia quando eu era pequeno", escreveu.[21] Os dois trocaram algumas palavras antes de Lister perguntar ao pai se ele havia dormido bem, depois de sua longa viagem. Joseph Jackson respondeu que não, mas que estava bem-disposto, e os dois se alegraram. Foi então que Lister notou que o pai segurava um livrinho, o qual ele descobriu que continha anotações sobre a viagem de Joseph Jackson. Nesse momento, acordou e pensou em como teria sido interessante poder lê-las.

Ele encerrou a carta com um desejo sincero, quase poético: "Que eu possa ao menos encontrar-te nessa praia serena."

Duas semanas após a morte do pai, Lister deu a aula inaugural a seus novos alunos na Universidade de Edimburgo. Prestou uma homenagem a Syme, que estava presente: "Todos podemos nos alegrar por ainda termos o nosso mestre entre nós", disse, talvez pensando em seu pai. Declarou aos rapazes ali reunidos que "[por eu ter tido] livre acesso à inesgotável reserva de sabedoria e experiência [de Syme], em certo sentido e por meu intermédio, ele ainda será professor dos senhores".[22]

O estado de Syme vinha se deteriorando. Meses após a aula inaugural de Lister, o velho cirurgião perdeu a capacidade de falar. Em seguida, a capacidade de engolir também o abandonou, o que era uma situação fatal numa época em que as sondas de alimentação ainda não existiam. Ficou claro que, dessa vez, Syme não se recuperaria. Em 26 de junho de 1870, o "Napoleão da cirurgia" faleceu.

O mundo da medicina chorou a perda de tão eminente cirurgião. Os editores lamentaram na revista *The Lancet*: "Morre na pessoa do sr. Syme um dos mais densos pensadores e talvez o melhor professor de cirurgia do mundo [...] Ele não será esquecido enquanto viver qualquer um de seus alunos, e, como cirurgião, será relembrado enquanto os homens necessitarem da arte da cirurgia."[23] De maneira semelhante, os editores do *British Medical Journal* disseram: "Não há como hesitar em situar o sr. Syme na elite de nossos modernos cirurgiões."[24]

Lister, que tinha perdido duas figuras paternas em menos de um ano, lamentou essa morte como poucos a sua volta. E, agora que Syme se fora, restavam poucos cirurgiões veteranos que ele pudesse consultar. Tempos depois, o sobrinho de Lister disse que, enquanto estivesse vivo, Syme seria reconhecido como "o cirurgião número um da Escócia". Com a morte dele, a nação começou a pensar em conferir essa honra a Joseph Lister.

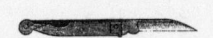

ATÉ ESSE MOMENTO, a classe médica parecia relutante em aceitar a ideia de que organismos microscópicos causassem doenças. Como observou com perspicácia um dos assistentes de Lister, "uma nova e grande descoberta científica sempre tende a deixar em sua esteira muitas baixas, entre as reputações dos que foram defensores de um método mais antigo. Para eles, é difícil perdoar o homem que tornou insignificante o seu trabalho".[25] Se por um lado era difícil para um cirurgião mais velho "desaprender" décadas de ortodoxia, Lister ponderou que seria muito mais fácil converter os novos estudantes a suas teorias e métodos. Ele já havia cultivado um número de seguidores dedicados em Glasgow, e a partir desse momento esperava fazer o mesmo em Edimburgo.

A característica principal da disciplina ensinada por Lister era a demonstração. Era comum suas aulas se concentrarem em teorias da infecção que eram complementadas por históricos de casos e demonstrações laboratoriais. Lister oferecia um manancial de recomendações, advertências e ilustrações — todas baseadas em suas próprias experiências. Chegava até a levar pacientes das enfermarias ao anfiteatro cirúrgico quando dava aulas para os alunos no hospital. Seu objetivo não era enumerar fatos, mas inculcar princípios. Um estudante recordou que, embora o assunto lhe fosse novo, os "fatos eram tão claros e expostos com tanta lógica que achei ser bem difícil haver um outro lado da questão".[26] William Watson Cheyne, que mais tarde se tornaria um célebre cirurgião e defensor da antissepsia, comentou a diferença entre a disciplina de Lister sobre cirurgia sistemática e a cadeira lecionada por outro professor em sua época de estudante em Edimburgo. Esta última consistia em "apresentações muito enfadonhas, cheias de teorias curiosas sobre as reações do corpo e as inflamações", as quais eram "um tanto ininteligíveis para mim", escreveu.[27] Em contrapartida, Cheyne relatou ter se sentido "extasiado com a maravilhosa visão que Lister expôs diante de nós" e ter saído da sala, no primeiro dia de aula, como "um entusiasta da profissão".

Os alunos esperavam muito de Lister, que, por sua vez, esperava muito deles. Conduzia sua sala de aula como um policial. Como era costumeiro na época, os estudantes apresentavam ingressos com seu nome gravado ao comparecerem a uma aula. Isso permitia que o professor anotasse o nome dos ausentes. Usando esse sistema, Lister bania os que costumavam faltar a suas aulas. Recolhia os ingressos à porta, pessoalmente, à medida que os rapazes iam entrando em seu santuário — para garantir que nenhum estudante apresentasse dois ingressos, em benefício de algum colega ausente, prática comum que Lister abominava. "Tudo que leva um homem a considerar irrelevante escrever ou contar mentiras é totalmente pernicioso", escreveu; "mais tarde, ele passa a escrever mentiras com a mesma indiferença."[28] Ele também monitorava o acesso à sala de aula, para que os alunos não o interrompessem com chegadas em atraso. "Disponho todas as entradas ou saídas de tal modo que ninguém possa entrar na sala a partir de certo horário", escreveu, "e os estudantes só podem sair por uma única porta."[29]

Muitos professores da Universidade de Edimburgo eram conhecidos por perder a paciência e se retirar da sala de aula num rompante quando não conseguiam controlar os alunos indisciplinados. Lister, no entanto, exercia sobre os ouvintes um domínio que faltava a seus colegas. Sua sala de aula era um lugar reverenciado, onde as pessoas podiam entrar para cultuar a ciência. Como disse um de seus ex-alunos: "Em sua presença, podia-se ouvir um alfinete caindo no chão: ele retinha a atenção e lançava sobre tudo uma aura de compenetração e seriedade."[30] Somente uma vez esse feitiço foi quebrado, quando um rapaz fez uma piada sobre o tratamento antisséptico de Lister. O professor levantou os olhos para o piadista e lhe lançou um olhar tristonho e compadecido. O efeito foi mágico, nas palavras do mesmo ex-aluno, também observando que o impertinente em questão morreu de paralisia geral um ano depois. "Na época, não sabíamos nada sobre espiroquetas [bactérias responsáveis pela sífilis], e o que se sugeriu, em tom de pilhéria, foi que Deus o havia aniquilado por seu sacrilégio."

Lister exigia de seus assistentes cirúrgicos os mesmos padrões elevados que exigia dos estudantes. Um dia, provocou uma cena e tanto quando pediu um bisturi a um assistente enquanto cuidava de um paciente numa das enfermarias. O assistente lhe entregou um bisturi cuja ponta Lister testou com cuidado na palma da mão, considerando-o imperfeito. Com um andar solene e vagaroso, Lister atravessou a sala e pôs o instrumento no fogo. Repetiu o pedido. Mais uma vez, o auxiliar lhe entregou um bisturi, o qual, novamente, Lister descartou no fogo. "Os pacientes se admiraram com aquela visão extraordinária do professor queimando seus instrumentos; os alunos ficaram vidrados, olhando ora para Lister, ora para mim, e os que estavam mais distantes na aglomeração experimentaram uma enorme e repentina curiosidade, querendo descobrir o que estava acontecendo", escreveu o assistente tempos depois.[31] Lister voltou mais uma vez e pediu um bisturi. Amedrontado e trêmulo, o rapaz lhe entregou um terceiro instrumento. Este, por fim, foi aceito. Lister fitou diretamente o rapaz antes de repreendê-lo: "Como se atreve a me entregar um bisturi que não gostaria que fosse usado no senhor para ser utilizado neste pobre homem?"

Lister tinha razão de ser rigoroso com seus alunos e assistentes. Todo procedimento bem-feito e toda aplicação bem-sucedida de seu curativo antisséptico servia de prova contra a doutrina da geração espontânea. A vida não evoluía do zero, como seus alunos podiam ver claramente quando a infecção não se desenvolvia. Seus artigos na revista *The Lancet* podiam não ter bastado para convencer alguns cirurgiões da validade da teoria microbiana, mas seus alunos viam com os próprios olhos o sistema antisséptico em ação, toda vez que o acompanhavam pelas enfermarias. Se era preciso ver para crer, Lister estava criando um grupo de discípulos: homens que se formariam e disseminariam as ideias dele além dos confins estreitos da universidade. Seus seguidores, que mais tarde ficaram conhecidos como "listerianos", logo passaram a dominar as instituições e a ideologia da cirurgia britânica, espalhando a doutrina da antissepsia com reverente devoção.

O anúncio do sistema antisséptico de Lister, em 1867, foi apenas o começo de seu trabalho com ferimentos putrefacientes.[32] Ele continuou a fazer experiências com o ácido carbólico, o que envolveu aprimoramentos e ajustes em seus métodos. Aliás, seus alunos — que podiam assistir a uma demonstração com a mente voltada para uma dada técnica, mas então descobrir que seu professor já desenvolvera um novo método desde a última aula — passaram a esperar por tais mudanças. Para eles, isso frisava o valor da experimentação na medicina e ilustrava que a acuidade e a exatidão da observação podiam levar a aperfeiçoamentos na cirurgia.

Desde o início, Lister defendia a esterilização generalizada de tudo com ácido carbólico, desde os instrumentos até as mãos dos cirurgiões, num protocolo que levou à corrosão da própria pele no decorrer do tempo. Mas as ligaduras — que eram essenciais para atar vasos sanguíneos nas amputações ou para cortar o suprimento de sangue nos aneurismas — continuaram apresentando problemas, mesmo depois que ele começou a molhá-las com ácido carbólico. Era costume atar bem as ligaduras e deixar uma ou as duas pontas do nó suficientemente compridas para se projetarem para fora da ferida cirúrgica. Os cirurgiões agiam dessa maneira em parte para permitir a drenagem e em parte para facilitar a retirada da ligadura após a cicatrização. Infelizmente, esse método também proporcionava um acesso fácil para agentes contaminantes.

Lister ponderou que, se conseguisse eliminar a infecção, não haveria drenagem, então não haveria necessidade de ligaduras pendendo para fora da ferida. O que ele precisava era de um material forte e flexível, que pudesse ser atado com facilidade, que permanecesse intacto até que se cumprisse sua função, e que depois fosse inativado ou, de algum modo, absorvido pelo corpo. Lister optou por seda embebida em ácido carbólico, por ser improvável que sua superfície lisa irritasse os tecidos. O médico abriu o pescoço de um cavalo e atou a artéria principal usando uma ligadura de seda. Seis semanas depois, o cavalo morreu, inesperadamente, de uma causa não relacionada com a experiência. Na ocasião, Lister estava de cama, por causa de uma gripe, e pediu que seu assistente Hector Cameron dissecasse o lado esquerdo do pescoço do animal e depois passasse em sua casa, para lhe relatar o resultado. Às onze da noite, Cameron levou o espécime ao cirurgião doente, que se obrigou a levantar da cama e trabalhou até de madrugada para isolar o local com a ligadura. Foi como tinha previsto: a seda permanecia no local, mas agora envolvida por tecido fibroso.

Lister logo ganharia uma oportunidade para testar as ligaduras de seda num paciente humano, mais especificamente numa mulher que estava sofrendo de um aneurisma na perna.[33] O médico embebeu a seda em ácido carbólico antes de usá-la para atar a artéria que causava o inchaço. A paciente sobreviveu, mas veio a falecer dez meses depois, com a ruptura de um segundo aneurisma. Lister obteve o cadáver e conduziu um exame *post mortem*. Descobriu que a ligadura de seda fora absorvida; entretanto, havia uma pequena bolsa de pus perto da abertura, o que ele temeu ter sido o início de um abscesso. Ficou claro que as ligaduras de seda não seriam a solução de longo prazo que ele havia esperado. Assim, ele voltou a atenção para outro material orgânico: o categute.

O termo "categute" é meio equivocado.* Na verdade, esse tipo de fio é preparado a partir dos intestinos de ovelhas ou cabras, embora, ocasionalmente, possa ser feito de tripas de bovinos, suínos, cavalos, mulas ou burros. Mais uma vez, Lister testou a ligadura num animal antes de passar para os seres humanos, optando por um bezerro. Foi auxiliado nesse experimento pelo sobrinho, Rickman John Godlee, que depois escreveu: "Tenho vívida recordação da cirurgia [...] da raspagem e da purificação da área, da atenção meticulosa a cada detalhe da antissepsia, do curativo feito com uma toalha encharcada de ácido carbólico; e do Buda de alabastro do meu avô, sobre o console da lareira, contemplando com um olhar inescrutável os serviços prestados

---

* Em inglês, a palavra *catgut* significa "tripa de gato". (N. da T.)

pelo animal ao homem."[34] Um mês depois, o bezerro foi abatido, a carne foi compartilhada entre os assistentes do cirurgião e a artéria foi examinada. A ligadura de categute fora inteiramente absorvida pelo tecido circundante.

Infelizmente, ao iniciar os testes com o categute em seres humanos, Lister descobriu que o material era absorvido com tanta rapidez que expunha o paciente ao risco de uma hemorragia secundária. Ele fez experimentos com uma variedade de soluções de ácido carbólico e conseguiu retardar esse processo. Depois que publicou seu artigo na revista *The Lancet*, os editores comentaram que as ligaduras de categute prometiam ser "muito mais do que uma mera contribuição para a prática cirúrgica",[35] por demonstrarem que o material orgânico morto podia ser absorvido por um corpo vivo. Em pouco tempo, o categute se tornou um componente-padrão do tratamento antisséptico de Lister, e foi um exemplo das muitas maneiras pelas quais seu sistema evoluiu durante esses anos de formação.

Na verdade, sua obsessão com o aprimoramento das ligaduras de categute se estendeu por toda a sua carreira. Depois de se mudar para Edimburgo, ele começou a fazer anotações meticulosas de seus experimentos em cadernos de trezentas páginas, em formato in-fólio, e havia quatro deles quando Lister se aposentou. A primeiríssima anotação no primeiro caderno, datada de 27 de janeiro de 1870, dizia respeito ao categute. E as notas de pesquisa se encerraram falando do mesmo assunto, em 1899.[36]

À medida que evoluíram os métodos de Lister, os céticos caracterizaram essas modificações constantes como admissões, por parte dele, de que o sistema original não funcionava. Os detratores não viam esses ajustes como parte da progressão natural de um processo científico. James Y.

O VIVEIRO

Simpson tornou a entrar na controvérsia, sugerindo uma abordagem quase fatalista para o problema que atormentava os hospitais do país. Se não fosse possível controlar a contaminação cruzada, afirmou ele, os hospitais deveriam ser periodicamente demolidos e reconstruídos. Até um antigo professor de Lister, John Eric Erichsen, adotou essa visão: "Depois que um hospital é incuravelmente infectado pela piemia, é impossível desinfetá-lo por quaisquer meios higiênicos de que se tenha conhecimento, assim como seria impossível desinfetar um queijo velho das larvas nele geradas", escreveu.[37] Na mente de Erichsen, só havia uma solução, e não era o sistema antisséptico de seu ex-aluno. Ele defendia a completa "demolição da estrutura infectada".

No entanto, apesar de toda a oposição enfrentada, Lister estava travando a batalha ao lado de pessoas de mentalidade semelhante, que reconheciam a natureza revolucionária de seu trabalho. A princípio, seu sistema recebeu mais apoio no Europa continental do que na Grã-Bretanha, a ponto de, em 1870, ele ter sido sondado tanto pelos franceses quanto pelos alemães a lhes fornecer normas para o tratamento de soldados feridos na Guerra Franco-Prussiana.[38] Por conseguinte, o médico alemão Richard von Volkmann se tornou um devoto entusiasmado depois que seu hospital em Halle — superlotado por soldados feridos na guerra e tão assustadoramente tomado por infecções que seu fechamento era iminente — obteve resultados espantosos ao empregar os métodos de Lister. Em seguida, o sistema listeriano foi adotado por outros cirurgiões europeus, inclusive um dinamarquês chamado M.H. Saxtorph, que relatou seu sucesso numa carta a Lister. Munido desse depoimento, ele alfinetou os cirurgiões de Londres, que tinham sido os maiores críticos de seu tratamento antisséptico: "Talvez pareça estranho que se tenham obtido resultados como esses em Copenhague, quando tão pouca aproximação deles foi alcançada até hoje na capital da Inglaterra."[39]

Pouco a pouco, mas de maneira constante, cirurgiões de seu próprio país começaram a se levantar em defesa dele. Um desses homens foi Thomas Keith, um pioneiro da ovariectomia — um procedimento perigoso, que envolvia a excisão de tumores ovarianos no interior da cavidade abdominal. Durante a maior parte do século XIX, essa intervenção cirúrgica se mantivera extremamente controvertida. Os que se atreviam a realizar esse procedimento invasivo eram apelidados de "rasga-barrigas", por causa da longa incisão que faziam no abdômen das pacientes, a qual se transformava com frequência numa fonte de sépsis.[40]

Keith defendeu Lister dos ataques de Donald Campbell Black, que não só havia descartado o trabalho listeriano ao afirmar que se tratava do brinquedo mais recente da ciência médica, mas também invocara o nome de Keith em sua crítica ao sistema antisséptico. Keith respondeu a Black no *British Medical Journal*. Ao contrário do que Black deixara implícito, Keith estava tratando as feridas cirúrgicas "exatamente como vi o sr. Lister fazer", e com enorme sucesso.[41] Ele se disse desolado com o fato de Black, ele próprio cirurgião em Glasgow, atacar um colega, justamente quando Lister tinha elevado a reputação da faculdade de medicina da cidade. Em sua opinião, o sistema antisséptico era o futuro: "Creio que só agora começo a perceber o que o método antisséptico do sr. Lister e suas ligaduras animais, tratadas com ácido carbólico, ainda vão fazer pela cirurgia." E.R. Bickersteth, um cirurgião da Royal Infirmary de Liverpool, também relatou inúmeros casos em que havia empregado com eficácia ligaduras antissépticas de categute. Considerou que o método antisséptico era "um passo imenso em direção à excelência da nossa arte".[42]

Àquela altura, Lister já havia respondido às acusações de que as taxas de mortalidade não haviam reduzido na Royal Infirmary de Glasgow depois de ele introduzir seu tratamento antisséptico. Ele comparou o número de óbitos em suas enfermarias no período de 1864 a 1866 com as cifras encontradas em 1867 e 1868, depois que ele começou a usar o ácido carbólico. O que constatou foi que dezesseis das 35 pessoas submetidas a amputações haviam falecido antes de sua introdução do tratamento antisséptico, em 1864 e 1866. Em comparação, apenas seis em quarenta morreram nos anos posteriores.

Esse relatório instigou o editor da *The Lancet* a convocar os hospitais londrinos a testarem os métodos antissépticos de Lister, "com isenção e de maneira decisiva", pela segunda vez.[43] Ele sugeriu que os próprios alunos de Lister supervisionassem os experimentos. O que fora alcançado em Glasgow "deve ser obtenível em Londres", concluiu o editor da revista. E assim, em 1870, todos os olhos se voltaram para a capital.

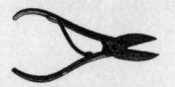

EM EDIMBURGO, John Rudd Leeson mal tinha sido habilitado como cirurgião quando se aproximou, visivelmente nervoso, da casa de Joseph Lister.[44] A própria residência "parecia um fosso que tornava Lister ainda mais inacessível" do que já era aos olhos do rapaz, quando este subiu os degraus largos rumo à porta de entrada. Ele estava ali para perguntar ao renomado professor se poderia incluir o próprio nome numa lista de espera para se tornar um de seus auxiliares cirúrgicos no hospital. Apesar de haver frequentado as enfermarias de Lister, o jovem cirurgião ainda não tinha falado diretamente com o homem que lhe despertava tanta admiração.

O mordomo — um homem sisudo, cuja postura lhe havia granjeado o apelido de "sr. Porrete"— conduziu Leeson ao estúdio privado em que estava Lister, fechando a porta ao se retirar. O jovem cirurgião se viu numa sala imponente, dominada por estantes de mogno com a frente envidraçada e janelões voltados para o norte. Lister se levantou de sua escrivaninha para cumprimentá-lo, e o rapaz sentiu, "instintivamente, estar na presença de [...] um propósito elevado em forma de pessoa". O cirurgião mais velho deixou o novato à vontade, recebendo-o com o que Leeson descreveu como um "sorriso agradável e encantador". Após uma conversa rápida, Lister tirou um caderninho de uma das gavetas da escrivaninha e anotou o nome do rapaz em suas páginas. Disse a Leeson que ele poderia começar a trabalhar como seu assistente cirúrgico no inverno seguinte.

Ao dar meia-volta para se retirar, Leeson notou algo estranho numa mesa diante das janelas. Reluzindo à luz do sol e protegidas por coberturas de vidro, ali se viam diversas fileiras de tubos de ensaio, cheios de líquidos diferentes até a metade e tampados com fibra de algodão: o Viveiro de Lister. "Era uma montagem curiosa, algo que eu nunca tinha visto, e tampouco pude tecer a menor conjectura sobre o que seriam aqueles tubos ou por que estariam tampados com algodão", como escreveu posteriormente. "Minha experiência com tubos de ensaio era de bocas abertas, e eu não tinha lembrança de algum dia tê-los visto fechados."

Ao ver o súbito interesse no rosto do jovem cirurgião, Lister foi depressa para seu lado, satisfeito por lhe mostrar sua estranha coleção de líquidos. Assinalou que alguns estavam turvos e bolorentos, enquanto outros se mantinham transparentes. "Tentei demonstrar um interesse inteligente", confessou Leeson, "mas não fazia a mínima ideia do que vinha a ser aquilo tudo." Enquanto o professor pontificava a respeito de seus experimentos mais recentes sobre as causas da putrefação, Leeson se maravilhou ao ver que o renomado cirurgião tinha tempo para estudar assuntos tão irrelevantes e inusitados.

Na esperança de fechar o encontro com chave de ouro, Leeson buscou um assunto do qual soubesse falar com coerência. Foi então que seus olhos pousaram no grande microscópio Powell & Lealand em cima da escrivaninha de Lister. Ele disse ao professor que o reverenciado demonstrador octogenário do St. Thomas' Hospital, em Londres, que lhe dera aulas de anatomia, usava um instrumento parecido. Os olhos de Lister brilharam de empolgação: a referência ao microscópio "pareceu trazê-lo de volta à realidade". Ele conversou animadamente com Leeson sobre a importância desse instrumento para o futuro da cirurgia.

"Eu não fazia a mais remota ideia de que [o microscópio] tivesse alguma ligação com os tubos de ensaio tampados", admitiu Leeson, tempos depois. Apesar de haver passado dois anos e meio num dos maiores e mais progressistas hospitais de Londres, o cirurgião recém-formado disse "nunca ter ouvido nada sobre micróbios [...] e, com certeza, não ter a mínima ideia de que eles tinham alguma ligação com a medicina ou a cirurgia". O papel do conhecimento e da metodologia científicos na prática médica — que foi central para que a profissão deixasse de ser uma arte sanguinolenta e se transformasse numa disciplina voltada para o futuro — ainda não tinha sido estabelecido. Mas a maré começava a virar a favor de Lister.

11
O ABSCESSO DA RAINHA

"Em seus lábios, a verdade prevaleceu com duplo vigor,
e os tolos, os que vieram zombar, permaneceram em louvor."[1]
— OLIVER GOLDSMITH

A **CARRUAGEM DE LISTER** parou diante da majestosa entrada do Castelo de Balmoral, o coração da imensa propriedade da rainha Vitória nas Terras Altas da Escócia, em 4 de setembro de 1871. Na véspera, ele havia recebido uma mensagem telegráfica urgente, requisitando sua presença na residência real. A rainha estava gravemente enferma. Um abscesso em sua axila chegara a um diâmetro de quinze centímetros. Com o falecimento de Syme, Lister passara a ser o cirurgião mais renomado da Escócia, então era perfeitamente natural que fosse consultado a respeito de um assunto sério, que envolvia a saúde da rainha.

Os problemas de Vitória tinham começado semanas antes, com uma dor de garganta. Pouco depois, ela sentira dor e inchação no braço direito. Numa anotação de diário feita logo em seguida, a rainha lamentara o fato de que seu "braço não melhorou nada e não responde a tratamento algum. Toda sorte de coisas já foi tentada".[2] Seus médicos imploraram que a soberana lhes permitisse chamar um cirurgião. Não reconhecendo a gravidade da situação, ela havia discordado, mas prometera pensar no assunto. Dias depois, quando a dor atingiu níveis excruciantes, Vitória enfim deu seu consentimento.

O escrupuloso cirurgião levou consigo tudo de que necessitaria para operar, inclusive sua invenção mais recente: o pulverizador carbólico. A ideia desse aparelho havia ocorrido a Lister alguns meses antes e fora instigada, em parte, por uma série de experimentos feitos pelo físico britânico John Tyndall. Ao fazer um raio de luz concentrada atravessar o ar, Tyndall demonstrou o alto teor de partículas de poeira que flutuavam na atmosfera. Por outro lado, notara que, quando o ar ficava livre de partículas, a luz desaparecia. Tyndall deixara uma amostra de ar livre de poeira, mediante o uso de calor, e mostrara que as soluções putrescíveis expostas a ele se mantinham estéreis, ao passo que, em contato com o ar que continha poeira, eram rapidamente corrompidas pelas bactérias e pelo bolor. Tyndall falou com espanto do número de partículas do ar que "se agitam [...] em nossos pulmões em todas as horas e minutos de nossa vida", e externou sua apreensão com os efeitos que isso poderia exercer sobretudo nos instrumentos cirúrgicos.[3] Para Lister, isso só fez reforçar a ideia de que os micróbios do ar precisavam ser destruídos nos meios médicos. Assim, o pulverizador de ácido carbólico foi projetado para esterilizar o ar em volta do paciente, durante e depois da cirurgia, ao serem trocados os curativos. Mas o aparelho também tinha outra finalidade. Lister acreditava que ele reduziria a necessidade de irrigação direta do ferimento com ácido carbólico, que muitas vezes danificava a pele e aumentava o risco de inflamações e infecções.

A princípio, o aparelho era um dispositivo portátil, porém, como todas as inovações de Lister, passou por diversas alterações ao longo dos anos. Numa de suas versões mais recentes, chamada de "máquina a vapor auxiliar", um grande borrifador de cobre se erguia sobre um tripé de um metro de altura. Havia nele uma maçaneta de uns trinta centímetros, que podia ser usada para direcionar a vaporização. O instrumento era meio desajeitado, pesava quase cinco quilos e precisava ser carregado com a ajuda dos assistentes de Lister, que se alternavam no manejo do aparelho durante as longas horas no teatro cirúrgico. Um ex-aluno de Lister escreveu que "os cidadãos de Edimburgo se acostumaram com a visão [dele] circulando pelas ruas, dividindo sem qualquer conforto o espaço no coche com essa portentosa máquina de sua guerra".[4]

Por mais cômico que fosse o aparelho, o uso do vaporizador carbólico foi um momento significativo na história da medicina. Antes dele, os críticos podiam alegar que o tratamento de Lister era uma extensão dos métodos tradicionais que envolviam a limpeza de ferimentos com alguma forma de antisséptico. O pulverizador, contudo, assinalou o compromisso de Lister com a teoria microbiana, especificamente com a proposta por Louis Pasteur. Àquela altura, pouco havia sido feito para diferenciar um tipo de bactéria de outro, muito menos para fazer distinções entre as bactérias patogênicas e as inofensivas. Somente décadas depois de Lister abandonar o vaporizador carbólico é que o médico e biólogo alemão Robert Koch desenvolveu uma técnica para marcar e cultivar bactérias numa placa de Petri (assim batizada em homenagem a seu assistente, Julius Petri). Isso permitiu a Koch associar microrganismos específicos a determinadas doenças e formular a teoria de que as bactérias existiam como espécies distintas, cada qual produzindo uma síndrome clínica. Usando esse método, Koch mostrou que os agentes patogênicos transportados pelo ar não eram os principais responsáveis pela infecção dos ferimentos, o que significou que esterilizar o ar era perda de tempo.

Em 1871, no entanto, Lister estava muito comprometido com a técnica, de modo que levou consigo o vaporizador carbólico quando foi convocado à cabeceira da rainha. Ao entrar no majestoso quarto de dormir de Vitória no Castelo de Balmoral, Lister estava confiante de que seu sistema antisséptico salvava vidas. Ainda assim, usar o ácido carbólico em pacientes hospitalares, ou até na própria irmã, era muito diferente de utilizá-lo para tratar uma rainha. Sua reputação ficaria arruinada caso seus atos causassem algum prejuízo duradouro à soberana. Lister deve ter sentido considerável apreensão ao examiná-la e descobrir que a situação era crítica. Se o abscesso piorasse, a rainha poderia ser vítima de um sem-número de problemas sépticos e falecer.

Relutante, Vitória permitiu que fosse feita a operação. Ao escrever em seu diário, posteriormente, ela confessou: "Fiquei terrivelmente nervosa, por ser muito sensível a dor. Iam me dar clorofórmio, mas não muito, já que estou muito longe de me sentir bem."[5] De fato, ela permaneceria semialerta durante toda a cirurgia, porque Lister resolveu não administrar uma dose pesada do anestésico, levando em conta o perigoso estado de saúde da rainha.

Ele solicitou a ajuda do médico da realeza, William Jenner, a quem confiou a tarefa de manejar o vaporizador carbólico durante o procedimento. Enquanto Lister começava a desinfetar os instrumentos, bem como as mãos e a área afetada na axila da rainha, Jenner foi bombeando nuvens de ácido carbólico no ar, enchendo o aposento com seu característico aroma adocicado de alcatrão. Quando se convenceu de que havia uma quantidade suficiente do antisséptico saturando a área, Lister fez uma incisão profunda no abscesso de Vitória. Sangue e pus jorraram do corte, o qual Lister limpou com cuidado, enquanto Jenner continuava bombeando o ácido carbólico com vigor, cobrindo todos os presentes com nuvens brancas da substância corrosiva. A certa altura, o médico palaciano se atrapalhou com a engenhoca desajeitada e, sem querer, borrifou o ácido no rosto da rainha. Quando ela reclamou, Jenner retrucou, em tom meio jocoso, que ele era apenas o homem dos foles. Terminado o procedimento, Lister fez um curativo cuidadoso no ferimento e deixou a monarca, exausta, repousar.

No dia seguinte, ao trocar os curativos de Vitória, o cirurgião notou a presença de pus sob a atadura que ele havia posto na ferida cirúrgica. Era preciso agir depressa para impedir que a infecção se instalasse. Olhando para o pulverizador, ele teve uma ideia. Tirou o tubo de borracha do aparelho, encharcou-o durante a noite em ácido carbólico e, na manhã seguinte, introduziu-o na ferida cirúrgica, para drenar o pus. No dia seguinte, segundo escreveu seu sobrinho, Lister ficou "radiante ao constatar que nada escapava [da ferida], a não ser uma gota ou outra de secreção transparente".[6] Mais tarde, o próprio cirurgião afirmou ter sido essa a primeira vez que usara esse tipo de dreno.[7] Sua engenhosa invenção *ad hoc*, aliada à aplicação de seus métodos de antissepsia, sem dúvida salvou a vida de Vitória. Uma semana depois, Lister deixou o Castelo de Balmoral e regressou a Edimburgo, satisfeito com a recuperação da rainha.

De volta à sala de aula, brincou com seus alunos: "Senhores, sou o único homem que já enfiou uma faca na rainha!"[8]

A notícia do tratamento bem-sucedido de Joseph Lister se espalhou, reforçando a confiança nos métodos dele. A rainha dera o selo real de aprovação ao sistema antisséptico listeriano, simplesmente por permitir que ele a operasse. Além disso, James Y. Simpson tinha morrido, em decorrência de uma doença cardíaca, pondo fim à contenda que havia atravancado o trabalho de Lister por vários anos.

Pouco depois do contato de Lister com a realeza, Louis Pasteur fez uma visita a Londres. Nessa viagem, John Tyndall — que visitara havia pouco tempo as enfermarias do cirurgião em Glasgow — mencionou ao cientista francês, casualmente, que "um célebre cirurgião inglês" fizera uma importante contribuição para o entendimento das causas das doenças pútridas e contagiosas, usando o trabalho de Pasteur como guia. Era a primeira vez que Pasteur ouvia falar de Lister. Seu interesse foi aguçado.

Os dois iniciaram uma extensa correspondência.[9] Em suas cartas, discutiam seus experimentos, teorias e descobertas, expressando respeito e estima recíprocos. Lister via em Pasteur o homem que tinha proporcionado os meios pelos quais ele pudera compreender a sépsis dos ferimentos. Pasteur, por sua vez, admirou-se com o progresso de Lister nesse assunto. "Fico extremamente surpreso com a precisão de suas manipulações [e] com sua perfeita compreensão do método experimental", escreveu o francês.[10] Ele ficou surpreso por Lister conseguir encontrar tempo para conduzir pesquisas tão complexas, ao mesmo tempo que cuidava de seus pacientes. "É um perfeito enigma para mim", escreveu a Lister, "que o senhor possa se dedicar a pesquisas que exigem tanto cuidado, tempo e incessante esmero, ao mesmo tempo que se dedica à profissão da cirurgia e à de cirurgião-chefe de um grande hospital. Creio que nenhum outro exemplo de tamanho prodígio poderia ser encontrado entre nós por aqui." Para Lister — um homem que sempre havia depositado imensa fé no método científico —, esse era o elogio mais elevado que poderia ter recebido, especialmente por ser proferido por uma figura tão reverenciada quanto Pasteur.

Conforme a fama de Lister se espalhava, suas aulas ficavam lotadas de alunos e visitantes ilustres do mundo inteiro, que iam a Edimburgo para vê-lo em ação. Ele viajou pelo país, expondo as virtudes de seu sistema antisséptico a plateias de médicos.[11] E finalmente começaram a chegar relatos animadores de Londres. A convocação da revista *The Lancet* à ação havia surtido efeito: os hospitais da capital estavam novamente testando a eficácia do sistema antisséptico. Dessa vez, os resultados foram mais animadores do que no fim da década de 1860, pouco depois de Lister fazer a primeira divulgação de suas descobertas. O St. George's Hospital anunciou que houve um aumento da confiança de sua equipe médica nos métodos listerianos. O Hospital de Middlesex externou sentimentos semelhantes, após obter resultados positivos com o ácido carbólico e o cloreto de zinco. No entanto, o apoio mais sólido veio do Hospital de Londres, onde quase cinquenta procedimentos cirúrgicos realizados no ano anterior ganharam notoriedade devido ao "pequeno número de perturbações constitucionais produzidas por lesões muito graves", depois que os cirurgiões começaram a empregar o sistema antisséptico.[12]

Apesar de ter havido uma perceptível mudança de opinião na aceitação dos métodos de Lister na capital, foram necessários ainda vários anos para que a adoção da antissepsia em Londres fosse completa. Isso se deveu principalmente ao fato de que muitos cirurgiões da cidade não se dispunham a endossar a teoria pasteuriana da putrefação. Um cirurgião londrino zombou de Lister e de seu trabalho pioneiro, batendo com força a porta de seu anfiteatro cirúrgico, para "barrar a entrada dos micróbios do sr. Lister".[13] Numa carta publicada na *The Lancet*, um correspondente que se assinou como "Flâneur" fez uma observação perspicaz sobre a lenta adoção da antissepsia pela cidade:

> A verdade é que essa é uma questão própria da ciência, mais que da cirurgia. Sendo assim, apesar de adotada com avidez pelos alemães científicos e, com certa relutância, pelos escoceses semicientíficos, a doutrina antisséptica nunca foi minimamente apreciada

nem compreendida pelo prosaico e pragmático cirurgião inglês. Para felicidade de seus pacientes, há muito tempo ele pratica, em larga medida, um sistema parcialmente antisséptico, graças a seus asseados instintos ingleses; mas isso tem sido como a senhora que falava em prosa sem saber.[14]

Para Lister, era mais fácil convencer os médicos de Glasgow e Edimburgo do valor de seu sistema antisséptico, porque ambas as cidades tinham apenas um hospital e uma universidade referenciais. A comunidade médica de Londres, por sua vez, era muito mais fragmentada e de mentalidade menos científica. O ensino clínico ainda não era tão comum na capital quanto na Escócia. Lister protestou: "Quando me volto para Londres e indago como se conduz por lá o ensino de cirurgia clínica, descubro, não apenas segundo minha experiência pessoal como estudante em Londres [...] mas também pelo testemunho universal dos estrangeiros que visitam a cidade e depois vêm aqui, que ele é uma mera impostura se comparado ao nosso sistema local."[15] Eram obstáculos que Lister não conseguiria superar, a menos que pudesse reformar o sistema por dentro.

Houve um grupo que nunca duvidou do tratamento antisséptico listeriano: as pessoas que sobreviveram por causa dele. Um senhor idoso, que estivera internado no hospital antes e depois de Lister introduzir seu sistema nas enfermarias, comentou as diferenças que presenciou: "Moço, mas não é que você fez uma senhora melhora desde a última vez que vim aqui."[16] Até pessoas fora da profissão médica, e que não tinham sido pacientes de Lister, ouviam notícias a respeito de recuperações milagrosas. Numa carta a sua cunhada, Agnes Lister contou a história de um menino cuja vida fora salva com ácido carbólico depois de ele sofrer queimaduras graves quando trabalhava numa fundição das redondezas. Patrick Heron Watson — que fora cirurgião residente de Lister — havia se encontrado com os Lister no dia do acidente. Disse ao casal que "*não achava* que o menino pudesse se recuperar", escreveu Agnes, "mas, com a ajuda do ácido carbólico, ele vem se recuperando, e o caso despertou grande interesse em diversas fundições".[17] De fato, delegações de trabalhadores foram ao hospital ver o menino com os próprios olhos. Agnes escreveu que, como resultado, "os patrões do menino vão contratar o dr. Watson como cirurgião de sua fábrica, o que lhe renderá um salário de 300 libras por ano". Outro cirurgião residente que havia trabalhado com Lister escreveu, tempos depois: "Se o reconhecimento por parte de seus colegas demorou a chegar, os pacientes que tiveram experiências nos dois sistemas, o antigo e o novo, perceberam depressa a diferença."

A fama de Lister no exterior ganhou ainda mais os holofotes em 1875, durante uma festejadíssima turnê europeia que ele fez com Agnes para demonstrar seus métodos. As enfermarias que aderiram ao seu sistema foram enaltecidas por muitos por sua "atmosfera limpa e saudável" e pela "ausência de qualquer odor", enquanto a revista *The Lancet* caracterizou seu progresso pelas cidades universitárias da Alemanha, onde seu sistema era particularmente popular, como uma marcha triunfal. Ainda assim, uma nação permanecia reticente em relação aos méritos dos métodos de Lister: os Estados Unidos.

Na verdade, as técnicas listerianas tinham sido proibidas em vários hospitais norte-americanos; muitos médicos as viam como distrações desnecessárias e demasiadamente complicadas, por ainda não terem aceitado a teoria microbiana da putrefação. Ainda em meados da década de 1870, a compreensão do tratamento dos ferimentos e da infecção mal havia progredido, embora as teorias e técnicas de Lister fossem divulgadas em publicações médicas norte-americanas. A classe médica, em sua maioria, havia considerado os métodos antissépticos dele uma charlatanice. Apesar desse ceticismo ultramarino, em 1876 Joseph Lister voltou os olhos para o oeste, ao ser convidado para defender seus métodos na Filadélfia, durante o Congresso Internacional de Medicina. Para empreender uma mudança na atitude dos colegas norte-americanos, Lister sabia que precisaria preconizar pessoalmente seu trabalho. Como viria a constatar, convencer os norte-americanos dos méritos da antissepsia não seria um processo tão simples quanto ele esperava.

Cinco anos depois de operar a rainha, Lister estava pronto para enfrentar seus críticos nos Estados Unidos. Em julho de 1876, embarcou no *SS Scythia* — o último dos famosos navios da Cunard Line com plena capacidade a vapor e a vela — para sua viagem de Liverpool a Nova York. Normalmente, a travessia levava dez dias, mas o navio foi atingido por uma violenta tempestade de vento, que rachou o mastro da vela da gávea e causou um atraso de vários dias. Era o primeiro dos muitos obstáculos que o cirurgião encararia em sua viagem norte-americana.

Lister saltou do trem de Nova York para a Filadélfia em 3 de setembro. Embora não fosse um homem vaidoso, o cirurgião de 49 anos ainda aderia à moda predominante na época: repartia na lateral o cabelo ondulado e exibia suíças meticulosamente aparadas, já então com alguns toques grisalhos. Em trajes conservadores, com seu colete justo e o colarinho alto e engomado, ele ajeitou a roupa e olhou em volta, assimilando o ambiente. Havia um clima palpável de agitação, pois a cidade fervilhava com a multidão que lá estava para visitar a Exposição Universal de 1876.

Lister foi recebido na plataforma por mascates que vendiam pequenos guarda-chuvas, destinados a proteger os usuários tanto do sol inclemente quanto dos temporais ocasionais que infernizavam a cidade nessa época do ano. Esses dispositivos podiam ser montados sobre o chapéu dos cavalheiros e ajustados por meio de fitas presas aos ombros. Havia também leques, bebidas refrescantes "geladas" e copos com gelo à venda. Meninos vestidos de fraque e gravata-borboleta de laço duplo abordavam os recém-chegados para lhes vender guias turísticos por 5 centavos. Os turistas logo estariam perambulando, boquiabertos, pelo espetáculo extraordinário da exposição montada diante deles.

Fazia cem anos que a Declaração da Independência fora assinada na Filadélfia, e a cidade estava inflada de orgulho patriótico na comemoração do centenário. A Exposição Universal fora projetada para marcar a ascendência dos Estados Unidos como país líder na ciência e na indústria. Numa era de exposições monumentais para celebrar a ciência e o progresso, a da Filadélfia foi ainda mais grandiosa do que a Grande Exposição de 1851, em Londres, que Lister visitara com o pai. Continha trinta mil estandes de 37 nações, distribuídos em impressionantes 180 hectares de terra. Pela feira ziguezagueavam 130 quilômetros de asfalto, que empolavam e derretiam sob o calor implacável. O primeiro monotrilho do mundo transportava os passageiros pelos quase 150 metros entre o Salão de Horticultura e o Salão Agrícola. Os visitantes ficavam pasmos diante de uma assombrosa coleção de animais exóticos, dentre os quais uma morsa de 4,5 metros, um urso-polar e um tubarão, todos exibidos ao lado das armas usadas para caçá-los.

O ponto principal da exposição era o Salão das Máquinas, onde os visitantes podiam se deslumbrar com as maravilhas da engenharia da época. As luzes elétricas e os elevadores funcionavam com a energia de uma máquina a vapor Corliss de 1.400 cavalos — a maior de sua espécie até então, com um peso de 650 toneladas. Havia locomotivas, caminhões de bombeiros, prensas tipográficas, enormes equipamentos de mineração e lanternas mágicas. Algumas inovações recentes, como a máquina de escrever, uma calculadora mecânica e o telefone de Alexander Graham Bell, faziam sua estreia diante de um público fascinado.

Em setembro, a exposição estava recebendo uma média impressionante de cem mil visitantes por dia. Mas o cirurgião britânico, que atravessara quase 6.500 quilômetros de oceano para chegar à América do Norte, tinha um único objetivo em mente: provar os méritos de seu sistema antisséptico. Enquanto caminhava em meio à multidão, ele se preparava para o que poderia estar à sua espera no Congresso Internacional de Medicina.

O convite para Lister discursar na conferência partira de um de seus críticos mais ferozes do outro lado do Atlântico. Samuel D. Gross era um dos cirurgiões mais ilustres do país e não acreditava na existência de micróbios.[18] Opunha-se a tal ponto ao sistema antisséptico de Lister que havia encomendado um quadro, no ano anterior, para celebrar sua confiança no *status quo* da cirurgia. No *Retrato de Samuel D. Gross* (posteriormente conhecido como *A Clínica de Gross*), o pintor Thomas Eakins retratou um anfiteatro cirúrgico escuro e sujo. Gross, no centro da cena, opera um menino que sofre de osteomielite femoral. O cirurgião aparece cercado pelos assistentes, um dos quais investiga o ferimento do paciente com os dedos ensanguentados. No primeiro plano, instrumentos e ataduras não esterilizados aparecem expostos, ao alcance de mãos igualmente sujas. Não há sinal de utilização dos métodos antissépticos de Lister.

Alguns cirurgiões norte-americanos haviam adotado o sistema listeriano, embora constituíssem uma modestíssima minoria. Por exemplo, George Derby — que mais tarde se tornaria professor de higiene na Harvard — lera sobre o trabalho de Lister logo após sua publicação inicial na *The Lancet*. Semanas depois, um menino de nove anos, que havia sofrido uma fratura exposta na região central da coxa, ficara sob seus cuidados. Derby tinha fixado a fratura e usado ácido carbólico para fazer o curativo do ferimento. Em seguida, relatou: "Ao cabo de quatro semanas, o [curativo embebido em ácido carbólico] foi retirado, revelando uma úlcera redonda superficial, com pouco mais de um centímetro de diâmetro, a qual foi coberta por uma crosta firme em dois dias. Agora, há [...] uma firme consolidação do osso."[19] Derby discutira seus resultados numa reunião da Sociedade Bostoniana para o Aperfeiçoamento da Medicina e havia publicado suas observações no *Boston Medical and Surgical Journal* em 31 de outubro do mesmo ano, nomeando "o sr. Lyster [*sic*], um cirurgião de Glasgow", como sua fonte de inspiração.[20]

Da mesma forma, no Massachusetts General Hospital, George Gay tratara três pacientes com fraturas expostas usando o ácido carbólico. "Os ferimentos", explicara ele, "foram tratados, essencialmente, de acordo com o método do sr. Liston [*sic*]."[21] O cirurgião havia argumentado que as qualidades antissépticas do ácido carbólico não eram encontradas em nenhum outro composto que ele houvesse testado em suas pesquisas. Gay tinha plena confiança nos métodos de Lister, assim como outros dois cirurgiões do hospital, que haviam usado ácido carbólico em pelo menos outros cinco pacientes durante esse período.

É claro que um homem que altera o curso da história nunca está livre dos detratores. O cirurgião-chefe, Henry Jacob Bigelow — um homem dogmático e dado a censuras rigorosas, que estivera presente na histórica operação feita com éter no Massachusetts General Hospital em 1846 —, havia proibido o sistema antisséptico de Lister pouco depois de Gay e seus colegas começarem a usar o ácido carbólico, chamando-o de "embuste médico". Chegara a ponto de ameaçar de demissão aqueles que ignorassem suas ordens.

A tinta da pintura encomendada por Samuel D. Gross mal havia secado quando Lister se descobriu em território hostil. Isso ocorreu a despeito de os Estados Unidos terem enfrentado havia pouco tempo uma guerra civil que ceifara dezenas de milhares de vidas, por força do tratamento equivocado de lesões aterradoras, sofridas em combate. Enquanto durara a guerra, a cirurgia norte-americana continuava rudimentar, e as infecções dos ferimentos tinham se alastrado, sem o menor controle. Braços e pernas baleados de mais de trinta mil soldados da União tinham sido amputados por cirurgiões do campo de batalha, muitos deles com pouca ou nenhuma experiência no tratamento de pacientes com lesões traumáticas. O sangue e as impurezas eram retirados de bisturis e serras por nada além de trapos sujos, isso quando havia alguma limpeza. Os cirurgiões nunca lavavam as mãos e, muitas vezes, estavam cobertos de sangue e entranhas dos pacientes anteriores ao iniciarem uma nova operação. Quando faltavam algodão e tiras de linho, os cirurgiões militares usavam terra, úmida e fria, para cobrir feridas abertas. Conforme elas começavam a supurar, o que era inevitável, todos davam graças pelo aparecimento daquele pus louvável. Muitos cirurgiões, ao integrarem seus regimentos, nunca haviam assistido a uma grande amputação nem tratado ferimentos a bala, para grande prejuízo dos que ficavam sob seus cuidados.

Por mais horrenda que tivesse sido a guerra, os médicos e cirurgiões haviam adquirido profundo conhecimento na experiência clínica ao tratarem de um número aparentemente interminável de feridos no campo de batalha, o que, por sua vez, tinha acelerado a especialização em cirurgia na medicina norte-americana. E, o que era mais importante, haviam adquirido habilidades administrativas que lhes permitiram organizar equipes de atendimento médico de urgência e encomendar trens-hospital. Logo depois de encerrada a guerra, cirurgiões veteranos começaram a projetar, prover de pessoal e administrar enormes hospitais gerais. Isso havia garantido mais coesão a sua profissão nos procedimentos cirúrgicos e lhe granjeara a maturação necessária para uma nova abordagem da arte da cirurgia quando Lister chegou ao país.

Ao meio-dia de 4 de setembro, Lister entrou na suntuosa capela da Universidade da Pensilvânia ao lado de outros participantes do Congresso

Internacional de Medicina. No primeiro dia, o sistema antisséptico foi prontamente atacado, com Lister sentado na primeira fila e um orador após outro se levantando para depreciar tudo aquilo em que ele acreditava. Um médico de Nova York assinalou a inexistência de provas satisfatórias de que houvesse micróbios necessariamente associados a enfermidades como cólera, difteria, erisipela ou qualquer outra doença infecciosa.[22] Um médico do Canadá advertiu: "Porventura não cabe temer que o tratamento específico recomendado pelo professor Lister tenda a desviar a atenção do cirurgião de outros aspectos essenciais?"[23] O golpe final veio de Frank Hamilton, um herói da Guerra da Secessão calejado no campo de batalha, que censurou Lister diretamente: "Uma grande parcela dos cirurgiões norte-americanos parece não haver adotado sua prática", disse, baixando os olhos na tribuna para o cirurgião britânico, "não sei se por falta de confiança ou por outras razões."[24]

Enfim terminadas as diatribes, todos os olhos se voltaram para aquela figura desagregadora. Mas Lister teria que esperar pelo segundo dia da conferência para se dirigir aos adversários. Nesse dia, na hora marcada, dirigiu-se à parte frontal da capela e se preparou para defender um sistema que, tinha certeza, poderia salvar dezenas de milhares de pacientes que estavam morrendo em hospitais naquele exato momento. Lisonjeou sua plateia: "Os médicos norte-americanos são famosos no mundo todo por seu talento inventivo, além da ousadia e da habilidade na execução."[25] Era por mérito *deles* que agora se usava anestesia nas cirurgias. Durante duas horas e meia, Lister discorreu sobre os méritos da antissepsia, concentrando-se na inter-relação entre a sujeira, os micróbios, o pus e os ferimentos. Entreteve a plateia com demonstrações e relatos de casos. Suas conclusões foram de uma simplicidade perspicaz: se os micróbios fossem destruídos durante a cirurgia e impedidos de ter acesso à ferida cirúrgica depois do procedimento, não haveria formação de pus. "A teoria microbiana da putrefação é a base de todo o sistema de antissepsia", declarou aos espectadores, "e, se essa teoria é fato, também é uma realidade suprema que o sistema antisséptico significa a exclusão de todos os organismos putrefacientes."

Se havia alimentado alguma esperança de que a diligência e a argumentação ponderada sobre seu sistema antisséptico converteriam a plateia norte-americana, Lister estava fadado a sofrer uma dolorosa decepção. Um participante o acusou de ser mentalmente desequilibrado e de ter "um grilo na cabeça".[26] Outros o criticaram duramente por ter feito uma palestra tão longa. "Levando em consideração que já está tarde", reclamou um crítico, "desejo apenas assinalar alguns fatos que [...] se opõem à teoria [microbiana], na medida em que ela afirma que certa classe de organismos vivos diminutos [...] é essencial aos processos patológicos."[27] Mas foi Samuel Gross — o homem que tivera esperança de desacreditar Lister ao convidá-lo para fazer uma palestra — quem disse a última palavra: "Pouca ou nenhuma confiança é depositada por qualquer cirurgião esclarecido ou experiente, deste lado do Atlântico, no chamado tratamento do professor Lister."[28]

Não seria fácil dissuadir Lister de conquistar corações e mentes norte-americanos para seu sistema antisséptico. Depois da conferência, ele partiu numa viagem ferroviária transcontinental de ida e volta a São Francisco. Parou em diversas cidades pelo caminho, fazendo palestras em salas lotadas de estudantes de medicina e cirurgiões sobre o valor da antissepsia. Muitos deles viriam a testar a eficácia do sistema em seus pacientes e alegaram resultados positivos.

Em Chicago, a anfitriã de Lister foi uma ex-paciente que ele havia tratado em Glasgow, depois de ela se lesionar num moinho. Embora tivesse se recuperado bem, a mulher ficara incapacitada para o trabalho braçal depois do acidente. Preocupado com o futuro da paciente, Lister interviera junto ao patrão dela e lhe pedira que a deixasse fazer uma experiência, trabalhando no departamento de projetos. Ela se saíra tão bem no novo cargo que a firma a enviara aos Estados Unidos, onde ela fora encarregada da exposição da companhia numa outra feira, realizada em Chicago anos antes. No país, ela havia conhecido um jovem industrial norte-americano e se casado com ele. Ao saber da visita de Lister, ficara encantada por receber o homem que salvara sua vida, e tinha aberto as portas de sua casa para ele, por toda a duração de sua estadia.[29]

Perto do fim da viagem, Lister fez uma operação na ilha de Blackwell (hoje ilha de Roosevelt), na cidade de Nova York. Foi até lá a pedido de William van Buren, um ilustre cirurgião que o ouvira discursar na Filadélfia. Acontece que houvera alguns participantes que, de maneira privada, apoiavam o britânico. William W. Keen, por exemplo, um pioneiro da cirurgia neurológica, adotou a antissepsia um mês após o Congresso Internacional de Medicina. Tempos depois, contou: "Para mim, aquilo transformou a cirurgia de purgatório em paraíso." E ainda acrescentou que jamais abandonaria o sistema de Lister. D. Hayes Agnew, outro espectador na Filadélfia, também adotou as técnicas listerianas.[30] Pouco depois, destacou o assunto em seu livro *The Principles and Practice of Surgery* [Os princípios e a prática da cirurgia]. E então veio Van Buren, que tinha se impressionado tanto com a palestra de Lister que o convidou a fazer uma demonstração cirúrgica para seus alunos. Na data marcada, Lister observou, admirado, mais de cem alunos lotarem o auditório do Charity Hospital. "Eu não fazia ideia de que me dirigiria a um corpo discente tão numeroso", disse à multidão. "É um privilégio absolutamente inesperado."[31]

Lister se preparou para demonstrar suas técnicas antissépticas num rapaz que tinha desenvolvido um grande abscesso sifilítico na virilha. Começou por mergulhar os instrumentos e as mãos numa bacia cheia de ácido carbólico enquanto o clorofórmio era administrado no paciente. Durante os preparativos, um dos espectadores abriu uma janela, para deixar entrar um pouco de ar fresco, já que o anfiteatro cirúrgico estava completamente lotado. Fez-se silêncio no aposento. Lister instruiu um voluntário a bombear ácido carbólico no ar, diretamente acima da mesa de operações. Quando ele estava prestes a fazer uma incisão, uma leve brisa soprou a solução para longe do paciente. Virando-se para a janela, Lister pediu que ela fosse fechada e usou esse episódio para advertir os presentes de que a atenção rigorosa a todos os detalhes do procedimento de antissepsia era obrigatória. Pôs-se, então, a operar, abrindo cuidadosamente o abscesso infeccionado, drenando o pus infeccioso e irrigando o corte com ácido carbólico antes de envolver a virilha e a parte superior da coxa com ataduras antissépticas. A palestra de Lister foi registrada, palavra por palavra, por um estudante na plateia.[32] Concluída a demonstração, o público aplaudiu.

Antes de regressar à Grã-Bretanha, Lister seguiu para Boston, para o que se revelaria uma visita afortunada. Lá conheceu Henry J. Bigelow, o homem que havia banido as técnicas antissépticas do Massachusetts General Hospital. Bigelow não tinha comparecido à conferência de medicina na Filadélfia, mas lera relatos sobre a palestra de Lister. Embora ainda não estivesse convencido da existência dos micróbios, ficara impressionado com a dedicação do britânico a seu sistema e com o cuidado e a atenção que dava a seus pacientes. Convidou-o a fazer uma preleção na Harvard, onde ele foi calorosamente recebido pelos estudantes de medicina presentes. Não muito depois, o cirurgião norte-americano fez uma conferência na qual elogiou "a nova doutrina" e confessou sua conversão ao sistema antisséptico de Lister: "Aprendi que o dever do cirurgião [...] deve consistir em destruir os verdadeiros intrusos [os micróbios] e em excluir de maneira efetiva sua multidão de companheiros."[33]

Com o apoio de Bigelow, o Massachusetts General Hospital se tornou o primeiro dos Estados Unidos a fazer uso institucional do ácido carbólico como antisséptico cirúrgico. Foi uma extraordinária reviravolta na política de um hospital que, durante anos, havia proibido os métodos de Lister e até ameaçado de demissão quem se atrevesse a implementá-los.

Lister regressou à Grã-Bretanha revigorado pelas reações mais positivas dos norte-americanos a seu sistema antisséptico no fim da viagem. Não muito depois de retomar sua vida em Edimburgo, em fevereiro de 1877, recebeu a notícia do falecimento do renomado Sir William Fergusson, professor de cirurgia do King's College de Londres durante 37 anos. Após sua morte, a universidade entrou em contato com Lister a respeito desse cargo vago. Com a aceitação gradativa da antissepsia no país e para além de seus limites, a reputação dele era invejável. Os estudantes afluíam para sua sala de aula em número recorde. Estrangeiros ilustres viajavam milhares de quilômetros para visitar suas enfermarias e assistir a suas operações. Embora o King's College pudesse promover John Wood, um colega de Fergusson, o conselho universitário estava inclinado a escolher alguém de maior distinção para preencher aquela vaga. E seus membros não conseguiram pensar em ninguém mais adequado para esse papel do que Joseph Lister.

Como não era de se surpreender, Lister teve suas apreensões. Temia que não lhe dessem em Londres o mesmo grau de liberdade que lhe fora concedido em Edimburgo e respondeu estipulando suas próprias condições à oferta extraoficial dos membros do conselho universitário. Disse-lhes que, se aceitasse o cargo, seu objetivo seria introduzir e disseminar seu sistema antisséptico por toda a capital. Também esperava instituir um método mais eficiente de ensino clínico na instituição, com ênfase nas demonstrações e na experimentação práticas.

Em Edimburgo, seus alunos ficaram arrasados quando vazou a notícia das negociações e de sua possível partida. No fim de uma de suas aulas clínicas, eles lhe apresentaram uma petição formal, assinada por mais de setecentos estudantes. Isaac Bayley Balfour, um deles, leu o documento em voz alta: "Ansiamos por aproveitar esta oportunidade para reconhecer nossa profunda dívida de gratidão pela instrução inestimável que extraímos de seus ensinamentos clínicos [...] Muitos partiram, e muitos ainda partirão, decididos a pôr em prática seus princípios e a disseminar [...] o sistema de cirurgia do qual o senhor é o fundador."[34] Os alunos aplaudiram essa colocação. Quando a turma se aquietou, Balfour prosseguiu, dirigindo-se a Lister: "O bem-estar de nossa faculdade se encontra tão intimamente ligado a sua presença que ainda temos a fervorosa esperança de que [...] nunca chegue o dia em que seu nome deixe de estar associado ao da Faculdade de Medicina de Edimburgo." Lister ficou comovido com a reação de seus alunos. Para alegria deles, disse que, mesmo que obtivesse o mais alto cargo na clínica particular em Londres, não poderia aceitar uma posição no King's College caso isso significasse lecionar cirurgia clínica do jeito que era feito em toda a capital naquele momento.

A petição dos estudantes e a resposta de Lister foram posteriormente divulgadas em jornais de todo o país. Chegou ao King's College a notícia de que ele fizera uma crítica eloquente aos métodos de ensino vigentes em Londres, e os ânimos ficaram exaltados. A revista *The Lancet* afirmou numa reportagem que Lister havia esquecido "as regras da decência e do bom gosto, ao declinar, desdenhosamente, de uma oferta que nunca lhe tinha sido feita".[35] E, passadas apenas algumas semanas, o conselho diretor do King's College nomeou John Wood para a cátedra de Fergusson.

Os amigos de Lister em Londres ainda não haviam desistido da luta. Como não tinha sido feita nenhuma oferta formal, também não houvera uma recusa formal. Em abril, uma resolução foi submetida ao conselho, solicitando que fosse criada uma segunda cátedra de cirurgia clínica e que Lister fosse considerado para o cargo, porque "se trataria de um grande benefício para a escola".[36] Dessa vez, prevaleceram as cabeças mais frias — para grande desolação do pobre Wood, que não gostou da ideia de partilhar seu papel com outro cirurgião. Em maio, Lister foi a Londres se reunir com o conselho e lhe apresentou *treze* condições. Firme na negociação, estipulou que queria preservar o controle completo de suas enfermarias e de sua sala de aula, e que a divisão dos honorários entre ele e Wood deveria ser equitativa. Com relutância, os membros do conselho aceitaram suas condições, por saberem que contar com um professor tão renomado em seu corpo docente elevaria a reputação da universidade. Pouco depois, Lister foi oficialmente nomeado catedrático de cirurgia clínica do King's College.

Foi um momento de tristeza e alegria simultâneas. Durante quase um quarto de século, Lister tivera esperança de um dia voltar a Londres, e então, aos cinquenta anos, finalmente recebia a oportunidade. No entanto, sair de Edimburgo no auge da carreira e recomeçar não seria uma tarefa simples. Décadas antes, seu desejo de retornar à capital fora sustentado pelas recompensas materiais e pelo avanço na carreira. Dessa vez, o que o incentivava era a obstinada desconfiança da classe médica londrina a respeito de seu sistema antisséptico. A missão dele era converter os incrédulos, tal como fizera em Glasgow e Edimburgo, bem como em todo o território norte-americano.

Em setembro de 1877, Lister se afastou sem alarde da cidade escocesa em que primeiro se apaixonara pelo horror sangrento da cirurgia, sob a tutela de seu grande mentor, James Syme. Todavia, pouco antes de embarcar no trem, fez uma verificação de despedida em seu derradeiro grupo de pacientes na Royal Infirmary. Ao percorrer os corredores pela última vez, observou a transformação marcante do instituto. Estava confiante de que o lugar ficaria seguro nas mãos de seus discípulos, que se encarregariam de implementar seu sistema antisséptico em todo o hospital. Já se fora o tempo das enfermarias imundas, abarrotadas de pacientes definhando em condições miseráveis; já se fora o tempo dos aventais ensanguentados e das mesas de operação sujas de secreções corporais; e já se fora o tempo dos instrumentos não lavados, todos os quais outrora deixavam o anfiteatro cirúrgico exalando a "boa e velha fedentina hospitalar". Agora a Royal Infirmary era clara, limpa e bem arejada. Não mais uma casa da morte, ela era uma casa da cura.

EPÍLOGO
SOBE A CORTINA ESCURA

"É a cirurgia que, muito depois de haver passado para a
obsolescência, será lembrada como a glória da medicina."[1]
— RICHARD SELZER

EM DEZEMBRO DE 1892, Joseph Lister foi a Paris, para comparecer à grandiosa comemoração do aniversário de setenta anos de Louis Pasteur. Centenas de delegações do mundo inteiro se reuniram na Sorbonne para homenagear o cientista e expressar admiração, em nome de seus respectivos países, pelo trabalho pioneiro que ele havia conduzido ao longo da carreira. Lister estava presente não apenas como representante das Reais Sociedades de Londres e Edimburgo, mas também como amigo e parceiro intelectual de Pasteur.

Naquele dia frio de inverno em Paris, os dois entraram na Sorbonne, ambos como expoentes ilustres de suas respectivas áreas. Além dos dignitários estrangeiros, milhares de pessoas se reuniram para assistir à celebração. Apesar da atmosfera de júbilo, entretanto, nem tudo ia bem na vida particular dos dois. Ambos os homens estavam envelhecendo, e o ritmo de vida parecia ir perdendo força. Lister, então com 65 anos, havia atingido a idade em que a aposentadoria de sua cátedra no King's College era compulsória. Dali a poucos meses, sua esposa e companheira de 37 anos faleceria, deixando um vazio que jamais seria preenchido. Pasteur tivera um derrame fazia pouco tempo — o segundo dos três que sofreria ao longo da vida. Certa vez, escrevendo para Lister, havia refletido sobre seu sofrimento: "O prejuízo da minha fala se tornou permanente, assim como a paralisia parcial de meu lado esquerdo."[2] No dia da comemoração, esse gigante intelectual subiu ao palco mancando, incapaz de se locomover de maneira eficaz sem ajuda.

Lister homenageou o cientista francês em seu discurso. Com seu jeito tipicamente humilde, minimizou seu próprio papel na transformação da cirurgia. Atribuiu a Pasteur, em vez disso, o mérito de haver "levantado a cortina escura" na medicina: "O senhor mudou a cirurgia [...] fazendo com que ela deixasse de ser uma loteria arriscada e se transformasse numa ciência segura e de base sólida", disse a Pasteur. "É o líder da moderna geração de cirurgiões científicos, e todo homem sensato e correto da classe médica — especialmente na Escócia — o admira, dedicando-lhe um respeito e um afeto que poucos homens recebem."[3] Se o derrame não houvesse prejudicado gravemente sua capacidade de falar, talvez Pasteur houvesse expressado exatamente os mesmos sentimentos em relação a Lister.

O auditório irrompeu em aplausos fragorosos quando Lister concluiu o tributo. Pasteur se levantou da cadeira e, com a ajuda dos auxiliares, abraçou seu velho amigo. Segundo um registro oficial da ocasião, foi "como a imagem viva da irmandade da ciência amparando a humanidade".[4]

Os dois nunca mais se encontrariam.

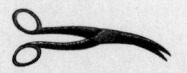

LISTER AINDA VIVEU ALGUMAS DÉCADAS depois que suas teorias e técnicas foram aceitas e acabou celebrado como um herói da cirurgia. Foi nomeado cirurgião pessoal efetivo da rainha Vitória — título em que "efetivo" indicava se tratar de uma posição permanente. Nas últimas décadas de sua vida, as honrarias oficiais surgiram em rápida sucessão. Ele se tornou doutor *honoris causa* das universidades de Cambridge e Oxford. Recebeu o Prêmio Boudet por sua contribuição fundamental para a medicina. Pouco depois, compareceu ao Congresso Internacional de Medicina, em Londres. Em comparação com sua situação no primeiro desses encontros, realizado na Filadélfia, sua reputação e seus métodos haviam atingido o auge quando a classe médica voltou a se reunir na capital britânica. Ele também foi sagrado cavaleiro, além de lhe ser conferido o título de baronete; foi eleito presidente da Royal Society, elevado à categoria de par do reino e intitulado lorde Lister de Lyme Regis; ajudou a fundar o órgão de pesquisas médicas que mais tarde seria chamado, em sua homenagem, Instituto Lister de Medicina Preventiva; e, dez anos antes de sua morte, tornou-se membro do Conselho Privado da rainha e foi agraciado com a Ordem do Mérito — tudo por seu trabalho na ciência e na medicina.

A florescente conscientização da existência dos micróbios intensificou a preocupação do público vitoriano com o asseio, e uma nova geração de produtos de limpeza e de higiene pessoal feitos com ácido carbólico inundou o mercado. Talvez o mais famoso deles tenha sido o Listerine, inventado pelo dr. Joseph Joshua Lawrence em 1879. Lawrence havia assistido à conferência de Lister na Filadélfia, o que lhe dera inspiração para começar, pouco depois, a fabricar seu próprio preparado antisséptico nos fundos de uma antiga fábrica de charutos em St. Louis. A fórmula de Lawrence continha timol (um derivado do fenol), além de eucaliptol e mentol. Também tinha uma concentração alcoólica de 27%.

O Listerine não teria dado em nada se um farmacêutico empreendedor, Jordan Wheat Lambert, não houvesse reconhecido seu potencial ao conhecer Lawrence em 1881. Lambert adquiriu do prezado médico os direitos do produto e sua fórmula e começou a comercializá-lo como um antisséptico de usos múltiplos, inclusive para o tratamento da caspa, a limpeza de pisos e até a cura da gonorreia. Em 1895, Lambert promoveu o Listerine para a classe odontológica como um antisséptico bucal, uso no qual ele conquistou a imortalidade.[5]

Outros produtos surgidos na esteira dessa mania dos antissépticos incluíram o sabonete carbólico, os desinfetantes carbólicos em geral (muitas vezes, apenas fenol puro, vendido em vidros com as instruções impressas) e pó dentifrício carbólico. A Pasta Dentifrícia Carbólica de Calvert se tornou uma obsessão entre as famílias e atraiu até o apoio da rainha Vitória. Nos Estados Unidos, um clínico de Illinois foi o primeiro a usar o ácido carbólico para injetá-lo em hemorroidas — uma prática questionável que, não raro, deixava o paciente impossibilitado de andar durante semanas. As maravilhosas propriedades do ácido carbólico ficaram tão famosas que chegaram a escrever uma música sobre elas. Clarence C. Wiley era um farmacêutico do Iowa que ganhou fama com sua canção, em ritmo de *ragtime*, intitulada "Car-Balick-Acid Rag", composta e protegida por direitos autorais em 1901. Ela foi publicada como partitura musical e sob a forma de rolo para pianola.

Os mal-informados, por sua vez, estavam expostos a diversos riscos: em setembro de 1888, o jornal escocês *Aberdeen Evening Express* relatou que treze pessoas tinham sido envenenadas por ácido carbólico em apenas um incidente, e cinco delas haviam morrido. Mais tarde, a legislação da Grã-Bretanha proibiu a venda de substâncias químicas tóxicas em sua forma pura para o público em geral. O ácido carbólico também esteve no centro de um processo movido contra uma empresa em 1892. Um produto de nome inquietante, a Bola de Fumaça Carbólica, foi comercializado em Londres como profiláctico antigripal, no ensejo da pandemia de gripe que matara um milhão de pessoas entre 1889 e 1890. O produto era uma bola de borracha cheia de ácido carbólico e provida de um tubo. Esse tubo devia ser inserido no nariz do usuário, apertando-se, então, a bola para que ela liberasse vapores. Com a aplicação, o nariz escorria, e a ideia era que isso faria as infecções serem expelidas.

Os fabricantes da Bola de Fumaça — numa jogada de marketing para a qual eles achavam que nenhum comprador atentaria — anunciaram que os consumidores que considerassem o produto ineficaz seriam indenizados com 100 libras esterlinas, uma soma extraordinária na época. O juiz que presidiu o processo resultante desse erro de julgamento rejeitou as alegações da Carbolic Smoke Ball Company de que aquilo tinha sido um "mero exagero" publicitário e deu o veredicto de que o anúncio havia feito uma promessa inequívoca aos consumidores. Ordenou que a companhia indenizasse uma mulher chamada Louisa Carlill, que estava sofrendo de gripe e se decepcionara com a compra da Bola de Fumaça. Até hoje, esse caso é frequentemente citado a estudantes de direito como um exemplo dos princípios básicos da obrigação contratual.

Entre as ramificações mais surpreendentes do trabalho de Lister figurou a criação de uma das empresas mais conhecidas do mundo atual. Assim como o inventor do Listerine, Robert Wood Johnson tomou conhecimento da antissepsia ao assistir à palestra de Lister no Congresso Internacional de Medicina, na Filadélfia. Inspirando-se no que tinha escutado naquele dia, uniu forças com seus dois irmãos, James e Edward, e fundou uma empresa para fabricar e produzir em massa os primeiros curativos e suturas cirúrgicos de acordo com os métodos do médico britânico. Os três deram à firma o nome de Johnson & Johnson.

O legado mais duradouro de Lister, contudo, foi a ampla e bem-sucedida disseminação de suas ideias, que pode ser atribuída tanto a um grupo pequeno mas dedicado de alunos — o núcleo listeriano — quanto a sua própria persistência durante os longos anos de controvérsia em torno de seu sistema antisséptico. No fim da carreira, era comum ele ser seguido por uma procissão de estudantes solenes e reverentes, com o primeiro deles erguendo bem alto o sagrado vaporizador carbólico, como um talismã dos feitos extraordinários de seu mentor. Eles apareciam do mundo inteiro — Paris, Viena, Roma, Nova York — para estudar sob a orientação do grande cirurgião. E levavam de volta consigo as ideias e métodos dele, bem como sua inabalável convicção de que, com a aplicação correta de técnicas meticulosas e duramente conquistadas, um dia a cirurgia poderia salvar muito mais vidas do que aquelas a que pusera um fim sem querer.

A adoção do sistema antisséptico de Lister foi o sinal externo mais destacado da aceitação de uma teoria microbiana por parte da comunidade médica, e assinalou o momento marcante em que a medicina e a ciência se fundiram. Thomas Eakins — o pintor que havia retratado *A Clínica de Gross* — voltou ao assunto em 1889 para pintar *A Clínica de Agnew*. Dessa vez, porém, no lugar de pintar um sórdido anfiteatro cirúrgico, com cirurgiões cobertos de sangue, Eakins mostrou ao observador um ambiente cirúrgico muito mais limpo e mais claro, com os participantes usando jalecos impecavelmente brancos. *A Clínica de Agnew* retrata a encarnação da antissepsia e da higiene. É o triunfo do listerismo.

Com o passar dos anos, houve uma mudança gradativa nos procedimentos médicos, que passaram da antissepsia (eliminação dos micróbios) para a assepsia (práticas livres de germes pela prevenção). A própria teoria em que Lister baseara todo o seu sistema parecia pedir que métodos assépticos começassem a substituir a antissepsia. Mas ele se opôs a essa mudança, por julgar que a assepsia — que exigia a escrupulosa esterilização de tudo que estivesse nas imediações do paciente, antes do início do procedimento — seria inviável caso os cirurgiões pretendessem continuar a operar fora do ambiente controlado do hospital. Na opinião dele, a cirurgia deveria ser segura, quer fosse realizada na mesa de jantar de alguém, quer num anfiteatro cirúrgico, e a antissepsia era a única solução viável quando se tratava de operar na casa do próprio paciente.

Lister reconhecia a importância do hospital, mas apenas em relação ao atendimento e ao tratamento dos mais pobres. Seu ex-aluno Guy Theodore Wrench afirmou, tempos depois, que, não fosse o trabalho de seu mentor, os hospitais poderiam ter deixado completamente de existir. "Os grandes hospitais estavam sendo abandonados, substituídos por hospitais provisórios de campanha", escreveu Wrench. "O trabalho de Lister [...] veio na hora H. Salvou não apenas os pacientes, mas também os hospitais em si. Preveniu [...] um retrocesso completo no método de lidar cirurgicamente com os pobres."[6] Entretanto, por mais essenciais que fossem os hospitais, Lister não achava que a totalidade da classe médica se basearia (ou deveria se basear) neles; as pessoas de posses, ele acreditava, continuariam a ser tratadas fora dos muros institucionais, quer em suas casas, quer em clínicas particulares.

Ao se aproximar do fim da vida, Lister expressou o desejo de que, se um dia sua história fosse contada, isso se desse unicamente por meio de suas realizações científicas. Em seu testamento — datado de 26 de junho de 1908 —, o cirurgião de 81 anos pediu que Rickman John Godlee, acompanhado por seu outro sobrinho, Arthur Lister, "arrumassem [seus] manuscritos e esboços científicos, destruindo ou descartando aquilo que não tivesse valor ou interesse científicos permanentes".[7]

Ele acreditava erroneamente que sua história pessoal tinha pouca relação com suas realizações científicas e cirúrgicas. As ideias nunca são criadas no vácuo, e a vida de Lister atesta plenamente essa verdade. Desde o momento em que ele olhou através da lente do microscópio do pai até o dia em que foi sagrado cavaleiro pela rainha Vitória, sua vida foi moldada e influenciada pelas circunstâncias e pelas pessoas a seu redor. Como todos nós, ele via seu mundo pelo prisma das opiniões daqueles que mais admirava: Joseph Jackson, um pai que lhe dava respaldo e era um microscopista talentoso; William Sharpey, seu professor no UCL que o incentivou a ir para Edimburgo; James Syme, seu mentor de longa data e seu sogro; e Louis Pasteur, o cientista que lhe deu a chave para desvendar um dos grandes mistérios do século XIX na medicina.

Lister morreu serenamente numa fria manhã, em fevereiro de 1912. Junto a sua cabeceira estavam artigos inacabados sobre a natureza e as causas da supuração — assunto que o havia fascinado desde os tempos de estudante. Mesmo no fim, com a visão e a audição gravemente prejudicadas, ele continuava em contato com o mundo científico a sua volta. Depois de sua morte, todos os seus desejos foram cumpridos, exceto um. Sua correspondência particular e com a família não foi destruída, mas conservada pelo sobrinho. Foi por meio do texto deste último que pudemos ter um primeiro vislumbre da intimidade de Lister.

Joseph Jackson lembrou ao filho, certa vez, que era uma bênção que lhe fosse permitido ser o meio pelo qual o sistema antisséptico fora apresentado "a teus semelhantes mortais". Uma vida de abnegação e singular determinação foi plenamente justificada. O trabalho pioneiro de Lister garantiu que os resultados da cirurgia não mais fossem entregues à sorte. Daquele momento em diante, a ascendência do saber sobre a ignorância e da diligência sobre a negligência definiu o futuro da medicina cirúrgica.[8] Os cirurgiões assumiram uma postura proativa, em vez de reativa, em relação às infecções pós-operatórias. Não mais enaltecidos pela rapidez da mão com o bisturi, eles se viram reverenciados por serem cuidadosos, metódicos e precisos.[9] Os métodos de Lister

EPÍLOGO: SOBE A CORTINA ESCURA

transformaram a cirurgia, que passou de medicina dos horrores a ciência moderna — uma ciência em que metodologias recém-testadas e comprovadas suplantaram as práticas obsoletas. Eles abriram novas fronteiras na medicina, permitindo-nos mergulhar mais fundo no corpo vivo, e, nesse processo, salvaram centenas de milhares de vidas.

Hector Cameron, ex-aluno e assistente de Lister, disse posteriormente sobre ele: "*Sabíamos* que estávamos em contato com um gênio. Sentíamos que estávamos ajudando na criação da história e que tudo estava ganhando novos ares."[10] O que antes fora impossível passou a ser realizável. O que antes fora inconcebível podia então ser imaginado. De repente, o futuro da medicina pareceu não ter limites.

NOTAS

PRÓLOGO: A ERA DA AGONIA

1. Arthur C. Clarke, *Profiles of the Future* (Londres: Victor Gollancz Ltd., 1962), p. 25 [*Perfil do Futuro*, Petrópolis: Vozes, col. Presença do Futuro, 1970].
2. John Flint South, *Memorials of John Flint South: Twice President of the Royal College of Surgeons, and Surgeon to St. Thomas's Hospital*, collected by the Reverend Charles Lett Feltoe (Londres: John Murray, 1884), p. 27.
3. Ibid., pp. 127-28, 160.
4. Ibid., p. 127.

5. Paolo Mascagni, *Anatomia universa XLIV* (Pisa: Capurro, 1823), citado em Andrew Cunningham, *The Anatomist Anatomis'd: An Experimental Discipline in Enlightenment Europe* (Farnham, Reino Unido: Ashgate, 2010), p. 25.
6. Jean-Jacques Rousseau, "Seventh Walk", in *Reveries of the Solitary Walker*, (Harmondsworth, Reino Unido: Penguin, 1979), p. 114, citado em Cunningham, *The Anatomist Anatomis'd*, op. cit., p. 25 [Jean-Jacques Rousseu, *Os devaneios do caminhante solitário*, trad., introdução e notas de Fulvia Maria Luiza Moretto, São Paulo/Brasília: Hucitec/Ed. UnB, c. 1986].
7. J.J. Rivlin, "Getting a Medical Qualification in England in the Nineteenth Century", baseado num artigo apresentado numa reunião conjunta da Sociedade de História da Medicina de Liverpool e da Sociedade de Liverpool para a História da Ciência e da Tecnologia, 12 out. 1996. Disponível em: <www.evolve360.co.uk/data/10/docs/09/09rivlin.pdf>. Acesso em: 4 abr. 2019.
8. Thomas Percival, *Medical Jurisprudence; or a Code of Ethics and Institutes, Adapted to the Professions of Physic and Surgery* (Manchester, 1794), p. 16.
9. Florence Nightingale, *Notes on Hospitals*, 3ª ed. (Londres: Longman, Green, Longman, Roberts & Green, 1863), p. iii.
10. Citado em Peter Vinten-Johansen et al., *Cholera, Chloroform, and the Science of Medicine: A Life of John Snow* (Oxford: Oxford University Press, 2003), p. 111. Ver também Richard Hollingham, *Blood and Guts: A History of Surgery* (Londres: BBC Books, 2008) [*Sangue e entranhas: A assustadora história da cirurgia*, trad. Mirian Inês Ibañes, São Paulo: Geração Editorial, 2011]; Victor Robinson, *Victory over Pain: A History of Anesthesia* (Londres: Sigma Books, 1947), pp. 141–50; Alison Winter, *Mesmerized: Powers of the Mind in Victorian Britain* (Chicago: University of Chicago Press, 1998), p. 180.
11. Citado em Steve Parker, *Kill or Cure: An Illustrated History of Medicine* (Londres: DK, 2013), p.174.
12. Henry Jacob Bigelow, "Insensibility During Surgical Operations Produced by Inhalation", *The Boston Medical and Surgical Journal*, (18 nov. 1846) p. 309.

NOTAS

13. Timothy J. Hatton, "How Have Europeans Grown So Tall?", *Oxford Economic Papers*, 1º set. 2013.
14. D'A. Power, "Liston, Robert (1794–1847)", rev. Jean Loudon, *Oxford Dictionary of National Biography* (Oxford: Oxford University Press, 2004).
15. John Pearson, *Principles of Surgery* (Boston: Stimpson & Clapp, 1832), p. vii.
16. Myrtle Simpson, *Simpson the Obstetrician* (Londres: Victor Gollancz Ltd., 1972), p. 41, in A.J. Youngson, *The Scientific Revolution in Victorian Medicine* (Londres: Croom Helm, 1979), p. 28.
17. F.W. Cock, "Anecdota Listoniensa", *University College Hospital Magazine* (1911), p. 55, citado em Peter Stanley, *For Fear of Pain: British Surgery, 1790–1850* (Nova York: Rodopi, 2002), p. 313.
18. Pace também foi mencionado por Liston em seu arquivo de casos ilustrativos. Ver *Liston casebook, Dec. 1845–Feb. 1847*, UCH/MR/1/61, University College London.
19. Citado em Harold Ellis, *A History of Surgery* (Londres: Greenwich Medical Media, 2001), p. 85.
20. Citado em Hollingham, *op. cit*, pp. 59-64.
21. F.W. Cock, "The First Operation under Ether in Europe: The Story of Three Days", *University College Hospital Magazine* 1 (1911), pp. 127-44.
22. Charles Bell, *Illustrations of the Great Operations of Surgery* (Londres: Longman, 1821), p. 62, citado em Stanley, op. cit., p. 83.
23. Thomas Alcock, "An Essay on the Education and Duties of the General Practitioner in Medicine and Surgery", *Transactions of the Associated Apothecaries and Surgeon Apothecaries of England and Wales* (Londres: Society, 1823), p. 53, citado em Stanley, op. cit., p. 83.
24. William Gibson, *Institutes and Practice of Surgery* (Filadélfia: James Kay, Jun. & Brother, 1841), p. 504, citado em Stanley, op. cit., p. 83.
25. James Miller, *Surgical Experience of Chloroform* (Edimburgo: Sutherland & Knox, 1848), p. 7, citado em Stanley, op. cit., p. 295.
26. "Etherization in Surgery", *Exeter Flying Post*, 24 jun. 1847, p. 4.

27. "The Good News from America," in John Saunders (org.), *People's Journal* (Londres: People's Journal Office, 1846-[1849?]), 9 jan. 1847, p. 25.
28. T.G. Wilson, *Victorian Doctor, Being the Life of Sir William Wilde* (Londres: Methuen, 1942), p. 90, citado em Stanley, op. cit., p. 174.
29. South, op. cit., p. 36.
30. Jerry L. Gaw, "A Time to Heal", *The Diffusion of Listerism in Victorian Britain* (Filadélfia: American Philosophical Society, 1999), p. 8.

1. ATRAVÉS DAS LENTES

1. Herbert Spencer, *Education: Intellectual, Moral, and Physical* (Nova York: D. Appleton, 1861), pp. 81–82.
2. Citado em Sir Rickman John Godlee, *Lord Lister*, 2ª ed. (Londres: Macmillan, 1918), p. 28.
3. De Isabella Lister para Joseph Jackson Lister, 21 out. 1827, MS 6963/6, Wellcome Library.
4. Richard B. Fisher, *Joseph Lister, 1827–1912* (Londres: MacDonald and Jane's, 1977), p. 23.
5. Fisher, op. cit., p. 35.
6. De Joseph Lister para Isabella Lister, 21 fev. 1841, MS 6967/17, Wellcome Library.
7. Citado em Godlee, op. cit., p. 14.
8. Ibid.
9. Ibid., p. 12.
10. Ibid., p. 8.
11. John Ruskin, *The Crown of Wild Olive* (1866), p. 14, in Edward Tyas Cook e Alexander Wedderburn (orgs.), *The Works of John Ruskin*, vol. 18 (Cambridge, Reino Unido: Cambridge University Press, 2010), p. 406.
12. As descrições dos túmulos são de Edwin Chadwick, *Report on the Sanitary Conditions of the Labouring Population of Great Britain: A Supplementary Re-

NOTAS

port on the Results of a Special Inquiry into the Practice of Interment in Towns (Londres: impresso pela Clowes para o HMSO, 1843), p. 134.

13. Relato retirado de Ruth Richardson, *Death, Dissection, and the Destitute* (Londres: Routledge & Kegan Paul, 1987), p. 60.

14. Para mais descrições da travessa Clement, ver Sarah Wise, *The Italian Boy: Murder and Grave-Robbery in 1830s London* (Londres: Pimlico, 2005), p. 52.

15. Para mais informações sobre o assunto, ver Steven Johnson, *The Ghost Map: The Story of London's Most Terrifying Epidemic — and How It Changed Science, Cities, and the Modern World* (Nova York: Riverhead, 2006), pp. 7-9 [*O mapa fantasma: Como a luta de dois homens contra o cólera mudou o destino de nossas metrópoles*, trad. Sérgio Lopes, Rio de Janeiro: Zahar, 2008].

16. Para mais detalhes, ver Kellow Chesney, *The Victorian Underworld* (Newton Abbot: Readers Union Group, 1970), pp. 15-19, 95-97.

17. Carta de Peter Mark Roget para sua irmã Annette, 29 dez. 1800. Citada em D.L. Emblen, *Peter Mark Roget: The Word and the Man* (Londres: Longman, 1970), p. 54.

18. "The London College", *Times*, 6 jun. 1825.

19. *John Bull*, 14 fev. 1825.

20. Hatton, op. cit.

21. Hector Charles Cameron, *Joseph Lister: The Friend of Man* (Londres: William Heinemann Medical Books, 1948), p. 16.

22. Ibid., pp. 16-18.

23. Thomas Hodgkin, *Remembrance of Lister's Youth*, 5 abr. 1911, MS 6985/12, Wellcome Library.

24. Ibid.

25. "Cashbook, Oct.-Dec. 1846", MS 6981, Wellcome Library.

26. Louise Creighton, *Life and Letters of Thomas Hodgkin* (Londres: Longmans, Green, 1917), p. 12.

27. Ibid., p. 39.

28. John Stevenson Bushnan, *Address to the Medical Students of London: Session 1850-1* (Londres: J. Churchill, 1850), pp. 11-2.
29. William Augustus Guy, *On Medical Education* (Londres: Henry Renshaw, 1846), p. 23, citado em Stanley, op. cit., p. 167.
30. "Medical Education in New York", *Harper's New Monthly Magazine*, set. 1882, p. 672, citado em Michael Sappol, *A Traffic of Dead Bodies: Anatomy and Embodied Social Identity in Nineteenth-Century America* (Princeton, Nova Jersey: Princeton University Press, 2002), p. 83.
31. Stanley, op. cit., p. 166. Também descritos em "Horace Saltoun", *Cornhill Magazine* 3, nº 14 (fev. 1861), p. 246.
32. Anúncio, "Lancets", *Gazetteer and New Daily Advertiser*, 12 jan. 1778, citado em Alun Withey, *Technology, Self-Fashioning, and Politeness in Eighteenth--Century Britain: Refined Bodies* (Londres: Palgrave Pivot, 2015), p. 121.
33. Stanley, op. cit., p. 81.
34. Forbes Winslow, *Physic and Physicians: A Medical Sketch Book* (Londres: Longman, Orme, Brown, 1839), pp. 2:362– 63.
35. Citado em Elisabeth Bennion, *Antique Medical Instruments* (Berkeley: University of California Press, 1979), p. 3.
36. Erwin H. Ackerknecht, *Medicine at the Paris Hospital, 1794-1848* (Baltimore: Johns Hopkins Press, 1967), p. 15.
37. Ibid., p. 51.
38. Informações obtidas em Ann F. La Berge, "Debate as Scientific Practice in Nineteenth-Century Paris: The Controversy over the Microscope", *Perspectives on Science* 12, nº 4 (2004), pp. 425–27.
39. A.E. Conrady, "The Unpublished Papers of J.J. Lister", *Journal of the Royal Microscopical Society* 29 (1913), pp. 28–39. Essa carta é datada de 1850, mas me pergunto se a data teria sido um equívoco, porque o "Sr. Potter" de que o autor fala morreu em 1847.
40. Joseph Lister, "Observations on the Muscular Tissue of the Skin", *Quarterly Journal of Microscopical Science* 1 (1853), p. 264.

41. Citado em W.R. Merrington, *University College Hospital and Its Medical School: A History* (Londres: Heinemann, 1976), p. 44.

2. CASAS DA MORTE

1. D. Hayes Agnew, *Lecture Introductory to the One Hundred and Fifth Course of Instruction in the Medical Department of the University of Pennsylvania, Delivered Monday, October 10, 1870* (Filadélfia: R.P. King's Sons, 1870), p. 25, citado em Sappol, *Traffic of Dead Bodies*, pp. 75–76.
2. Do dr. John Cheyne para Sir Edward Percival, 2 dez. 1818, citado em "Bodies for Dissection in Dublin", *British Medical Journal*, 16 jan. 1943, p. 74, citado em Richardson, op. cit., p. 97.
3. Citado em Hale Bellot, *Notes on the History of University College, London with a Record of the Session 1886-7: Being the First Volume of the University College Gazette* (1887), p. 37.
4. J. Marion Sims, *The Story of My Life* (Nova York: D. Appleton, 1884), p. 128–29, citado em Sappol, op. cit., pp. 78–79.
5. Citado em Peter Bloom, *The Life of Berlioz* (Cambridge: Cambridge University Press, 1998), p. 14.
6. Robley Dunglison, *The Medical Student; or, Aids to the Study of Medicine...* (Filadélfia: Carey, Lea & Blanchard, 1837), p. 150.
7. W.W. Keen, *A Sketch of the Early History of Practical Anatomy: The Introductory Address to the Course of Lectures on Anatomy at the Philadelphia School of Anatomy...* (Filadélfia: J.B. Lippincott & Co., 1874), p. 3, citado em Sappol, op. cit., pp. 77–78.
8. Ibid, p. 76.
9. Charles Dickens, *The Posthumous Papers of the Pickwick Club*, capítulo XXX (Londres: Chapman and Hall, 1868), p. 253 [*As aventuras do Sr. Pickwick*, trad. Otávio Mendes Cajado, posfácio de Ricardo Lísias, São Paulo: Globo, 2004].
10. William Hunter, *Introductory Lecture to Students* (c. 1780), MS 55.182, St. Thomas' Hospital.

11. Patrick Mitchell, "Lecture Notes Taken in Paris Mainly from the Lectures of Joseph Guichard Duverney at the Jardin du Roi from 1697-8", MS 6.f.134, Wellcome Library, citado em Lynda Payne, *With Words and Knives: Learning Medical Dispassion in Early Modern England* (Aldershot: Ashgate, 2007), p. 87.
12. "Editor's Table", *Harper's New Monthly Magazine*, abr. 1854, p. 692.
13. W.T. Gairdner, *Introductory Address at the Public Opening of the Medical Session 1866-67 in the University of Glasgow* (Glasgow: Maclehose, 1866), p. 22, citado em M. Anne Crowther e Marguerite W. Dupree, *Medical Lives in the Age of Surgical Revolution* (Cambridge: Cambridge University Press, 2007), p. 45.
14. Robert Woods, "Physician, Heal Thyself: The Health and Mortality of Victorian Doctors", *Social History of Medicine* 9 (1996), pp. 1-30.
15. "Medical Education", *New York Medical Inquirer* 1 (1830), p. 130, citado em Sappol, op. cit., p. 80.
16. Thomas Pettigrew, *Biographical Memoirs of the Most Celebrated Physicians, Surgeons, etc., etc., Who Have Contributed to the Advancement of Medical Science* (Londres: Fisher, Son, 1839-40), p. 2:4-5, citado em Stanley, op. cit., p. 159. Disse um contemporâneo que Abernethy acrescentava: "O que será de vocês?" (Winslow, *Physic and Physicians*, p. 1:119).
17. Thomas Babington Macaulay, *The History of England from the Accession of James II* (Londres: Longman, Green, Longman, Roberts, & Green, 1864), p. 73.
18. Ver Fisher, op. cit., pp. 40–41.
19. Hodgkin, op. cit.
20. John Rudd Leeson, *Lister as I Knew Him* (Nova York: William Wood, 1927), pp. 58–60.
21. Janet Oppenheim, *Shattered Nerves: Doctors, Patients, and Depression in Victorian England* (Oxford: Oxford University Press, 1991), pp. 110–11.
22. Citado em Fisher, op. cit., p. 42. Carta de Joseph Jackson Lister para Joseph Lister, 1º jul. 1848, MS 6965/7, Wellcome Library.

23. "Cashbook, Dec. 1, 1849", MS 6981, Wellcome Library.
24. Citado em Fisher, op. cit., p. 47. Embora não haja referência direta a seu estado psíquico durante esse período, é possível que Lister tenha deixado passar essa oportunidade a conselho do pai, que lhe disse para levar os estudos com moderação, à luz de sua crise nervosa de dois anos antes.
25. Adrian Teal, *The Gin Lane Gazette* (Londres: Unbound, 2014).
26. Elisabeth Bennion, op. cit., p. 13.
27. James Y. Simpson, "Our Existing System of Hospitalism and Its Effects", *Edinburgh Medical Journal* (mar. 1869), p. 818.
28. Youngson, *Scientific Revolution*, pp. 23–24.
29. F. B. Smith, *The People's Health, 1830-1910* (Londres: Croom Helm, 1979), p. 262, citado em Stanley, *For Fear of Pain*, p. 139.
30. Youngson, op. cit., p. 24.
31. Dados estatísticos citados em ibid., p. 40.
32. Ibid., p. 65.
33. John Eric Erichsen, *On the Study of Surgery: An Address Introductory to the Course of Surgery, Delivered at University College, London, at the Opening of Session 1850-1851* (Londres: Taylor, Walton & Maberly, 1850), p. 8.
34. Citado em Jacob Smith, *The Thrill Makers: Celebrity, Masculinity, and Stunt Performance* (Berkeley: University of California Press, 2012), p. 53.
35. Embora a primeira exposição de Barnum a receber o título de "O que é?" tivesse sido um fiasco, sua tentativa seguinte, em 1860, foi um enorme sucesso nos Estados Unidos. Foi na esteira de *A origem das espécies*, de Charles Darwin, que pôs a questão do "elo perdido" na cabeça de todos. Seu segundo "O que é?" foi um afro-americano chamado William Henry Johnson. Como assinalou o historiador Stephen Asma, é de se indagar se a dimensão racista da exposição agradou mais à plateia norte-americana, no limiar de uma guerra civil, do que ao público da Inglaterra, onde a

escravidão tinha sido abolida décadas antes. Stephen T. Asma, *On Monsters: An Unnatural History of Our Worst Fears* (Oxford: Oxford University Press, 2009), p. 138.
36. "John Phillips Potter FRCS", *The Lancet*, 29 mai. 1847, p. 576.
37. "Obituary Notices", *South Australian Register*, 28 jul. 1847, p. 2.
38. "Death from Dissecting", *Daily News* (Londres), 25 mai. 1847, p. 3.
39. "John Phillips Potter FRCS", pp. 576–77.
40. *Courier*, 13 out. 1847, p. 4. Ver também "Dissection of the Man Monkey", *Stirling Observer*, 29 abr. 1847, p. 3.
41. "John Phillips Potter FRCS", p. 576.
42. Merrington, op. cit., p. 65.
43. Ibid., p. 49.
44. Godlee, op. cit., p. 20.
45. Citado em Fisher, op. cit., pp. 50-51, 307.
46. De Joseph Jackson Lister para Joseph Lister, 9 out. 1838, MS 6965/1, Wellcome Library.
47. Leeson, op. cit., pp. 48-49.
48. James Y. Simpson, *Hospitalism: Its Effects on the Results of Surgical Operations, etc. Part I* (Edimburgo: Oliver and Boyd, 1869), pp. 4.
49. Royal Commission for Enquiring into the State of Large Towns and Populous Districts [Real Comissão de Inquérito sobre a Situação das Grandes Cidades e dos Distritos Populosos], Parliamentary Papers (1844), pp. 17, citado em Stephen Halliday, "Death and Miasma in Victorian Londres: An Obstinate Belief", *British Medical Journal*, 22 dez. 2001, pp. 1469–71.
50. Ver Michael Worboys, *Spreading Germs: Disease Theories and Medical Practice in Britain, 1865-1900* (Cambridge, Reino Unido: Cambridge University Press, 2000), p. 28.
51. John Eric Erichsen, *On Hospitalism and the Causes of Death After Operations* (Londres: Longmans, Green, 1874), p. 36.

52. James Y. Simpson, *Hospitalism: Its Effects on the Results of Surgical Operations, etc. Part II* (Edimburgo: Oliver and Boyd, 1869), pp. 20–24.
53. UCH/MR/1/63, University College London Archives.

3. O INTESTINO SUTURADO

1. Citado em Bransby Blake Cooper, *The Life of Sir Astley Cooper* (Londres: J. W. Parker, 1843), p. 2:207.
2. R.S. Pilcher, "Lister's Medical School", *British Journal of Surgery* 54 (1967), p. 422. Ver também as plantas baixas do prédio, encontradas em Merrington, *University College Hospital*, pp. 78–79.
3. Pilcher, op. cit., p. 422.
4. Sou imensamente grata a Ruth Richardson e a Bryan Rhodes pelas informações contidas neste capítulo. Eles foram os primeiros a descobrir essa obscura cirurgia, realizada por Lister logo no início da carreira. Ver Ruth Richardson e Bryan Rhodes, "Joseph Lister's First Operation", *Notes and Records of the Royal Society of London* 67, nº 4 (2013), pp. 375–85.
5. C. Kenny, "Wife-Selling in England", *Law Quarterly Review* 45 (1929), p. 496.
6. "Letters Patent Have Passed the Great Seal of Ireland...", *Times*, 18 jul. 1797, p. 3.
7. Lawrence Stone, *Road to Divorce: England, 1530-1987* (Oxford: Oxford University Press, 1992), p. 429.
8. "The Disproportion between the Punishments", *Times*, 24 ago. 1846, p. 4.
9. Harriet Taylor Mill e John Stuart Mill [artigo de fundo sem título sobre a Lei da Agressão], *Morning Chronicle*, 31 mai. 1850, p. 4.
10. O relato do que aconteceu com Julia Sullivan (salvo indicação diferente) veio dos *Proceedings of the Central Criminal Court* [Autos do Tribunal Penal Central], 15 set. 1851, pp. 27–32, disponível em <www.oldbaileyonline.org>.
11. "Central Criminal Court, Sept. 17", *Times*, 18 set. 1851, p. 7.
12. Stanley, op. cit., p. 136.
13. Ibid.

14. T.W.H., "To the Editor of the Times", *Times*, 11 jul. 1835, p. 3.
15. Os detalhes dessa operação derivam basicamente do depoimento prestado por Lister, conforme os autos do Tribunal Penal, e de John Eric Erichsen, "University College Hospital: Wound of the Abdomen; Protrusion and Perforation of the Intestines and Mesentery; Recovery", *The Lancet*, 1º nov. 1851, pp. 414–15.
16. "Mirror on the Practice of Medicine and Surgery in the Hospitals of London: University College Hospital", *The Lancet*, 11 jan. 1851, pp. 41–42.
17. Benjamin Travers, "A Case of Wound with Protrusion of the Stomach", *Edinburgh Journal of Medical Science* 1 (1826), pp. 81–84.
18. Erichsen, op. cit., p. 415. Dois anos depois, Erichsen publicou um livro didático, *The Science and Art of Surgery*, no qual se referiu a esse caso de esfaqueamento. Não reconheceu o mérito dos heroicos esforços cirúrgicos de Lister, sem os quais Julia Sullivan com certeza teria morrido naquela noite terrivelmente aflitiva. Infelizmente, desde então se perderam os livros de casos ilustrativos relacionados às pacientes de Erichsen, de modo que não temos as anotações do próprio Lister sobre a operação de Julia Sullivan.
19. Charles Dickens, *Sketches by Boz: Illustrative of Every-Day Life and Every-Day People, with Forty Illustrations* (Londres: Chapman & Hall, 1839), p. 210 [*Retratos londrinos*, trad. Marcello Rollemberg, Rio de Janeiro: Record, 2003].

4. O ALTAR DA CIÊNCIA

1. Lorde Alfred Tennyson, *In Memoriam A.H.H.* (Londres: Edward Moxon, 1850) I, pp. 3-4.
2. John Eric Erichsen, *The Science and Art of Surgery: Being a Treatise on Surgical Injuries, Diseases, and Preparations* (Londres: Walton and Maberly, 1853), pp. 698–99.
3. Stanley, op. cit., p. 73.

NOTAS

4. [Relatório Anual da Comissão do Hospital de Charing Cross], *Spectator* 10 (Londres, 1837), p. 58.
5. "Accident Report for Martha Appleton, A Scavenger, Aug. 1859" ["Laudo sobre acidente de Martha Appleton, catadora de lixo, agosto de 1859"], HO 45/6753, National Archives.
6. Anotações de casos feitas por Lister, aluno nº 351, para a Fellowe's Clinical Medal do University College Hospital em 1851, MS0021/4/4 (3), Royal College of Surgeons of England.
7. Citado em Jack London, *People of the Abyss* (Nova York: Macmillan, 1903), p. 258. Ver também John Thomas Arlidge, *The Hygiene, Diseases, and Mortality of Occupations* (Londres: Percival, 1892).
8. Para mais informações sobre o tratamento do escorbuto nos séculos XVIII e XIX, ver Mark Harrison, "Scurvy on Sea and Land: Political Economy and Natural History, c. 1780 – c. 1850", *Journal for Maritime Research* (Print) 15, nº 1 (2013), pp. 7–15. Só em 1928 é que o bioquímico Albert Szent--Györgyi isolou das glândulas suprarrenais a substância que permite ao corpo usar com eficiência os carboidratos, as gorduras e a proteína. Seriam necessários mais quatro anos para que Charles Glen King descobrisse a vitamina C, em seu laboratório, e concluísse que ela era idêntica à substância descrita por Szent-Györgyi — o que forneceu a ligação clara entre o escorbuto e a deficiência de vitamina C.
9. "Origin of the No Nose Club", *Star*, 18 fev. 1874, p. 3.
10. Anotações de casos feitas por Lister, aluno nº 351, para a Fellowe's Clinical Medal do University College Hospital em 1851, MS0021/4/4 (3), Royal College of Surgeons of England.
11. Ibid.
12. Robert Ellis, *Official Descriptive and Illustrated Catalogue of the Great Exhibition of the Works of Industry of All Nations, 1851* (Londres: W. Clowes and Sons, 1851), p. 3:1070.
13. Ibid., 1170.

14. Margaret Smith (org.), *The Letters of Charlotte Brontë, with a Selection of Letters by Family and Friends* (Oxford: Clarendon Press, 2000), p. 2:630.
15. Citado em Godlee, op. cit., p. 28.
16. Desenhos de lampreias, 31 mar., 2 abr. e 7 abr. 1852, MS0021/4/4 (2/6), Royal College of Surgeons of England.
17. Citado em Fisher, *Joseph Lister*, p. 48.
18. Joseph Lister, "The Huxley Lecture on Early Researches Leading Up to the Antiseptic System of Surgery", *The Lancet*, 6 out. 1900, p. 985.
19. Jackie Rosenhek, "The Art of Artificial Insemination", *Doctor's Review*, out. 2013. Disponível em: <www.doctorsreview.com/history/history--artificial-insemination/> Acesso em: 8 abr. 2019.
20. E. Best, "Reflections on Joseph Lister's Edinburgh Experiments on Vaso--motor Control", *Medical History* 14, nº 1 (1970): pp. 10–30. Ver também Edward R. Howard, "Joseph Lister: His Contributions to Early Experimental Physiology", *Notes and Records of the Royal Society of London* 67, nº 3 (2013), pp. 191–98.
21. Joseph Lister, "Observations on the Contractile Tissue of the Iris", *Quarterly Journal of Microscopical Science* 1 (1853), pp. 8–11.
22. John Bell, *The Principles of Surgery*, 2ª ed., resumida por J. Augustine Smith (Nova York: Collins, 1812), pp. 26–27.
23. Relatado em T. Trotter, *Medicina Nautica* (Londres: Longman, Hurst, Rees, and Orme, 1797–1803), citado em I. Loudon, "Necrotising Fasciitis, Hospital Gangrene, and Phagedena", *The Lancet*, 19 nov. 1994, p. 1416.
24. Citado em Loudon, ibid.
25. Bell, op. cit., p. 28.
26. James Syme, *The Principles of Surgery* (Edimburgo: MacLaughlan & Stewart, 1832), p. 69.
27. Worboys, op. cit., p. 75.
28. Joseph Lister, "The Huxley Lecture by Lord Lister, F.R.C.S., President of the Royal Society", *British Medical Journal*, 6 out. 1900, p. 969.

29. Ibid.
30. Ibid.
31. Godlee, op. cit., p. 28.
32. Ibid., p. 21.
33. Ibid., p. 22.
34. De Lister para Godlee, resposta a uma carta datada de 28 nov. 1852, MS 6970/1, Wellcome Library.
35. Anotações de casos feitas por Lister, aluno nº 351, para a Fellowe's Clinical Medal do University College Hospital em 1851, MS0021/4/4 (3), Royal College of Surgeons of England.

5. O NAPOLEÃO DA CIRURGIA

1. William Hunter, *Two Introductory Lectures, Delivered by Dr. William Hunter, to his Last Course of Anatomical Lectures, at his Theatre in Windmill-Street* (Londres: impresso por ordem dos fideicomissários para J. Johnson, 1784), p. 73.
2. Citado em Alexander Peddie, "Dr. John Brown: His Life and Work; with Narrative Sketches of James Syme in the Old Minto House Hospital and Dispensary Days; Being the Harveian Society Oration, Delivered 11th April 1890", *Edinburgh Medical Journal* 35, parte 2 (jan.-jun. 1890), p. 1058.
3. Alexander Miles, *The Edinburgh School of Surgery Before Lister* (Londres: A. & C. Black, 1918), pp. 181–82.
4. A.J.K. Cairncross (org.), *Census of Scotland, 1861-1931* (Cambridge, Reino Unido, 1954).
5. "Statistics of Crime in Edinburgh", *Caledonian Mercury* (Edimburgo), 21 jan. 1856.
6. James Begg, *Happy Homes for Working Men, and How to Get Them* (Londres: Cassell, Petter & Galpin, 1866), p. 159.
7. Ibid.
8. Citado em Godlee, op. cit., p. 31.

9. Citado em John D. Comrie, *History of Scottish Medicine*, 2ª ed., vol. 2 (Londres: publicado para o Wellcome Historical Medical Museum pela editora Baillière, Tindall & Cox, 1932), p. 596.
10. Ibid., pp. 596–97.
11. O local do hospital é hoje ocupado pelo Royal Museum of Scotland.
12. Citado em R. G. Williams Jr., "James Syme of Edinburgh", *Historical Bulletin: Notes and Abstracts Dealing with Medical History* 16, nº 2 (1951), p. 27.
13. Ibid., p. 28.
14. Para mais detalhes sobre esse duelo, ver Stanley, op. cit., p. 37.
15. Bill Yule, *Matrons, Medics, and Maladies* (East Linton: Tuckwell Press, 1999), pp. 3–5.
16. Citado em Godlee, op. cit., p. 30.
17. Ibid., p. 34.
18. Fisher frisa esse ponto em seu livro *Joseph Lister*, pp. 60–61.
19. Godlee, op. cit., p. 35.
20. Ibid., p. 37.
21. Ibid., pp. 37–38.
22. Carta de George Buchanan para Joseph Lister, 10–11 dez. 1853, MS 6970/3, Wellcome Library.
23. G. T. Wrench, *Lord Lister: His Life and Work* (Londres: Unwin, 1913), p. 45.
24. Ibid., p. 46.
25. James Syme, *Observations in Clinical Surgery* (Edimburgo: Edmonston and Douglas, 1861), p. 160.
26. Wrench, op. cit., p. 47.
27. Hector Charles Cameron, *Joseph Lister: The Friend of Man* (Londres: William Heinemann Medical Books, 1948), p. 34.
28. De Nightingale para R. G. Whitfield, 8 nov. 1856 (LMA) H1/ST/NC1/58/6, London Metropolitan Archives, citado em Lynn McDonald (org.), *Florence Nightingale: Extending Nursing* (Waterloo: Wilfrid Laurier University Press, 2009), p. 303.

29. Poema citado em Cameron, op. cit., pp. 34–35.
30. Ibid., p. 35.
31. John Beddoe, *Memories of Eighty Years* (Bristol: J.W. Arrowsmith, 1910), p. 56.
32. Ibid.
33. Ibid.
34. Ibid., p. 55.

6. AS PERNAS DA RÃ

1. Citado em William J. Sinclair, *Semmelweis: His Life and His Doctrine: A Chapter in the History of Medicine* (Manchester: University Press, 1909), p. 46.
2. "The Late Richard Mackenzie MD", *Association Medical Journal* (1854), pp. 1023-4.
3. Ibid., p. 1024. Para mais informações sobre Mackenzie, ver também *Medical Times & Gazette* 2 (1854), pp. 446–47.
4. Matthew Smallman-Raynora e Andrew D. Cliff, "The Geographical Spread of Cholera in the Crimean War: Epidemic Transmission in the Camp Systems of the British Army of the East, 1854–55," *Journal of Historical Geography* 30 (2004), p. 33. Ver também Army Medical Department, *The Medical and Surgical History of the British Army Which Served in Turkey and the Crimea During the War Against Russia in the Years 1854–55–56*, vol. 1 (Londres: HMSO, 1858).
5. Citado em Frieda Marsden Sandwith, *Surgeon Compassionate: The Story of Dr. William Marsden, Founder of the Royal Free and Royal Marsden Hospitals* (Londres: P. Davies, 1960), p. 70.
6. Carta de William Sharpey para James Syme, 1º dez. 1854, MS 6979/21, Wellcome Library.
7. Carta de Joseph Jackson Lister para Joseph Lister, 5 dez. 1854, MS 6965/11, Wellcome Library.
8. Ibid., p. 40.
9. De Joseph Jackson Lister para Joseph Lister, 16 abr. 1855, MS 6965/13, Wellcome Library.

10. Godlee, op. cit., p. 43.
11. Uma descrição da Millbank House pode ser encontrada em Robert Paterson, *Memorials of the Life of James Syme, Professor of Clinical Surgery in the University of Edinburgh, etc.* (Edimburgo: Edmonston & Douglas, 1874), pp. 293–95. Ver também Wrench, op. cit., pp. 42–44.
12. De Joseph Lister para Rickman Godlee, 4 ago. 1855, MS 6969/4, Wellcome Library.
13. De Joseph Jackson Lister para Joseph Lister, 25 mar. 1853, MS6965/8, Wellcome Library.
14. Citado em Fisher, op. cit., p. 63. Poema "'Tis of a winemerchant who in London did dwell" ["De um mercador de vinhos que em Londres se deu bem"], de John Beddoe, David Christison e Patrick Heron Watson, 15 mai. 1854, MS6979/9, Wellcome Library.
15. Carta de Joseph Jackson Lister para Joseph Lister, 24 jul. 1855, MS6965/14, Wellcome Library.
16. De Joseph Jackson Lister para Joseph Lister, 18 out. 1855, MS6965/16, Wellcome Library.
17. De Joseph Jackson Lister para Joseph Lister, 23 fev. 1856, MS6965/20, Wellcome Library.
18. Ibid.
19. Joseph Jackson e James Syme negociaram um acordo para o casamento. Syme deu 2 mil libras em títulos e ações e 2 mil libras em dinheiro, e o pai de Lister também contribuiu para a união. Para mais informações, ver Fisher, op. cit., p. 80.
20. Ibid., carta de Joseph Lister para Isabella Lister, ?-6 jan. 1856, MS6968/2, Wellcome Library.
21. Citado em Fisher, op. cit., p. 81.
22. Citado em Sir Hector Clare Cameron, *Lord Lister 1827–1912: An Oration* (Glasgow: J. Maclehose, 1914), p. 9. Algumas fontes debatem se esse discurso teria sido proferido na recepção de casamento de Lister ou numa data posterior.

23. Youngson, op. cit., pp. 34-35.
24. Worboys, *Spreading Germs*, p. 76.
25. Citado em Godlee, *Lord Lister*, p. 43.
26. Robert Liston, *Practical Surgery*, 3ª ed. (Londres: John Churchill, 1840), p. 31.
27. *Year-Book of Medicine, Surgery, and Their Allied Sciences for 1862* (Londres: impresso para a New Sydenham Society, 1863), p. 213, citado em Youngson, op. cit., p. 38.
28. Fisher, op. cit., p. 84.
29. Numa fase posterior de sua vida, Lister disse ter considerado que suas pesquisas sobre a natureza da inflamação haviam sido uma "preliminar essencial" para sua concepção do princípio da antissepsia, e insistiu que essas primeiras descobertas fossem incluídas em qualquer livro feito em memória de seu trabalho. Em 1905, aos 78 anos, ele escreveu: "Se meus trabalhos forem lidos quando eu houver partido, estes serão os mais altamente apreciados" (ibid., p. 89).
30. Edward R. Howard, "Joseph Lister: His Contributions to Early Experimental Physiology", *Notes and Records of the Royal Society of London* 67, nº 3 (2013), pp. 191-98.
31. Citado em Fisher, op. cit., p. 87. Joseph Lister, "An Inquiry Regarding the Parts of the Nervous System Which Regulate the Contractions of the Arteries", *Philosophical Transactions of the Royal Society of London* 148 (1858), pp. 612-13.
32. Ibid., p. 614.
33. Citado em Godlee, op. cit., p. 61.
34. Joseph Lister, "On the Early Stages of Inflammation", *Philosophical Transactions of the Royal Society of London* 148 (1858), p. 700.
35. Howard, "Joseph Lister", p. 194.
36. Ibid.
37. De Joseph Jackson Lister para Joseph Lister, 31 jan. 1857, MS6965/26, Wellcome Library.

7. LIMPEZA E ÁGUA FRIA

1. Richard von Volkmann, "Die moderne Chirurgie", *Sammlung klinischer Vortrage*, citado em Sir Rickman John Godlee, op. cit., p. 123.
2. Citado em Godlee, op. cit., p. 77.
3. Ibid., p. 78.
4. Ibid., pp. 77–78.
5. Ibid., p. 82.
6. Há uma alusão a essa carta em Godlee, *Lord Lister*, p. 80. Não consegui descobrir quem a escreveu, e autores posteriores, como Fisher, não fazem qualquer menção a ela.
7. *The Glasgow Herald*, 18 jan. 1860, p. 3.
8. Fisher, op. cit., p. 97.
9. Citado em Godlee, op. cit., p. 81.
10. Cameron, *Joseph Lister*, p. 46.
11. Citado em Christopher Lawrence, "Incommunicable Knowledge: Science, Technology, and the Clinical Art in Britain, 1850–1914", *Journal of Contemporary History* 20, nº 4 (1985), p. 508.
12. Carta citada em Godlee, op. cit., pp. 88–89.
13. Baseado num relato feito por Cameron, *Joseph Lister*, pp. 47–49.
14. Fisher, op. cit., p. 98; Crowther e Dupree, *Medical Lives in the Age of Surgical Revolution*, pp. 61–62.
15. Godlee, op. cit., p. 92.
16. Crowther e Dupree, *Medical Lives in the Age of Surgical Revolution*, p. 63.
17. Essas reformas foram discutidas por Godlee, op. cit., p. 90.
18. Ibid., p. 91.
19. Ibid.
20. Ibid.
21. Ibid.
22. Ibid., p. 93.
23. Ibid., p. 92.

NOTAS

24. Sir Hector Clare Cameron, *Reminiscences of Lister and of His Work in the Wards of the Glasgow Royal Infirmary, 1860-1869* (Glasgow: Jackson, Wylie & Co., 1927), p. 9.

25. J.C. Symons, citado em Friedrich Engels, *The Condition of the Working Class in England*, trad. e org. W.O. Henderson e W. H. Chaloner, 2ª ed. (Oxford: Blackwell, 1971), p. 45 [Friedrich Engels, *A situação da classe trabalhadora na Inglaterra: segundo as observações do autor e fontes autênticas*, trad. B.A. Schumann, supervisão, apresentação e notas de José Paulo Netto, São Paulo: Boitempo, 2008].

26. "Accident", *Fife Herald*, 12 jan. 1865, p. 3.

27. "Uphall — Gunpowder Accident", *Scotsman*, 3 abr. 1865, p. 2.

28. Citado em Godlee, op. cit., p. 92.

29. Citado em John D. Comrie, *History of Scottish Medicine*, 2ª ed., vol. 2 (Londres: publicado para o Wellcome Historical Medical Museum pela editora Baillière, Tindall & Cox, 1932), p. 596.

30. Fisher, op. cit., p. 107.

31. Cameron, *Reminiscences of Lister*, p. 11.

32. Cameron, *Joseph Lister*, p. 52.

33. Godlee, op. cit., pp. 129–30.

34. Ibid., p. 55.

35. Leeson, op. cit., pp. 51, 103.

36. Ibid., p. 87.

37. Ibid., p. 111.

38. Ibid., p. 53.

39. Douglas Guthrie, *Lord Lister: His Life and Doctrine* (Edimburgo: E. & S. Livingstone, 1949), pp. 63–64.

40. Leeson, op. cit., p. 19.

41. Citado em Fisher, op. cit., p. 111.

42. Joseph Lister, "The Croonian Lecture: On the Coagulation of the Blood", *Proceedings of the Royal Society of London* 12 (1862–63), p. 609.

43. Guthrie, op. cit., pp. 45–46.

44. Joseph Lister, "On the Excision of the Wrist for Caries", *The Lancet*, 25 mar. 1865, pp. 308-12.
45. Citado em Fisher, op. cit., p. 122.
46. Godlee, op. cit., p. 110.
47. De Joseph Jackson Lister para Joseph Lister, 30 nov. 1864, MS6965/40, Wellcome Library.
48. Godlee, op. cit., p. 111.
49. Citado em ibid., p. 105.
50. Youngson, op. cit., p. 130.
51. Peter M. Dunn, "Dr. Alexander Gordon (1752–99) and Contagious Puerperal Fever", *Archives of Disease in Childhood: Fetal and Neonatal Edition* 78, nº 3 (1998), F232.
52. Alexander Gordon, *A Treatise on the Epidemic Puerperal Fever of Aberdeen* (Londres: impresso para G.G. and J. Robinson, 1795), pp. 3, 63, 99.
53. Youngson, op. cit., p. 132.
54. Ibid.
55. Ignaz Semmelweis, *Etiology, Concept, and Prophylaxis of Childbed Fever* (1861), trad. K. Kodell Carter (Madison: University of Wisconsin Press, 1983), p. 131.
56. Youngson, op. cit., p. 134.
57. Citado em Cameron, *Joseph Lister*, p. 57.
58. Cameron, *Reminiscences of Lister*, p. 11.
59. Cameron, *Joseph Lister*, p. 54.
60. Ibid., pp. 54-55.
61. Algumas fontes indicam o ano de 1865; outras, o de 1864. Extraí essa data de Sir William Watson Cheyne, *Lister and His Achievement* (Londres: Longmans, Green, 1925), p. 8.

8. ESTÃO TODOS MORTOS

1. George Henry Lewes, *The Physiology of Common Life*, vol. 2 (Edimburgo:

W. Blackwood, 1859–60), p .452.

2. "Letters, News, etc.", *The Lancet*, 26 abr. 1834, p. 176, citado em Stanley, op. cit., p. 152. Essa história é de uma época anterior do século XIX, mas é válida em relação à década de 1860. O grifo é meu.

3. Margaret Pelling, *Cholera, Fever, and English Medicine, 1825–1865* (Oxford: Oxford University Press, 1978), p. 2.

4. Gaw, *"Time to Heal"*, p. 19.

5. Citado em R.J. Morris, *Cholera, 1832: The Social Response to an Epidemic* (Nova York: Holmes & Meier, 1976), p. 207.

6. William Budd, "Investigations of Epidemic and Epizootic Diseases", *British Medical Journal*, 24 set. 1864, p. 356, citado em Gaw, *"Time to Heal"*, p. 24. Curiosamente, Budd achava que o veneno da cólera podia ser transportado pelo ar, mas acreditava que ele se alastrava não por inalação, mas pela ingestão de alimentos e água contaminados pelo ar.

7. W. Budd, "Cholera: Its Cause and Prevention", *British Medical Journal*, 2 mar. 1855, p. 207.

8. M. Faraday, "The State of the Thames, Letter to the Editor", *Times*, 9 jul. 1855, p. 8.

9. *Times*, 18 jun. 1858, p. 9.

10. Citado em Patrice Debré, *Louis Pasteur*, trad. Elborg Forster (Baltimore: Johns Hopkins University Press, 1998), p. 96.

11. Ibid., p. 87.

12. René Dubos, *Pasteur and Modern Science*, org. Thomas D. Brock (Washington, D.C.: ASM Press, 1998), p. 32.

13. René Vallery-Radot, *The Life of Pasteur*, trad. R.L. Devonshire (Westminster: Archibald Constable & Co, 1902), p. 1:142 [*A vida de Pasteur*, s/indicação de tradutor, Vecchi Editor, 1939], in Godlee, op. cit., p. 176.

14. Citado em Sherwin B. Nuland, *Doctors: The Biography of Medicine* (Nova York: Vintage Books, 1989), p. 363.

15. Citado em Vallery-Radot, op. cit., vol. I, p. 129.

16. Debré, op. cit., p. 260.
17. Ibid., p. 110.
18. Ibid., p. 260.
19. Thomas Spencer Wells, "Some Causes of Excessive Mortality After Surgical Operations", *British Medical Journal*, 1º out. 1864, p. 386.
20. Fisher, op. cit., p. 134.
21. "Meeting of the International Medical Congress", *The Boston Medical and Surgical Journal* 95 (14 set. 1876), p. 328.
22. *The Lancet*, 24 ago. 1867, p. 234.
23. Ver Fisher, *Joseph Lister*, p. 131.
24. Citado em ibid., p. 130.
25. John. K. Crellin, "The Disinfectant Studies by F. Crace Calvert and the Introduction of Phenol as a Germicide", *Vorträge der Hauptversammlung der internationalen Gesellschaft für Geschichte der Pharmazie*; International Society for the History of Pharmacy, Meeting, 1965, London 28 (1966), p. 3.
26. Joseph Lister, "On a New Method of Treating Compound Fracture, Abscess, etc., with Observations on the Conditions of Suppuration", *The Lancet*, 16 mar. 1867, p. 327.
27. Fisher, op. cit., p. 134.
28. Lister, "On a New Method of Treating Compound Fracture", p. 328.
29. Joseph Lister, "On the Principles of Antiseptic Surgery", in *Internationale Beiträge zur wissenschaftlichen Medizin: Festschrift, Rudolf Virchow gewidmet zur Vollendung seines 70. Lebensjahres* (Berlim: August Hirschwald, 1891), p. 3:262.
30. Embora Kelly tivesse sofrido um tipo semelhante de fratura, Lister julgou que a experiência tinha sido malsucedida por causa do "manejo inadequado", e não do ácido carbólico em si.
31. David Masson, *Memories of London in the Forties* (Edimburgo: William Blackwood & Sons, 1908), p. 21.
32. Lister, "On a New Method of Treating Compound Fracture", p. 329.
33. Ibid., pp. 357-59.

34. Ibid., p. 389.

35. Fisher, op. cit., p. 145.

36. Ibid., pp. 142–43.

37. Citado em Godlee, op. cit., p. 189.

38. Ibid.

39. Ibid., pp. 196–97.

40. Ibid., p. 198.

41. Lister, "On a New Method of Treating Compound Fracture", p. 327.

42. Michael Worboys, "Joseph Lister and the Performance of Antiseptic Surgery", *Notes and Records of the Royal Society of London* 67, nº 3 (2013), pp. 199–209.

43. Joseph Lister, "Illustrations of the Antiseptic System of Treatment in Surgery", *The Lancet*, 30 nov. 1867, p. 668.

9. A TEMPESTADE

1. Jean-Baptiste Bouillaud, *Essai sur la philosophie médicale et sur les généralités de la clinique médicale* (Paris: Rouvier et Le Bouvier, 1836), p. 215; tradução citada em Ann F. La Berge, "Debate as Scientific Practice in Nineteenth-Century Paris: The Controversy over the Microscope", *Perspectives on Science* 12, nº 4 (2004), p. 424.

2. Sir James Paget, "The Morton Lecture on Cancer and Cancerous Diseases", *British Medical Journal*, 19 nov. 1887, p. 1094.

3. Lucy G. Thurston, *Life and Times of Mrs. G. Thurston* (Ann Arbor, Michigan: Andrews, 1882), pp. 168–172, citado em William S. Middleton, "Early Medical Experiences in Hawaii", *Bulletin of the History of Medicine* 45, nº 5 (1971), p. 458.

4. Citado em Godlee, op. cit., p. 213.

5. Ibid.

6. Ibid.

7. Ibid.

8. Ibid.
9. Joseph Lister, "On Recent Improvements in the Details of Antiseptic Surgery", *The Lancet*, 13 mar. 1875, p. 366. Essa descrição não é da operação de Isabella, mas de uma outra cirurgia realizada por Lister. É lícito presumir que ele tenha seguido um protocolo semelhante com a irmã.
10. Cameron, *Reminiscences of Lister*, p. 32.
11. Citado em Godlee, op. cit., p. 213.
12. Joseph Lister, "On the Antiseptic Principle in the Practice of Surgery", *British Medical Journal*, 21 set. 1867, pp. 246-48.
13. James Syme, "On the Treatment of Incised Wounds with a View to Union by the First Intention", *The Lancet*, 6 jul. 1867, pp. 5-6.
14. James G. Wakley, "The Surgical Use of Carbolic Acid", *The Lancet*, 24 ago. 1867, p. 234.
15. Citado em Godlee, op. cit., pp. 201-202.
16. James G. Wakley, "Carbolic Acid", *The Lancet*, 28 set. 1867, p. 410.
17. Citado em Fisher, op. cit., p. 152.
18. Ibid., p. 151.
19. Joseph Lister, "On the Use of Carbolic Acid", *The Lancet*, 5 out. 1867, p. 444.
20. Fisher, op. cit., p. 151.
21. Citado em Godlee, op. cit., p. 206.
22. Joseph Lister, "Carbolic Acid", *The Lancet*, 19 out. 1867, p. 502.
23. Ibid.
24. James Y. Simpson, "Carbolic Acid and Its Compounds in Surgery", *The Lancet*, 2 nov. 1867, pp. 548-49.
25. Joseph Lister, "Carbolic Acid", *The Lancet*, 9 nov. 1867, p. 595.
26. William Pirrie, "On the Use of Carbolic Acid in Burns", *The Lancet*, 9 nov. 1867, p. 575.
27. Citado em Godlee, op. cit., p. 205.
28. Frederick W. Ricketts, "On the Use of Carbolic Acid", *The Lancet*, 16 nov.

1867, p. 614.

29. James Morton, "Carbolic Acid: Its Therapeutic Position, with Special Reference to Its Use in Severe Surgical Cases", *The Lancet*, 5 fev. 1870, p. 188.
30. James Morton, "Carbolic Acid: Its Therapeutic Position, with Special Reference to Its Use in Severe Surgical Cases", *The Lancet*, 29 jan. 1870, p. 155.
31. Joseph Lister, "An Address on the Antiseptic System of Treatment in Surgery, Delivered before the Medico-Chirurgical Society of Glasgow", *British Medical Journal* (1868), pp. 53–56, 101–2, 461–63, 515–17; Joseph Lister, "Remarks on the Antiseptic System of Treatment in Surgery", *British Medical Journal*, 3 abr. 1869, pp. 301–304.
32. Morton, "Carbolic Acid", p. 155.
33. James G. Wakley, "Antiseptic Surgery", *The Lancet*, 29 out. 1870, p. 613.
34. "The Use of Carbolic Acid", *The Lancet*, 14 nov. 1868, p. 634.
35. *The Lancet*, 5 dez. 1868, p. 728.
36. "Carbolic Acid Treatment of Suppurating and Sloughing Wounds and Sores", *The Lancet*, 12 dez. 1868, p. 762.
37. Gaw, *"Time to Heal"*, pp. 38–39.
38. James Paget, "Clinical Lecture on the Treatment of Fractures of the Leg", *The Lancet*, 6 mar. 1869, p. 317.
39. "Compound Comminuted Fracture of the Femur Without a Trace of Suppuration", *The Lancet*, 5 set. 1868, p. 324.

10. O VIVEIRO

1. John Locke, *Essay Concerning Human Understanding* (1690), org. e introdução de Peter H. Nidditch (Oxford: Clarendon Press, 1975), Epistle Dedicatory, p. 4 [*Ensaio sobre o entendimento humano*, trad., apresentação e notas de Pedro Paulo Garrido Pimenta, São Paulo: Martins, 2012].
2. O relato de Annandale foi narrado em Robert Paterson, *Memorials of the Life of James Syme* (Edimburgo: Edmonston and Douglas, 1874), pp.

304–305.

3. "Professor Syme", *The Lancet*, 10 abr. 1869, p. 506.
4. "Professor Syme", *The Lancet*, 17 abr. 1869, p. 541.
5. Fisher, op. cit., p. 167; Godlee, op. cit., p. 241.
6. Citado em Godlee, op. cit., p. 242.
7. Ibid.
8. "The Appointment of Mr. Lister", *The Lancet*, 21 ago. 1869, p. 277.
9. Gaw, *"Time to Heal"*, p. 42.
10. Fisher, op. cit., p. 165.
11. Donald Campbell Black, "Mr. Nunneley and the Antiseptic Treatment (Carbolic Acid)", *British Medical Journal*, 4 set. 1869, p. 281, citado em Gaw, op. cit., p. 46.
12. Donald Campbell Black, "Antiseptic Treatment", *The Lancet*, 9 out. 1869, pp. 524–25.
13. Joseph Lister, "Glasgow Infirmary and the Antiseptic Treatment", *The Lancet*, 5 fev. 1870, p. 211.
14. Joseph Lister, "On the Effects of the Antiseptic System of Treatment upon the Salubrity of a Surgical Hospital", *The Lancet*, 1º jan. 1870, p. 4.
15. Lister, "Glasgow Infirmary", p. 211.
16. Henry Lamond, "Professor Lister and the Glasgow Infirmary", *The Lancet*, 29 jan. 1870, p. 175.
17. Thomas Nunneley, "Address in Surgery", *British Medical Journal*, 7 ago. 1869, pp. 152, 155–56.
18. Joseph Lister, "Mr. Nunneley and the Antiseptic Treatment", *British Medical Journal*, 28 ago. 1869, pp. 256–57.
19. De Joseph Jackson Lister para Joseph Lister, 6 jun. 1869, MS 6965/67, Wellcome Library.
20. De Arthur Lister para Joseph Lister, 19 out. 1869, MS 6966/33, Wellcome Library.

21. Citado em Godlee, op. cit., p. 244.
22. Joseph Lister, Introductory lecture delivered in the University of Edinburgh, 8 nov. 1869 (Edimburgo: Edmonston and Douglas, 1869), p. 4.
23. "[Mr. Syme]", *The Lancet*, 2 jul. 1870, p. 22.
24. "James Syme, F.R.S.E., D.C.L., Etc.", *British Medical Journal*, 2 jul. 1870, p. 25.
25. Cameron, *Joseph Lister*, p. 100.
26. F. Le M. Grasett, "Reminiscences of 'the Chief'", in A. Logan Turner (org.), *Joseph, Baron Lister: Centenary Volume, 1827–1927* (Edimburgo: Oliver and Boyd, 1927), p. 109.
27. Cheyne, *Lister and His Achievement*, p. 24.
28. Ibid.
29. Citado em Crowther e Dupree, *Medical Lives in the Age of Surgical Revolution*, p. 102.
30. Martin Goldman, *Lister Ward* (Bristol: Adam Hilger, 1987), p. 61–62.
31. Ibid., p. 70.
32. Worboys, "Joseph Lister and the Performance of Antiseptic Surgery", p. 206.
33. Ver Joseph Lister, "Observations on Ligature of Arteries on the Antiseptic System", *The Lancet*, 3 abr. 1869, pp. 451–55. Ver também T. Gibson, "Evolution of Catgut Ligatures: The Endeavours and Success of Joseph Lister and William Macewen", *British Journal of Surgery* 77 (1990), pp. 824–25.
34. Godlee, op. cit., p. 231.
35. "Professor Lister's Latest Observations", *The Lancet*, 10 abr. 1869, p. 503.
36. *Lister's Commonplace Books*, MS0021/4/4 (9), Royal College of Surgeons of England.
37. Erichsen, *On Hospitalism and the Causes of Death After Operations*, p. 98.

38. Joseph Lister, "A Method of Antiseptic Treatment Applicable to Wounded Soldiers in the Present War", *British Medical Journal*, 3 set. 1870, pp. 243–44.
39. Lister, "Further Evidence Regarding the Effects of the Antiseptic System of Treatment upon the Salubrity of a Surgical Hospital", pp. 287–88.
40. Ver Stanley, op. cit., p. 89.
41. Thomas Keith, "Antiseptic Treatment", *The Lancet*, 9 out. 1869, p. 336.
42. E.R. Bickersteth, "Remarks on the Antiseptic Treatment of Wounds", *The Lancet*, 29 mai. 1869, p. 743.
43. James G. Wakley, "Hospitalism and the Antiseptic System", *The Lancet*, 15 jan. 1870, p. 91.
44. Relato extraído de Leeson, op. cit., pp. 21–24.

11. O ABSCESSO DA RAINHA

1. Oliver Goldsmith, *The Deserted Village, A Poem*, 2ª ed. (Londres: W. Griffin, 1770), p. 10 (linhas 179-80).
2. "Journal Entry: Tuesday 29th August 1871", *Queen Victoria's Journals* 60:221, disponível em: <qvj.chadwyck.com>. Acesso em: 8 abr. 2019.
3. Jonathan Hutchinson, "Dust and Disease", *British Medical Journal*, 29 jan. 1879, pp. 118–19.
4. Cameron, *Joseph Lister*, p. 88.
5. "Journal Entry: Monday 4th September 1871", *Queen Victoria's Journals* 60:224, disponível em: <qvj.chadwyck.com>. Acesso em: 8 abr. 2019.
6. Citado em Godlee, op. cit., p. 305.
7. Lister disse, posteriormente, que a primeira vez que havia usado um tubo de borracha para drenagem tinha sido com a rainha Vitória. Entretanto, numa carta entre ele e seu pai, há indícios de que já o utilizava desde 1869, dois anos antes de operar a monarca. É possível que ele tenha pretendido dizer que essa foi a primeira vez que usou o tubo de drenagem de borracha num abs-

cesso. De Joseph Jackson Lister para Joseph Lister, 27 jan. 1869, MS 6965/63, Wellcome Library. Ver também lorde Lister, "Remarks on Some Points in the History of Antiseptic Surgery", *The Lancet*, 27 jun. 1908, p. 1815.

8. Citado em Fisher, op. cit., p. 194.
9. F.N.L. Pointer, "The Contemporary Scientific Background of Lister's Achievement", *British Journal of Surgery* 54 (1967), p. 412.
10. Citado em Cameron, op. cit., p. 105.
11. Por exemplo, Lister discursou na Sociedade Britânica de Medicina, em Plymouth, em 1871.
12. James G. Wakley, "A Mirror of the Practice of Medicine and Surgery in the Hospitals in London", *The Lancet*, 14 jan. 1871, pp. 47–48.
13. Cameron, op. cit., p. 99.
14. Flâneur, "Antiseptic Surgery", *The Lancet*, 5 jan. 1878, p. 36.
15. Cameron, op. cit., pp. 110–11.
16. Citado em Fisher, op. cit., p. 159.
17. Ibid.
18. Pela reconstituição da viagem de Lister aos Estados Unidos, que é pouco conhecida, sou imensamente grata ao artigo de Ira Rutkow intitulado "Joseph Lister and His 1876 Tour of America", *Annals of Surgery* 257, nº 6 (2013), pp. 1181–87. Muitas das fontes primárias citadas nesta parte foram extraídas desse excelente artigo.
19. George Derby, "Carbolic Acid in Surgery", *The Boston Medical and Surgical Journal*, 31 out. 1867, p. 273.
20. Ibid., p. 272. Não fica claro o motivo de Derby haver errado a grafia do nome de Lister.
21. R. Lincoln, "Cases of Compound Fracture at the Massachusetts General Hospital Service of G.H. Gay, M.D.", *The Boston Medical and Surgical Journal*, n.s., 1, nº 10 (1868), p. 146.
22. Citado em John Ashhurst (org.), *Transactions of the International Medical Congress of Philadelphia, 1876* (Filadélfia: impresso para o Congresso, 1877),

p. 1028.

23. Ibid., p. 532.

24. Ibid.

25. Ibid., pp. 517, 538.

26. G. Shrady, "The New York Hospital", *Medical Record* 13 (1878), p. 113.

27. Citado em Ashhurst, *Transactions*, p. 42.

28. E.H. Clarke et al., *A Century of American Medicine, 1776-1876* (Filadélfia: Henry C. Lea, 1876), p. 213.

29. Fisher, op. cit., p. 223.

30. Citado em James M. Edmonson, *American Surgical Instruments: The History of Their Manufacture and a Directory of Instrument Makers to 1900* (São Francisco: Norman, 1997), p. 71.

31. Joseph Lister, "The Antiseptic Method of Dressing Open Wounds", *Medical Record* 11 (1876), pp. 695–96.

32. Alguns historiadores disseram que sua palestra foi gravada ao vivo num fonógrafo. Entretanto, o fonógrafo só foi inventado no ano seguinte.

33. Henry Jacob Bigelow, "Two Lectures on the Modern Art of Promoting the Repair of Tissue", *The Boston Medical and Surgical Journal*, 5 jun. 1879, p. 769–70.

34. Wrench, op. cit., pp. 267–70.

35. James G. Wakley, "Professor Lister", *The Lancet*, 10 mar. 1877, p. 361.

36. Citado em Fisher, op. cit., p. 230.

EPÍLOGO: SOBE A CORTINA ESCURA

1. Richard Selzer, *Letters to a Young Doctor* (Nova York: Simon & Schuster, 1982), p. 51.

2. De Pasteur para Lister, 3 jan. 1889, MS 6970/13 (em francês), Wellcome Library.

3. Nuland, *Doctors*, p. 380.

4. Citado em Fisher, op. cit., p. 294.

5. Leon Morgenstern, "Gargling with Lister", *Journal of the American College of Surgeons* 204 (2007), pp. 495-97.
6. Wrench, op. cit., p. 137.
7. Cópias contemporâneas do testamento e do codicilo, MS 6979/18/1-2, Wellcome Library, encontram-se em Richard K. Aspin, "Illustrations from the Wellcome Institute Library, Seeking Lister in the Wellcome Collections", *Medical History* 41 (1997), pp. 86-93.
8. Thomas Schlich, "Farmer to Industrialist: Lister's Antisepsis and the Making of Modern Surgery in Germany", *Notes and Records of the Royal Society* 67 (2013), p. 245.
9. Ver Worboys, *Spreading Germs*, p. 24.
10. R. H. Murray, *Science and Scientists in the Nineteenth Century* (Londres: Sheldon Press, 1925), p. 262.

AGRADECIMENTOS

As **ESTRADAS DIFÍCEIS** geralmente levam a lindos destinos. A ideia de *Medicina dos horrores* me ocorreu numa fase de grande abatimento em minha vida. Não fossem as pessoas maravilhosas que me incentivaram a perseverar, no momento em que minha vontade era desistir, é improvável que este livro tivesse chegado a ver a luz do dia.

Em primeiríssimo lugar, quero agradecer de coração a minha família. A meu pai, Michael Fitzharris, que sempre acreditou que eu era escritora, mesmo quando nem eu acreditava nisso. E a minha mãe,

Debbie Klebe, cujos inúmeros sacrifícios, ao longo de toda a minha infância, me ajudaram a chegar aonde estou hoje. Também gostaria de agradecer a meu irmão, Chris Fitzharris; a meus padrastos, Susan Fitzharris e Greg Klebe; e a meus maravilhosos sogros, Graham e Sandra Teal.

Obrigada também às primas que foram como irmãs para mim: Lauren Pearce, Amy Martel e Elizabeth Wilbanks. Lembrem-se, "vocês são minhas!".

Por mais talentosa que seja uma escritora, ela não é nada sem alguém que defenda seu trabalho. Um agradecimento especial vai para minha agente, Anna Sproul-Latimer, da agência Ross-Yoon, que nunca abandonou a esperança de que um dia eu escrevesse um livro. Prometo não fazer você esperar tanto por meu segundo projeto quanto esperou pelo primeiro. Quero também agradecer a Hilary Knight, que é não apenas uma incrível agente de talentos, mas também uma amiga querida.

Eu gostaria de agradecer especialmente a Amanda Moon, minha editora na FSG, que me ajudou a fazer com que uma historinha sobre um cirurgião vitoriano se convertesse num relato grandioso sobre um momento transformador da história. Seu discernimento e sua acuidade não perdem para ninguém. Obrigada também a minha fantástica assistente de pesquisa, Caroline Overy, cujo trabalho incansável pelos arquivos de Londres ajudou a dar cor à trajetória de Lister. E ao professor Michael Worboys, cujas percepções históricas e opiniões foram de valor inestimável enquanto eu escrevia este livro.

Não são muitos os autores que se disporiam a mencionar um advogado especialista em divórcios nos seus agradecimentos, mas a minha merece um reconhecimento especial. Farhana Shahzady lutou bravamente pelos meus direitos. Obrigada por ter me ensinado a voltar a me valorizar.

AGRADECIMENTOS

Tenho a sorte de contar com o apoio de uma comunidade admirável, sob a forma da Order of the Good Death.* Obrigada a você, Caitlin Doughty, nossa destemida líder, que foi uma inspiração para mim, seja como pessoa, seja como escritora. E a Megan Rosenbloom e Sarah Chavez Troop, cuja amizade alimenta minha alma. Obrigada também a Jeff Jorgensen, por me escutar em todos aqueles telefonemas tarde da noite e por acreditar que meu futuro poderia ser melhor.

Obrigada, especialmente, a Paul Koudounaris, que sempre me guiou com sabedoria em momentos cruciais de minha vida. Meu mundo é um lugar melhor (e mais estranho) com você dentro dele.

Algumas pessoas entraram em minha vida e modificaram para melhor sua trajetória. Alex Anstey fez uma aterrissagem forçada em meu mundo, muitos anos atrás. Não fosse por seu entusiasmo criativo, talvez eu nunca houvesse iniciado meu blog, *The Chirurgeon's Apprentice*. Obrigada por ser uma fonte de inspiração tão incrível e infindável para mim.

Um sincero agradecimento ao dr. Bill MacLehose, amigo e colega acadêmico. Admirei você desde o momento em que nos conhecemos. Espero que haja muitos mais "drinques estranhos" e conversas fascinantes em nosso futuro.

Gostaria de agradecer àqueles amigos que me lembraram de não permitir que minha luta se tornasse minha identidade. A Shannon Marie Harmon: você é a cereja de meu bolo. E a Erica Lilly: sempre posso contar com você para me dar um lanchinho quando estou precisando de uma força. A Jai Virdi, cuja vida é paralela a minha em muitos sentidos: obrigada por me lembrar que desistir nunca é uma opção. Sou especialmente grata a Eric Michael Johnson, que me incentivou a acre-

---

* A Ordem da Boa Morte é uma organização sem fins lucrativos que se propõe a ajudar as pessoas a fazerem da morte parte de sua vida, quer se trate de lidar com a morte de terceiros ou com os temores e fantasias sobre a própria morte, aceitando-a como natural e retirando dela a angústia que a cerca na cultura moderna. (N. da T.)

ditar em mim como escritora. E a Jillian Drujon, sem a qual este livro teria terminado muito antes. Um brinde a beber demais e ficar na rua até altas horas.

Um agradecimento especial vai para minha torcida americana: Erin Reschke, Julie Cullen, Kristen Schultz e Blair Townsend. A Shelley Estes — os sonhos viram mesmo realidade quando a gente se arrisca e opta pela aventura! E à dupla dinâmica, Carolyn Breit e Cedric Damour. Sei que sempre posso contar com vocês dois quando as coisas ficarem feias.

Sou particularmente grata a Lori Korngiebel, cujo otimismo e compaixão são uma inspiração cotidiana. Um oceano pode nos separar, mas nunca estaremos muito longe uma da outra, minha alma irmã. E a Edward Brooke-Hitching, Rebecca Rideal e à dra. Joanne Paul, não apenas autores brilhantes, mas também amigos maravilhosos. Obrigada também a Sam Smith, com cujo apoio sempre posso contar. A sua confiança em mim, ao longo de todos estes anos, me ajudou a me tornar a pessoa que sou hoje.

Um agradecimento muito especial vai para Chris Skaife, o *ravenmaster** da Torre de Londres, e para sua mulher, Jasmin, e sua filha, Mickayla, lindas. Seu amor e incentivo significaram mais para mim do que vocês jamais imaginariam. Chris, você é o próximo!

Há pessoas na minha vida que ficaram a meu lado, mesmo quando isso colocava em risco antigas amizades. A Craig Hill, cujo coração é ouro puro: sou sua amiga fiel para sempre. Agradeço também a Greg Walker e Thomas Waite. A bondade e a compaixão de vocês me ajudaram a atravessar alguns dos dias mais sombrios de minha vida, e jamais me esquecerei disso.

As pessoas vêm e vão, mas algumas estão presentes desde o começo. Obrigada aos amigos de infância que ficaram a meu lado, mesmo durante

---

* *Ravenmaster*, ou mestre dos corvos, é o termo que designa um funcionário encarregado de cuidar dos pelo menos seis corvos cativos da Torre de Londres, onde sua presença, dizem a tradição e a superstição, é indispensável para proteger a Coroa e a própria Grã--Bretanha. (N. da T.)

AGRADECIMENTOS

minha embaraçosa "fase de vampira"! A Marla Ginex, Alyssa Voightmann e Kim Malinowski — obrigada por todo o amor e pelas risadas. Sei que, aonde quer que a vida nos leve, sempre teremos umas às outras.

Eu seria relapsa se não mencionasse os muitos professores, ao longo da vida, que sempre me incentivaram e inspiraram. Quero agradecer aqui a meu professor do sexto ano, Jeff Golob, e a minha professora de inglês do ensino médio, Barb Fryzel. Quero agradecer também à dra. Margaret Pelling, minha orientadora do doutorado na Universidade de Oxford, que continua a ser uma fonte interminável de conhecimento e orientação. Gostaria de fazer um agradecimento especial ao dr. Michael Young, que me apresentou, já faz muito tempo, à história da ciência e da medicina, quando eu era aluna de graduação na Universidade Wesleyan de Illinois. Se o senhor tivesse percebido que eu era uma caloura em sua aula do último período, minha vida poderia ter sido outra! Obrigada por sua amizade e seu apoio.

E, por último, mas certamente não menos importante, quero agradecer a meu marido maravilhoso, Adrian Teal. Nunca é demais dizer que sem você eu estaria perdida. Cada dia que passamos juntos é uma bênção. Anseio por um futuro luminoso e feliz ao seu lado. Eu amo você.

ÍNDICE REMISSIVO

Abadia de Westminster, 36
Aberdeen (Escócia), 167; Hospital da
   Universidade de, 203
Aberdeen Evening Express, 256-257
Abernethy, John, 52
abscessos, 61, 64, 161, 189, 191, 223; na
   axila da rainha Vitória, 231-235; na
   tuberculose vertebral, 189; pélvicos, 58;
   sifilíticos, 247-248
abscessos do psoas, 189

acidentes na indústria, 87-88, 158
acidentes, lesões causadas por, 87-88, 158
ácido carbólico, 182-191, 195-205,
   212, 226, 237-239; aceitação norte-
   americana do uso do, 248-249;
   aparelho para borrifar o anfiteatro
   cirúrgico com, 232-234, 248; em
   produtos de limpeza e de higiene
   pessoal, 255-257; oposição ao uso
   do, 207, 212-216, 243, 226; para

tratamento de fraturas expostas, 243, 286n; ligaduras usadas com, 222-224; uso do, em sistemas de esgoto, 182
acupressão, 113-114, 200-201, 204, 205
Agnew, D. Hayes, 47, 247
Alcock, Thomas, 22
Alemanha, 189, 225, 237-238, 239
Alma, Batalha de, 129
alopatia, 54
amputações, 9, 17-23, 99, 106-107, 115, 201; instrumentos cirúrgicos para, 17-19, 21-22, 24, 40-42, 106, 244; ligaduras para, 107, 200-201, 222; no campo de batalha, 128-129, 244; próteses para sobreviventes de, 92; taxas de mortalidade nas, 67, 164, 213, 226-227; tratamento antisséptico de fraturas expostas *versus*, 184-186, 188; *ver também* cotos
anatomizações, *ver* dissecações
Anderson, Thomas, 170, 175, 183
Andral, Gabriel, 44
anestesia geral, *ver* clorofórmio; éter
anestésicos, *ver* clorofórmio; éter
anfiteatro cirúrgico, 9-12, 15, 53, 79, 81, 252; condições insalubres dos, 24-25, 56-58, 85, 166-167, 242; conflitos sobre as técnicas terapêuticas no, 113, 200, 206, 237; em residências, 197, 258; equipamento de esterilização nos, 232-233, 247-248; estudantes como espectadores no, 18, 116, 219; instrumentos cirúrgicos no, 161; primeiro uso da anestesia num, por Liston, 19-23
anfiteatros de anatomia, 10, 56

animais, experiências com, 143-145
Annandale, Thomas, 209, 210
aparelhos ópticos, 28-29, 44, 93; *ver também* microscópios
Appleton, Martha, 87
Arlidge, John Thomas, 88
Arnott, Neil, 66
arsênico, 34, 54
artérias, ligadura das, *ver* ligaduras
Asma, Stephen, 271n
assistentes hospitalares, 10, 100, 121-122, 182; cirúrgicos, 22, 56, 62-63, 220-221, 228, 234
atropina, 54
Austrália, 82, 83
Aventuras do Sr. Pickwick, As (Dickens), 50

bactérias, 57-58, 63-64, 77, 141, 176-178, 220, 232-233; dissecação e exposição às, 51, 61; instrumentos cirúrgicos como paraísos das, 42; substâncias químicas para destruição das, *ver* antissépticos; *ver também* teoria microbiana; infecções bacterianas
Balfour, Isaac Bayley, 250
Ballingall, George, 128
Balmoral, Castelo de (Escócia), 231, 234, 235
Barnum, P.T., 60, 271n
Beddoe, John, 123-125
Bell, Alexander Graham, 241-242
Bell, Charles, 21-22
Bell, John, 97, 98
Berlioz, Hector, 49
Bíblia, 53
Bichat, Marie François Xavier, 43
Bickersteth, E.R., 226

ÍNDICE REMISSIVO

Bigelow, Henry Jacob, 13-15, 51, 243, 248-249
Bigelow, Jacob, 51
Bigo (comerciante de vinhos), 175, 176
bioquímica, 176, 275n
bisturis, 40, 41, 75, 220; *ver também* facas cirúrgicas
Black, Donald Campbell, 213, 226
Blockley Almshouse (Filadélfia), 64
Bloomsbury (Londres), 34-35
Bola de Fumaça Carbólica, 257
Bonaparte, Jérôme (príncipe), 23
Boott, Francis, 15
Boston Medical and Surgical Journal, 14, 243
Boston, 248
boticários, 16
Bouillaud, Jean-Baptiste, 193
Bowman, William, 96
Boyle, Joseph, 155
Bristol (Inglaterra), 172
British Medical Journal, 172, 218, 226
bronquite, 88
Brontë, Charlotte, 92
Brougham, Henry, lorde, 35, 190
Brown, John, 106, 138
Bryan, Bridget, 73
Buchanan, George, 119
Budapeste, 169
Budd, William, 172, 173
Burke, William, 110-111
Burns, Robert, 124

cadáveres, 60-61, 160, 196; de animais, 34; descarte dos, 33-34, 83; fontes de, 10-11, 111-112; preservação dos, 183; *ver também* dissecações
Cadge, William, 21

cálculos na bexiga, 19
Calvert, Frederick Crace, 182, 183
câmara lúcida, 93, 96
Cambridge, Universidade de, 35, 255
Camden Town (Londres), 72
Cameron, Hector, 37, 198, 223, 261
Campbell, Neil, 163-164
câncer de mama, cirurgia de, *ver* mastectomias
Capela Enon (Londres), 33
Carlill, Louisa, 257
Carlisle (Inglaterra), 182, 202-203
Carpenter, William, 101
cataplasmas, 79, 123, 182
Catedral de São Paulo (Londres), 34, 91
cátedras, 149-152
cauterização, 77, 118
Cemitério de Kensal Green (Londres), 62
Chappell, James, 90
charlatães e charlatanice, 19, 113, 114, 121, 239-240
Cheyne, William Watson, 219
Chicago, 246
choque, 17, 24, 67, 97
chumbo, doença causada pela exposição ao, 87
Churchill, Frederick, 20-23, 41
cirurgião-boticário, 16
cirurgiões residentes: de Lister, 160-162, 170, 186, 238-239; de Erichsen, 63, 85, 100, 101; de Syme, 117, 121-122, 132, 212
cirurgiões-dentistas, 14, 15, 18, 20
Clarke, Arthur C., 9
Clínica de Agnew, A (Eakins), 258
Clínica de Gross, A [*Gross Clinic, The*] (Eakins), 242, 258

clínicos gerais, 16
cloreto de zinco, 173, 237
clorofórmio, 18, 108, 144-145, 200, 247-248
coagulação sanguínea, 155, 163
cólera, 65, 83, 129-130, 160, 172-173, 245
cólica dos pintores, 87
condições de trabalho, acidentes e doenças causados pelas, 87-88, 90-91, 157-158
condições pútridas, 33, 141, 176, 178-179, 181, 236
Congresso Internacional de Medicina (Filadélfia), 240, 242-248, 255, 257
Congresso Internacional de Medicina (Londres), 255
contagionismo, 65-66, 172, 174; teorias opostas ao, *ver* miasma; doutrina da geração espontânea
contagiosidade da febre puerperal, A (Holmes), 168-169
Cooper, Astley, 69
Copenhague (Dinamarca), 225
Cordus, Valerius, 13
cotos, 22, 99, 106, 154, 182
creosoto, 182
Cruz Vermelha Internacional, 122
Cunard Line, navios da, 240
"curativos de água", 141
Cutler (cirurgião), 76-77

Daily Review, 199, 201
Darwin, Charles, 155, 271n
"De um novo método para tratamento de fraturas expostas, abscessos etc., com observações sobre as condições de supuração" (Lister), 191

Declaração da Independência dos Estados Unidos, 241
deficiência de vitamina C, 88
Defoe, Daniel, 80
Derby, George, 242-243
derrames, 149, 211, 216, 254
desbridamento de feridas, 99, 140, 183
diagnóstico, 44, 58, 90
Dickens, Charles, 50, 80
dieta, 63, 88, 214-215; líquida, 78-79
disenteria, 128
dissecações, 38, 43, 59-61, 68, 105; de animais, 31, 222-223; de criminosos executados, 10-11, 111; de vítimas de homicídio, 111; doenças provenientes de, 61-62, 168-169; estudo microscópico de amostras de tecido obtidas em, 102-103; por estudantes de medicina, 40, 48-52
doenças respiratórias, 88, 90
doenças sexualmente transmissíveis, *ver* doenças venéreas
doenças venéreas, 75, 88-89, 95; *ver também* sífilis
doutrina da geração espontânea, 142, 172-173, 174-175, 178, 221
Duff, William, 157
Duverney, Joseph-Guichard, 50

Eakins, Thomas, 242, 258
Edimburgo, 124, 155, 193-194, 196, 233, 238, 260; criminalidade em, 110-111; densidade populacional de, 109; mudança de Lister de, para Londres, 251-252; retorno de Lister de Glasgow para, 216, 224, 249; Royal College of Surgeons em, 145-146;

ÍNDICE REMISSIVO

Reais Sociedades de Londres e, 253; *ver também* Royal Infirmary de Edimburgo; Universidade de Edimburgo
Edinburgh Journal of Medical Science, 65
Elliotson, John, 13
Ellis, Andrew, 76
enfermagem, 122, 168, 215
Engels, Friedrich, 157
envenenamento do sangue, *ver* septicemia
epidemias, 65-66, 97-99, 160, 167, 173, 174
epilepsia, 89
Erichsen, John Eric, 58-59, 62, 69-70, 116, 151, 225; apoiando a teoria miasmática da infecção, 66-67; cirurgia abdominal feita por, 77; epidemia de gangrena em pacientes de, 97-100, 102; residência médica de Lister sob a orientação de, 63, 79, 85-86, 100
erisipela, 63-64, 67, 139, 160, 164-165, 175; prevenção da, 192, 214-215, 245
Escócia, 107, 134, 154, 165, 237-238, 254; clima da, 111, 134; decisão de Lister de trocar Londres pela, 103, 113; rainha Vitória na, 231-232; reconhecimento de Syme como "o cirurgião número um" da, 218; registro de cirurgiões na, 121; Royal College of Surgeons da, 133, 145; 72o Regimento Highlanders, 128; visita de Joseph Jackson à, 145; *ver também* Edimburgo; Glasgow
"Escolas de Indigentes", 110
escorbuto, 88, 275n
esgotos a céu aberto, 33, 110, 174
Estados Unidos da América, 13, 59, 168, 256; Lister nos, 239-248, 251
estreptococos, 63-64

estricnina, 54
estudos anatômicos, 38, 39, 61, 94, 111-113, 153, 167; comparados, 101-102; microscópicos, 44, 153, 228-229
éter, 51, 103, 108, 243; demonstração da eficácia do, por Liston, 13-15, 19-25, 38, 62, 115, 188
Evenings at Home; or, The Juvenile Budget Opened, 29-30
evolução, teoria darwiniana da, 124, 271n
execuções, 10-11, 80, 83, 110-111, 119
Exeter Flying Post, 23
Exposição Universal da Filadélfia, 240-242
extração dentária, 14, 15, 18, 20

facas, 11, 34, 38, 59, 86, 113; amputação, 17-19, 21, 22, 24, 41; cirúrgicas, 40, 107-108, 161, 194, 195, 197, 220-221, 258; ferimentos domésticos causados por, 87; na dissecação, 47, 51; uso criminoso das, 41, 71-72, 73-77, 82, 119
Faraday, Michael, 174
febre amarela, 65
febre do parto, *ver* febre puerperal
febre puerperal, 58, 166-169
febre recidivante, 110
febre tifoide, 128, 178-179
febres, 14, 54, 139-140, 166-167
feira de Smithfield, 70-71
fenol, *ver* ácido carbólico
Fergusson, William, 42, 249, 250
fisiologia, 39, 43-44, 93-94, 101, 102, 154
"fogo de Santo Antônio", *ver* erisipela
fórceps, 19, 38, 41, 42; sinusal, 163
fórceps sinusal, 163

França, 43-44, 49, 66, 129, 175-180, 199, 201, 225
fraturas, 24, 116, 140, 183; cranianas, 158; *ver também* fraturas expostas
fraturas expostas, 57, 183-185, 188, 190, 199, 213, 242-243
fraturas simples, 140, 183-184
Friends Meeting House (Londres), 53

Gairdner, William Tennant, 51
Gamgee, Sampson, 101
gangrena, 17, 64, 97-99, 139, 160, 170, 188, 192
Gavarret, Jules, 44
Gay, George, 243
Gentle, Thomas, 73-74, 81, 82
Gibson, William, 22
Glasgow Herald, 151
Glasgow, 152, 193-194, 207, 238, 243, 251; acidentes de trabalho em, 157-158; barulho em, 184-185; criminalidade e doença em, 157-158; Universidade de, 51, 149-155, 219, 226-227; *ver também* Royal Infirmary de Glasgow
Godlee, Rickman (cunhado de Lister), 101, 217
Godlee, Rickman John (sobrinho de Lister), 38-40, 100, 101, 223, 259
Goldsmith, Oliver, 231
gonorreia, 90
Gordon, Alexander, 167
Grã-Bretanha, 13, 35, 111, 130, 131, 158; aceitação dos antissépticos na, 221, 249; altura média dos homens na, 17; Austrália, 82-83; cátedras na, 149-151; legislação sobre a venda de substâncias químicas tóxicas na, 257; na Guerra da Crimeia, 128-130; pobreza e imundície na, 91; poder mercantil global da, 90-91; regresso de Lister dos Estados Unidos para a, 248; resistência às inovações médicas na, 42-43, 200, 225; Sociedade Britânica de Medicina, 179, 198-199, 215; transporte de criminosos condenados da Grã-Bretanha para a vivissecção na, 144-145; *ver também* Inglaterra; Escócia; País de Gales
Grande Exposição (Londres, 1851), 90-92, 241
"Grande Fedor", 173-174
Greenlees, James, 185-187, 189
Gross, Samuel D., 242, 243, 246
Grove House, colégio interno, 38-39
Guerra da Crimeia, 129-130
Guerra da Secessão norte-americana, 243-245, 271n
Guerra Franco-Prussiana, 225
Guthrie, Douglas, 161
Guthrie, George James, 78
Guy, William Augustus, 40
Guy's Hospital (Londres), 74, 101, 171

Hair, Philip, 202-203
Halle (Alemanha), 225
Hamilton, Frank, 245
Hard, Addison Davis, 95
Hare, William, 110-111
Harper's New Monthly Magazine, 50
hemorragias, 58, 107, 120, 136, 160, 188
Henley, W. E., 123
hepatite, 101
hérnias, 77-78
HMS Saturn (navio), 98
Hodgkin, John, 38-39, 53-55

ÍNDICE REMISSIVO

Hodgkin, Thomas, 38
Holmes, Oliver Wendell, 167
homeopatia, 154
Hooke, Robert, 144-145
hospitais-escola, 16, 40, 56, 100, 158; *ver também* nomes de hospitais específicos
Hospital de Charing Cross, 16, 87
Hospital de Londres, 237
Hospital de Middlesex (Londres), 237
hospitalismo, 64-67, 97, 163, 166, 172
Hunter, William, 105
Hutton, James, 124

Igreja Anglicana, 35
Igreja de Santo André (Londres), 130
Igreja Episcopal da Escócia, 135, 136-137
Ilfracombe (Inglaterra), 55
ilha de Blackwell, Hospital Beneficente da [Blackwell's Island Charity Hospital] (Nova York), 247
ilha de Wight (Inglaterra), 55
Illustrated London News, 91
Império Britânico, 79, 157
infecções, 12, 24, 57, 63-65, 100, 192, 216, 219; bacterianas, 20, 58; de fraturas expostas, 184-186; dissecações como fonte de, 61, 67-68; estudantes de medicina susceptíveis a, 51; hospitalares, 100, 166, 175, 179-180, 181-182, 186, 197; pós-cirúrgicas, *ver* infecções pós-operatórias; venéreas, 75, 88-89, 221, 248; *ver também* inflamação; putrefação; supuração
infecções pós-operatórias, 12, 20, 24-25, 57, 67, 143-144, 166, 189, 195-196; prevenção das, 99, 140-143, 180-183, 189, 205, 221-222, 260-261; redução

do risco de, 166-167, 188-189, 196, 198, 260-261
inflamação, 20, 74, 103, 139-147, 166-167, 219; antissépticos para prevenir e tratar, 180-181, 187, 233; intestinal, *ver* peritonite; pesquisas de Lister sobre, 143-147, 155, 163, 281n
"Informe sobre um novo método de tratamento de fraturas expostas" (Lister), 190
Inglaterra, 55, 83, 96, 157, 215, 225; ácido carbólico para tratamento de esgotos na, 182, 202-203; cidade natal de Lister e casa de sua família na, 31-32, 164, 165, 216; divórcio na, 72; epidemia de cólera na, 172; internatos na, 38-39; mortalidade materna na, 57-58; Royal College of Surgeons da, 117; violência doméstica na, 70-71; *ver também* Londres
inseminação artificial, 95
Instituto Lister de Medicina Preventiva [Lister Institute of Preventive Medicine], 255
instrumentos cirúrgicos, 17-19, 21-22, 24-25, 40-42, 128, 163, 232, 244; *ver também* facas cirúrgicas
Irlanda, 55, 138; imigrantes vindos da, 109, 157
Islington (Londres), 67

Jack, o Estripador, 41-42
Jenner, William, 234
Jennings, George, 91
John Bull, 36
Johnson & Johnson, 257-258
Johnson, Steven, 34

Johnson, William Henry, 271n
Jones, Wharton, 95-96, 144, 146

Keen, William W., 247
Keith, Thomas, 226
Kelly, Matthew, 89-90
Kelvin, William Thomas, lorde, 153
Kidd, Captain, 87
King, Charles Glen, 275n
King's College (Londres), 35, 249-251, 254; Hospital do, 16, 74
Kinross (Escócia), 143
Knox, Robert, 111
Koch, Robert, 233
Kölliker, Albert von, 96

lacerações, 24
ladrões de cadáveres, 111-112
ladrões de sepulturas, 112
lago Duddingston (Escócia), 144
lago Long (Escócia), 134
Lambert, Jordan Wheat, 256
Lamond, Henry, 215
Lancet, The, 13, 67, 180, 211, 212, 237, 239; anúncio da competição pela Medalha de Ouro Fothergillian em, 78; artigos de Lister sobre desinfecção em, 191, 199, 221, 224, 242; comunicação de Syme sobre o tratamento de fraturas expostas com ácido carbólico em, 199; conclamando a um teste dos métodos listerianos nos hospitais de Londres, 227, 237; críticas a Lister publicadas em, 199-207, 215, 250; obituário de Liston em, 62; obituário de Syme em, 218
lancetas, 41
Larecy (pintor), 87

Lawrence, Joseph Joshua, 255-256
Lawrie, James, 149-150, 156
Leach, Harvey, 59-62
Leeds (Inglaterra), 215
Leeson, John Rudd, 227-229
Lei de Farmácia (1868), 79
Lei de Saúde Pública (1848), 33
Lemaire, Jules, 199-200, 201-202, 203
lentes acromáticas, 29, 42, 155
Letheon, 14
Lewes, George Henry, 171
ligaduras, 41, 78, 223-224, 226; para amputações, 22, 107, 200-201, 222
líquido de Condy, 181-182, 205
Lister, Agnes Syme (esposa), 152, 154, 164, 211, 212, 238; auxiliando experiências com rãs, 143-144, 146; cuidando de parentes enfermos, 164, 211; morte de, 254; namoro e casamento de, 134-138
Lister, Arthur (irmão), 138, 216
Lister, Arthur (sobrinho), 259, 260
Lister, Isabella (irmã), *ver* Pim, Isabella Lister
Lister, Isabella (mãe), 28, 31, 64, 135, 154-155, 165
Lister, John (irmão), 52
Lister, Joseph: honrarias na idade avançada, 255; Agnes como assistente de pesquisa, 143-144, 146; casamento com Agnes Syme, 134-138, 146-147, 293n; chegada ao University College de Londres, 31-32, 35-36; clínica privada de, 131, 150, 162, 250; colapso nervoso de, 52-55; conclusão do bacharelado em artes e humanidades, 36; correspondência com o pai, 32, 54,

ÍNDICE REMISSIVO

55, 118, 132-133, 139, 150, 164-166, 190-191, 196, 202, 204, 210, 215-216; depondo no julgamento de Sullivan, 81-82; e morte da mãe, 164-165; e morte de Syme, 217-218; e morte do pai, 216-217; eleito para o Royal College of Surgeons da Escócia, 133; estatura física de, 37; estudos médicos de, 38-39, 42-45, 48, 50-51, 53, 55, 100-101; exame de, no Royal College of Surgeons, 102; infância de, 27-31, 38-39; instrumentos cirúrgicos criados e patenteados por, 163-164; legado de, 258-260; mastectomia praticada na irmã, 194-198; membro da Royal Society, 155; morte de, 260; na demonstração de Liston sobre o éter, 23-24; na Exposição Universal, na Filadélfia, 240-242; na Grande Exposição, 92, 241; na Royal Infirmary de Edimburgo, 116-124, 130-133, 139, 146, 227-228, 251-252; nascimento de, 164-166, 191, 196, 202, 204, 210, 216; no corpo docente da Universidade de Edimburgo, 212, 217-221, 236-237, 249-250; no corpo docente da Universidade de Glasgow, 151-158, 164-165, 170; no corpo docente do King's College de Londres, 249-251; na Royal Infirmary de Glasgow, 159-164, 170, 179-180, 183-187, 191, 213-214, 236, 246, 251-252; nomeado para a cátedra, 150-151; nos Estados Unidos, 240-249, 251; operando abscesso da rainha Vitória, 231-235; oposição aos métodos de tratamento antisséptico de, 198-207, 212-216, 224-227, 239-240, 243-246, 248-249; Pasteur e, 175, 178-180, 191, 236, 253-255; pesquisas microscópicas de, 28, 42-45, 92-96, 102, 139, 143-146, 163; publicações de, 145-147, 163, 191, 198-201, 221, 224, 236-237, 242; residência médica no University College Hospital, 56, 58, 63-65, 67-68, 70, 75-79, 85-90, 98-100, 274n; retorno de Glasgow para Edimburgo, 211-212; sistema antisséptico desenvolvido por, 181-192, 221-229, 237-238; talento artístico de, 31, 93-96, 100, 259; traços de personalidade de, 37; turnê europeia de, 239; varíola contraída por, 52-53; viagens a Edimburgo para se encontrar com Syme, 103, 106-108, 109, 113, 115-116

Lister, Joseph Jackson (pai), 27-31, 42, 94, 189, 260-261; apoio ao casamento de Joseph com Agnes, 135-139, 293n; apoio financeiro dado a Joseph, 102, 133; correspondência com Joseph, 32, 54, 55, 118, 132-133, 139, 150, 164-166, 190-191, 196, 202, 204, 210, 215-216; depois da morte da esposa, 165-166; impacto da morte do filho John em, 52; membro da Royal Society, 29, 155; microscópio composto de, 27-29; morte de, 216-217; princípios de, na educação infantil, 29-30; visita à Grande Exposição, 241; visita à Escócia, 145

Lister, Mary (irmã), 117
Listerine, 255-256, 257
Liston, Robert, 38, 60-61, 107-108, 112, 141; desavença entre Syme e, 114-115;

instrumentos desenhados por, 41-42; introduzindo o uso do éter na Grã-Bretanha, 19-25, 103, 188-189; morte de, 62, 116; técnicas cirúrgicas de, 17-19, 106-107
Liverpool, 240; Royal Infirmary de, 226
Livingstone, David, 149
Lizars, John, 77
Locke, John, 209
Londres, 10, 109, 113, 119, 157, 165, 194, 204, 254, 257; barulho do tráfego em, 48; Cemitério de Kensal Green em, 62; condições oitocentistas de vida em, 31-34, 90-91, 173-174; crescimento populacional de, 32, 86; espetáculos de Leach em, 60-61; fabricantes de microscópios em, 29; Grande Exposição de 1851 em, 91-92, 241; hierarquia médica em, 15-16; hospitais-escola em, 16, 74, 86-87, 228-229 (*ver também* University College Hospital); instrumentos cirúrgicos fabricados em, 40; Pasteur em, 236; *Pharmacopoeia* de, 54; resistência ao uso de antissépticos em, 207, 225-227, 236-238; Royal College of Surgeons em, 16; sífilis em, 88-89; superlotação dos presídios em, 82; violência doméstica em, 72-74; *ver também* University College de Londres
Long, Crawford Williamson, 14

MacFee, dr. (cirurgião residente de Lister), 186, 188
Mackenzie, Richard James, 127-130, 132
malária, 65-66, 128
Malloch, Archibald, 182
máquinas a vapor Corliss, 241

Marsden, William, 130
Marshall, John, 213
Massachusetts General Hospital, 14, 243, 248
mastectomias, 18, 115, 194-198, 213
Medalha de Ouro Fothergillian, 78
Medical Times and Gazette, The, 213
Medical World, 95
medicina do trabalho, 88
medicina homeopática, 63
medicina interna, 24
"médico-cavalheiro", 15
mercúrio, 54, 89, 99
mesmerismo, 12
método oclusivo no tratamento de lesões, 141
miasma, 65-66, 99, 167-169, 172-174
micróbios, 102, 177-178, 181, 183-184, 185, 229, 255; *ver também* bactérias
microscópios, 27-29, 42-45, 52, 143, 144, 183, 228-229, 260; amostras de tecidos examinadas com, 92-96, 102, 139, 143, 163; ceticismo sobre a utilidade dos, na medicina, 63, 92-93, 96; descobertas de Pasteur usando, 176-177, 191
microscópios compostos, 27-29, 93
microscópios Powell & Lealand, 228
Millbank House (Edimburgo), 133-134, 138, 210, 212
Miller, James, 113-114
Minto House (Edimburgo), 114-115, 133-134
Monkstown (Irlanda), 55
Monthly Journal of Medical Science, 118
morfina, 54
Morning Chronicle, 71

ÍNDICE REMISSIVO

mortalidade infantil, 32-33
Morton, James, 205-206
Morton, William T.G., 14, 51
Moynihan, Berkeley, 57
Museu Britânico, 35
Mushat (cirurgião), 82

Napier, Charles, 23
Napoleão I, 23
natureza, poder curativo da, 30, 53
naturopatia, 54
necrotérios, *ver* dissecação
Neille, Joseph, 157
Newton, Isaac, 155
Nightingale, Florence, 12, 122
Nova York, 40
Nova York, cidade de, 247, 258
Nunneley, Thomas, 215

O'Key, Elizabeth e Jane, 13
oftalmologia, 95-96
Old Bailey (Londres) [tribunal], 79-80
óleo de linhaça, 182, 189, 197
ópio, 30, 79
Origem das espécies (Darwin), 271n
Osborn, Mary, 70
osteomielite, 20, 242
osteótomo a manivela, 106

Pace, Henry, 18
Paget, James, 194, 206-207
País de Gales, 57-58, 172
Palácio de Cristal (Londres), 91
Palmer, Edward, 38, 39, 55, 63
Pancoast, William, 95
Paracelso, 13-14
Paré, Ambroise, 154

Paris, 43, 92, 103, 158, 199-200, 253-255, 258; Universidade de, 195
Parlamento, 35, 174
Pasta Dentifrícia Carbólica de Calvert, 256
Pasteur, Louis, 170, 175-180, 191, 205, 233, 236-237, 253-255, 260
patologia, 43, 44, 54
Paxton, Joseph, 91
penhasco de Salisbury (Escócia), 123
Penman, Robert, 107-109
Penn, William, 80
People's Journal, 23
Percival, Thomas, 11-12
período vitoriano, 10, 28, 70, 80, 90; medicina no, 41, 54-55, 77, 88, 255-256
peritonite, 58, 78, 79
permanganato de potássio (líquido de Condy), 201-202, 228
Petri, Julius, 233
Philadelphia General Hospital, 64
Philosophical Transactions of the Royal Society, 145-146
piemia, 61, 64, 139, 160, 164, 225; prevenção da, 169-170, 214-215
Pim, Isabella Lister, 193-198, 288n
Pim, Thomas, 55, 138
Pirrie, William, 203-204
pitogênese, 65
pneumonia, 88
poeira, doenças causadas pela, 87
Poltock, Francis, 72
Porter, Janet, 122, 123, 124-125
Potter, John Phillips, 59-62, 116-117
prática privada, 30, 131, 134, 150, 158, 162, 250

Prêmio Boudet, 255
Presse, La, 178
Priestley, Joseph, 12
"primeira intenção", cura de lesões por, 140
Principles and Practice of Surgery, The (Agnew), 247
Prisão Newgate (Londres), 80, 83
produtos químicos tóxicos, *ver* substâncias tóxicas
próteses de membros, 92
pus, 10, 57, 64, 99, 186-187, 223; crenças errôneas sobre o, 12, 140, 181, 202, 203, 244; drenagem do, em pacientes sépticos, 61, 189, 235, 248; micróbios no, 179, 245
putrefação, 34, 141, 175, 228, 232; antissépticos para prevenir e tratar a, 181, 191, 205-206, 221-222, 245-246; pesquisas de Pasteur sobre a, 170, 177-180, 191-192, 237

quacres, 28, 38, 53-55, 138, 217; compaixão dos, 160-163, 192; indumentária sombria dos, 81; niilismo terapêutico dos, 30; proibição do casamento com não quacres, 135, 136-137
Quarterly Journal of Microscopical Science, 96
queimaduras, 24, 87, 162, 204, 238
química, 39, 101-102, 170, 182; análise microscópica da, 43; da putrefação, estudos pasteurianos de, 170, 175-178; do contágio, 65, 174-175; dos anestésicos, 12, 13-14; dos antissépticos, 187
quinino, 54, 181, 205

Quain, Richard, 62

Renascimento, 10
Revolução Francesa, 43
Ricketts, Frederick W., 205
Robinson, James, 15, 20
Roget, Peter Mark, 35
Roma, 258
Rousseau, Jean-Jacques, 11
Royal College of Surgeons, 16, 102, 117
Royal Free Hospital (Londres), 74, 130-132
Royal Infirmary de Edimburgo, 105, 124-125, 128, 133, 135, 146, 150; amostras de tecidos de pacientes da, para estudo microscópico, 143-144; como hospital-escola, 156; condições insalubres da, 142-143; Lister como assistente de Syme na, 117-122, 130, 132; Liston como cirurgião da, 108, 114; meio professional beligerante da, 113-114, 200; mortes na, por infecções pós-operatórias, 130; sistema antisséptico na, 202-203, 251-252; tamanho da, 116, 159; taxa de mortalidade na, 67
Royal Infirmary de Glasgow, 11, 155-166, 169-170, 227, 235-236, 246; compaixão de Lister pelos pacientes da, 160-163; diretoria da, 155-156; melhorias na higiene da, 166-167; número de leitos cirúrgicos na, 159-160; papel curativo *versus* papel didático da, 156-159; sistema antisséptico na, 182-188, 190-191, 192, 198-199, 201-202, 205, 213-215, 238; taxas de mortalidade da, 226-227

ÍNDICE REMISSIVO

Royal Institution de Manchester, 182, 183
Royal Society, 29, 144, 155, 253, 255
Ruskin, John, 32
Rússia, 129

sangria, 41
sanguessugas, 78, 79; artificiais, 92
São Francisco, 246
Savigny, J.H., 40
Saxtorph, M.H., 225
Science and Art of Surgery, The (Erichsen), 274n
"segunda intenção", cura de lesões por, 140
Selzer, Richard, 253
Semmelweis, Ignaz, 127, 168-169
sépsis, 12, 146, 167, 180-181, 186; prevenção da, *ver* sistema antisséptico
septicemia, 61, 64, 139, 141, 160, 181
Sergeant, William, 70
serras, amputação, *ver* serras para ossos
serras para ossos, 17-18, 21-22, 40-42, 106, 244
Shandwick Place (Edimburgo), 209-210
Sharpey, William, 93-94, 102-103, 109, 131-132, 151, 260
sífilis, 88-89, 221, 248
Simpson, James Y., 18, 56, 67, 113-114, 200-204, 215, 224-225, 236
Sims, James Marion, 49
sistema antisséptico, 182, 192, 220, 225, 239-240, 242, 251, 260, 281n; influência de Pasteur no desenvolvimento do, 180; reação norte-americana ao, 244-245; teoria da geração espontânea refutada pelo, 63-64, 221; *ver também* ácido carbólico
Smirke, Robert, 35
Smith, David, 156-158
Smithfield (Londres), 34
Snow, John, 173-175
"Sobre o princípio antisséptico na prática da cirurgia" (Lister), 199
Sociedade Bostoniana para o Aperfeiçoamento da Medicina, 243
Sociedade Britânica de Medicina, 179, 198-199, 215
Sociedade de Medicina de Londres, 63, 78
Sociedade de Medicina e Cirurgia de Glasgow, 205
Society of Friends, *ver* quacres
sondas, 19, 20, 41, 42
Sorbonne (Paris), 178, 253-255
South, John Flint, 10, 24
Spallanzani, Lazzaro, 95
Spectator, The, 87
Spence, James, 165
Spencer, Herbert, 27
Squire, William, 19-20
SS Scythia (navio), 240
St. Bartholomew's Hospital (Londres), 51, 56, 195
St. George's Hospital (Londres), 57, 101, 237
St. Thomas' Hospital (Londres), 56, 78, 79, 229

substâncias tóxicas, 34, 61, 87, 174; usos medicinais de, 30, 54, 99, 180, 256
Sullivan, Jeremiah, 70-74, 75-76, 79-83
Sullivan, Julia, 70-79, 81, 83, 274n

supuração, 64, 140-141, 164, 260; acupressão considerada preventiva da, 200, 203; exame microscópico da, 163; infecciosa, 160; pútrida, 180-182; tratamentos para evitar a, *ver* antissépticos
suturas, 69-79, 206; *ver também* ligaduras
Syme, Anne Willis, 134
Syme, James, 105-106, 115-123, 128, 130-133, 185, 195-196; amizade de Sharpey com, 103; casamento de Lister com a filha de, 134-138; como mentor de Lister, 150-152, 165, 251, 260; correspondência com Lister, 155; derrame de, 209-212, 216, 217-218; hospitais-escola defendidos por, 156; hospital particular fundado por, 114-115; morte de, 217-218, 231; personalidade beligerante de, 113-114, 200; procedimentos antissépticos defendidos por, 198-199; residência de, em Edimburgo, 133, 138, 210, 212; técnicas cirúrgicas de, 106-109, 141
Syme, Jemima Burn, 134, 137, 209-210
Syme, Lucy, 135, 138, 211
Szent-Györgyi, Albert, 275n

Tâmisa, rio, 93, 173-175
taxas de mortalidade, 12, 67, 163, 172, 195, 213-215; da cólera, 129-130; de estudantes de medicina e jovens médicos, 51-52, 168; impacto negativo da anestesia nas, 195; medidas para reduzir as, 168-170, 213-214, 226-227; nas amputações, 67, 164, 213, 226-227
tecido morto, retirada de, dos ferimentos, *ver* desbridamento de feridas

tenáculo, 22
Tennyson, Alfred, lorde, 85
teoria microbiana, 179-180, 190, 233, 245-246, 258; resistência da classe médica à, 205, 215, 221, 237, 239, 246
termodinâmica, leis da, 153
tétano, 160
Thomson, Allen, 153
Thompson, Henry, 45, 63
Thurston, Lucy, 194-195
tifo, 110
Times (Londres), 71, 74, 174
tísica, 90
torniquetes, 17, 21-22, 114, 163
Torquay (Inglaterra), 93
Tothill Fields (Londres), 36
Tottenham (Inglaterra), 38-39
Travers, Benjamin, 78
tuberculose, 18, 74-75, 110; espinhal, 189; pulmonar, 90
tumores, operações para a excisão de, 93, 118, 190-191, 203; de mama, 194-196; do maxilar inferior, 14, 107-108; escrotais, 108; ovarianos, 226
Tyndall, John, 232, 236

úlceras, 24, 242-243; gangrenosas, 64, 97-99; sifilíticas, 89
Universidade da Pensilvânia, 244-245
Universidade de Edimburgo, 18, 23, 164-165, 201-202, 249-250; cátedra de Lister na, 212, 217-220, 236-237, 249-250; Sharpey recomenda Lister a Syme na, 102-103; Syme nomeado catedrático de cirurgia clínica da, 115; voluntários da, na Guerra da Crimeia, 128-130

Universidade de Lille, 175
Universidade de Oxford, 35
Universidade Harvard, 51, 167, 242, 248
University College de Londres, 18, 35-40, 55, 101, 115, 123, 144, 154; anfiteatro cirúrgico do, 19; chegada de Lister ao, 31, 34, 36, 38, 39; currículo do, 36-37; Lister candidata-se à cátedra de cirurgia sistemática do, 190; microscópios no, 42-44; sala de dissecação no, 48; Sharpey como mentor de Lister no, 93-94, 109, 260; tamanho do, 159
University College Hospital, 9-11, 15-18, 45, 85-86, 96, 116-117, 121; cirurgia intestinal no, 70-71, 74-79; dissecações no, 55-62, 68; disseminação de infecções no, 66-67, 98-100, 139; política relativa a pacientes incuráveis no, 89-90; primeira utilização do éter no, 19-25
Upton (Inglaterra), 31, 164, 165, 216
urina, análise da, 43, 101

van Buren, William, 247
varíola, 52-53, 128

Velpeau, Alfred Armand, 195
Vibriocholerae, bactéria, 129
Viena, 258; Hospital General de, 168
violência doméstica, 70-82
vis medicatrix naturae (poder curativo da natureza), 30, 53
Vitória, rainha, 151, 179, 231-235, 255, 256, 260
vivissecção, 144-146
Volkmann, Richard von, 149, 225

Wakley, James G., 200
Walsh, Thomas, 82
Walshe, Walter H., 100, 102
Waterloo, Batalha de, 56
Watson, Patrick Heron, 238-239
Wells, Thomas Spencer, 179
Wilde, William, 24
Wiley, Clarence C., 256
Wood, John, 249, 250-251
Wrench, Guy Theodore, 259

Year-Book of Medicine, Surgery, and Their Allied Sciences, 142

NOTA SOBRE A AUTORA

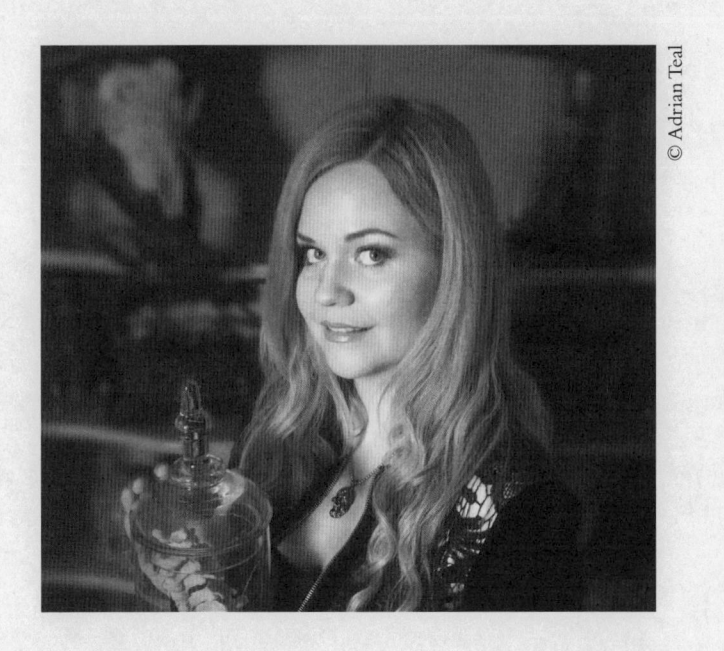

LINDSEY FITZHARRIS recebeu seu grau de doutora em história da ciência e da medicina na Universidade de Oxford. É a criadora do site popular *The Chirurgeon's Apprentice*, bem como autora e apresentadora da série *Under the Knife*, no YouTube. Escreveu para veículos como *The Guardian*, *The Huffington Post*, *The Lancet* e *New Scientist*. Atualmente, mora no interior da Inglaterra com o marido, Adrian Teal, e seus dois gatos.

1ª edição	JULHO DE 2019
reimpressão	MAIO DE 2023
impressão	GEOGRÁFICA
papel de miolo	PÓLEN NATURAL 70G/M²
papel de capa	CARTÃO SUPREMO ALTA ALVURA 250G/M²
tipografia	ELECTRA